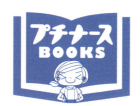

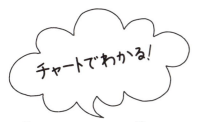

症状別
観察ポイントとケア

編集 小田正枝　山口哲朗

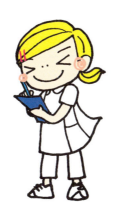

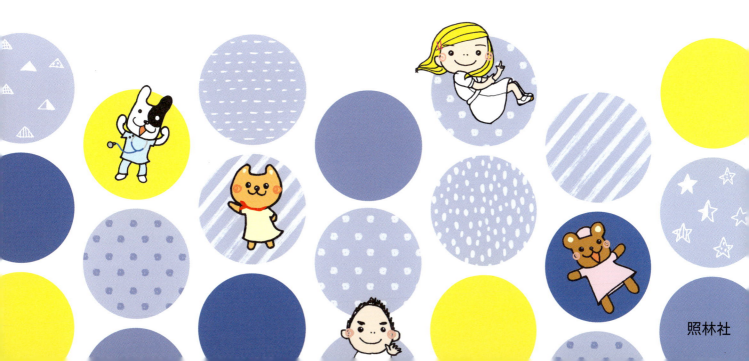

照林社

はじめに

　このたび、プチナースBOOKS『チャートでわかる！ 症状別 観察ポイントとケア』が発刊の運びとなりました。これは、雑誌『プチナース』の2012年5月臨時増刊号と2015年5月臨時増刊号に掲載された「症状別 観察ポイントとケア」を基本に、単行本として再編集したものです。本書の内容（症状）を再構成するにあたっては、学生が実習でよく出合う症状を調査し、20症状を選びました。さらに臨床知見を精査し、学生はもとより指導くださるナースにもわかりやすく解説しました。

　臨地実習は、患者さんが必要としているケアを提供することを目的としています。限られた実習期間のなかで、変化していく患者さんの様相をとらえるのは、学生にとっては難しいことと思います。本書は、学生が実習で患者さんの発信する症状に適切に対処できるように支援します。具体的には、主要な症状別に、「Before」「On」「After」に分けて、事前に知っておきたい基本的知識と患者さんの状態をすばやく推測できるチャート、さらに必要な観察項目、その後のケアで構成しています。

　本書に加えて、2014年11月に発刊されたプチナースBOOKS『症状別 看護過程―アセスメント・看護計画がわかる！』を活用していただければ幸いです。実習を通して患者さんから多くを学ぶことができますように、執筆者一同願っています。

　最後に、多忙ななかにもかかわらず執筆くださいました先生方、そして照林社の編集の方々に感謝申し上げます。

2016年8月

執筆者を代表して

小田　正枝

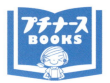
チャートでわかる！症状別 観察ポイントとケア

CONTENTS

症状① 熱が出た —発熱— 姫野深雪　1
- Before 症状の基本知識 2／症状別チャート 4
- On 問診・検査・観察のポイント 5
- After 診断後の基本ケアと主要な疾患(状態)別 治療・ケアのポイント 7

症状② 動悸がする —動悸(不整脈)— 窪田惠子　13
- Before 症状の基本知識 14／症状別チャート 17
- On 問診・検査・観察のポイント 18
- After 診断後の基本ケアと主要な疾患(状態)別 治療・ケアのポイント 21

症状③ 咳・痰が出る —咳嗽・喀痰— 山口哲朗　25
- Before 症状の基本知識 26／症状別チャート 28
- On 問診・検査・観察のポイント 29
- After 診断後の基本ケアと主要な疾患(状態)別 治療・ケアのポイント 32

症状④ 息が苦しい —呼吸困難— 山口哲朗　35
- Before 症状の基本知識 36／症状別チャート 38
- On 問診・検査・観察のポイント 39
- After 診断後の基本ケアと主要な疾患(状態)別 治療・ケアのポイント 42

症状⑤ 胸が痛い —胸痛— 青木久恵、窪田惠子　47
- Before 症状の基本知識 48／症状別チャート 50
- On 問診・検査・観察のポイント 51
- After 診断後の基本ケアと主要な疾患(状態)別 治療・ケアのポイント 54

症状⑥ 食欲がない・やせてきた —食欲不振・やせ— 姫野深雪　59
- Before 症状の基本知識 60／症状別チャート 62
- On 問診・検査・観察のポイント 63
- After 診断後の基本ケアと主要な疾患(状態)別 治療・ケアのポイント 66

症状⑦ 嘔吐した —悪心・嘔吐— 穴井めぐみ 71
- **Before** 症状の基本知識 72／症状別チャート 74
- **On** 問診・検査・観察のポイント 75
- **After** 診断後の基本ケアと主要な疾患(状態)別 治療・ケアのポイント 78

症状⑧ 黄疸が出た —黄疸— 小田正枝 83
- **Before** 症状の基本知識 84／症状別チャート 85
- **On** 問診・検査・観察のポイント 86
- **After** 診断後の基本ケアと主要な疾患(状態)別 治療・ケアのポイント 88

症状⑨ おなかが痛い —腹痛— 安藤敬子 91
- **Before** 症状の基本知識 92／症状別チャート 94
- **On** 問診・検査・観察のポイント 95
- **After** 診断後の基本ケアと主要な疾患(状態)別 治療・ケアのポイント 98

症状⑩ 尿が出ない・尿が多い —乏尿・尿閉・多尿— 古川秀敏 103
- **Before** 症状の基本知識 104／症状別チャート 106
- **On** 問診・検査・観察のポイント 108
- **After** 診断後の基本ケアと主要な疾患(状態)別 治療・ケアのポイント 111

症状⑪ 尿に血が混じった —血尿— 古川秀敏 115
- **Before** 症状の基本知識 116／症状別チャート 117
- **On** 問診・検査・観察のポイント 118
- **After** 診断後の基本ケアと主要な疾患(状態)別 治療・ケアのポイント 120

症状⑫ 便が出ない(おなかが張る) —便秘— 下舞紀美代 125
- **Before** 症状の基本知識 126／症状別チャート 128
- **On** 問診・検査・観察のポイント 129
- **After** 診断後の基本ケアと主要な疾患(状態)別 治療・ケアのポイント 131

症状⑬ 下痢をした —下痢— 尹 玉鍾 133
- **Before** 症状の基本知識 134／症状別チャート 136
- **On** 問診・検査・観察のポイント 137
- **After** 診断後の基本ケアと主要な疾患(状態)別 治療・ケアのポイント 140

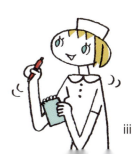

症状⑭ 脱水がある ―脱水― 松下智美 **145**
- Before 症状の基本知識 146／症状別チャート 148
- On 問診・検査・観察のポイント 149
- After 診断後の基本ケアと主要な疾患(状態)別 治療・ケアのポイント 152

症状⑮ 体がむくむ ―浮腫― 村山由起子 **157**
- Before 症状の基本知識 158／症状別チャート 160
- On 問診・検査・観察のポイント 161
- After 診断後の基本ケアと主要な疾患(状態)別 治療・ケアのポイント 163

症状⑯ めまいがする ―めまい― 下舞紀美代 **167**
- Before 症状の基本知識 168／症状別チャート 169
- On 問診・検査・観察のポイント 170
- After 診断後の基本ケアと主要な疾患(状態)別 治療・ケアのポイント 172

症状⑰ 体がかゆい ―瘙痒感― 下舞紀美代 **175**
- Before 症状の基本知識 176／症状別チャート 178
- On 問診・検査・観察のポイント 179
- After 診断後の基本ケアと主要な疾患(状態)別 治療・ケアのポイント 182

症状⑱ 体がだるい ―全身倦怠感― 松下智美 **185**
- Before 症状の基本知識 186／症状別チャート 188
- On 問診・検査・観察のポイント 189
- After 診断後の基本ケアと主要な疾患(状態)別 治療・ケアのポイント 191

症状⑲ 眠れない ―不眠― 宮川 操 **197**
- Before 症状の基本知識 198／症状別チャート 199
- On 問診・検査・観察のポイント 200
- After 診断後の基本ケアと主要な疾患(状態)別 治療・ケアのポイント 202

症状⑳ 意識がない ―意識障害― 下舞紀美代 **207**
- Before 症状の基本知識 208／症状別チャート 209
- On 問診・検査・観察のポイント 210
- After 診断後の基本ケアと主要な疾患(状態)別 治療・ケアのポイント 212

索引 217

資料 ●実習で出合う検査基準値一覧① 12／●臨床でよく使われる計量単位 114／●便の観察 144／
●実習で出合う検査基準値一覧② 196

執筆者一覧
（五十音順）

■ 編集

小田正枝	徳島文理大学 名誉教授
山口哲朗	宮崎県立延岡病院 副院長・内科主任部長

■ 執筆

青木久恵	福岡看護大学看護学部 教授
穴井めぐみ	福岡女学院看護大学看護学部 教授
安藤敬子	大分大学医学部看護学科 助教
小田正枝	徳島文理大学 名誉教授
窪田惠子	福岡看護大学 学長
下舞紀美代	関西看護医療大学看護学部看護学科 教授
姫野深雪	久留米大学医学部看護学科 講師
古川秀敏	関西看護医療大学看護学部看護学科 准教授
松下智美	西南女学院大学保健福祉学部看護学科 講師
宮川 操	徳島文理大学保健福祉学部看護学科 准教授
村山由起子	九州医療スポーツ専門学校看護学科 副校長
山口哲朗	宮崎県立延岡病院 副院長・内科主任部長
尹 玉鍾	徳島文理大学保健福祉学部看護学科 教授

本書の特徴と使い方

- プチナースBOOKS『チャートでわかる！ 症状別 観察ポイントとケア』は、主要な症状別に、Before、On、Afterに分けて、事前に知っておきたい基本知識と患者さんの状態をすばやく推測できるチャート、まず必要となる観察項目、その後の治療・ケアを解説しています。
- 実習で患者さんに症状が出現した際に、患者さんの身体のなかでどんなことが起こっているか、チャートからすばやく推測することで、まず何を観察する必要があり、どうケアしたらよいかがわかります。
- 症状別に必要な観察やケアがすぐ引けるため、実習での患者さんの看護にお役立てください。

Before 症状が出現！ 症状の基本知識

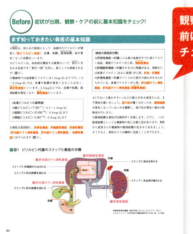

観察・ケアの前に基本知識をチェック！

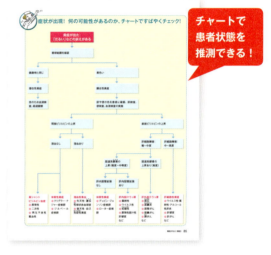

チャートで患者状態を推測できる！

On まず何を見る？ 問診・検査・観察のポイント

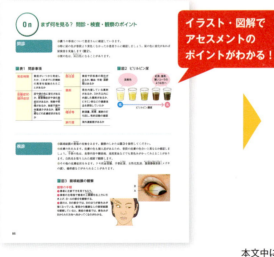

イラスト・図解でアセスメントのポイントがわかる！

After 診断後の基本ケアと治療・ケアのポイント

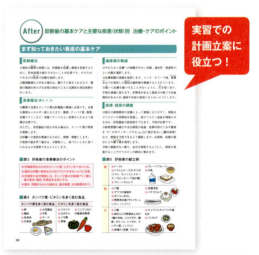

実習での計画立案に役立つ！

本文中に「*」マークのある略語は、その症状のページ内に略語一覧があります。

- 本書で紹介している治療・ケア方法などは、実践により得られた方法を普遍化すべく努力しておりますが、万一本書の記載内容によって不測の事故等が起こった場合、著者、出版社はその責を負いかねますことをご了承ください。
- 検査基準値は測定法によっても異なり、各施設でそれぞれ設定されているものも多くあります。本書を活用する際には、あくまでも参考になる値としてご利用ください。
- 本書に記載している薬剤・機器等の選択・使用方法については、出版時最新のものです。薬剤等の使用にあたっては、個々の添付文書を参照し、適応・用量等は常にご確認ください。

症状①

熱が出た

発熱

姫野深雪

- 発熱とは、発熱物質により体温が正常以上に上昇することをいい、その人の体温（平熱）との差が1℃以上である場合は有熱状態＝発熱の状態といえる。
- 一般的に、成人の腋窩温で37℃以上になった場合をさす。

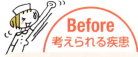

Before 考えられる疾患
- 敗血症、胆管炎
- 側頭動脈炎、急性副鼻腔炎、急性胃腸炎、インフルエンザ、風邪、急性ウイルス性肝炎
- 髄膜炎
- 細菌性扁桃炎、亜急性甲状腺炎、急性喉頭蓋炎
- AIDS、白血病、悪性リンパ腫
- 伝染性単核球症、蜂窩織炎・外傷、性感染症
- 肺炎、結核
- 麻疹、風疹、重症薬疹、感染性心内膜炎
- 関節リウマチ、SLE
- 急性膵炎

On 観察ポイント
- 体温
- 顔色・口唇色
- 四肢末端の冷感・皮膚色
- 悪寒、ふるえ（戦慄）
- 口唇・皮膚の乾燥と発疹
- 前駆症状
- 発熱した時間
- 意識障害
- 問診：病歴

After 基本ケア
- 安静を促す（保温、クーリング、体位の工夫）
- 薬物療法
- 水分補給
- 食事療法
- 清潔の援助
- 感染予防
- 精神的な援助

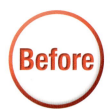

Before 症状が出現。観察・ケアの前に基本知識をチェック!

まず知っておきたい発熱の基本知識

- 「熱が出た」という言葉は、**体温が上昇**している状態を意味します。
- 体温上昇には高体温と発熱があり、この2つは異なる生理過程です。
- **高体温**（hyperthermia）は、熱中症など高温環境における体温調整能力の低下により体温が上昇することで、**発熱**（fever）は、発熱物質により体温が正常以上に上昇することをいいます。
- その人の体温（平熱）との差が1℃以上である場合は**有熱状態**、すなわち熱が出た＝**発熱**の状態といえます。
- 一般に発熱は、成人の腋窩温で37℃以上になった場合をいい、以下のように分類します。

> 37～37.9℃：軽熱（微熱）
> 38～38.9℃：中等度熱（中熱）
> 39℃以上：高熱
> 41.5℃以上：過高熱

- 本項目では、発熱について解説します。
- **図1**に発熱の機序をまとめました。
- 発熱を訴えて外来を受診する患者は多く、一般診療において約30％の患者にみられます。
- 発熱をきたす代表的な疾患は、感染症、悪性腫瘍、膠原病、薬物アレルギー、血液疾患など多くみられます（p.4チャート参照）。
- 発熱がみられる病態のなかで感染性疾患が最も多く、次に悪性腫瘍、膠原病とされます。
- **不明熱**（FUO[*1]）という言葉は、38℃以上の発熱が3週間以上持続し、1週間以上精査をしても原因が明らかにならないときに用います。FUOの3大原因疾患群は感染症、腫瘍性疾患、全身性リウマチ性疾患といわれています。
- 成人の発熱は、バイタルサインに問題がないかだけでなく、その他の症状を観察し、成人期に発症しやすい自己炎症性疾患や渡航感染症などの疾患を見落とさないように努める必要があります。
- 高齢者では、成人に比べて平熱が低く、発熱も起こりにくいとされます。よって、体温の絶対値をみて判断するのではなく、平熱からの上昇の幅を意識してみることが必要です。
- 高齢者の発熱は、IDSA[*2]の老人施設入居者の発熱ガイドラインを参照にするといいでしょう。
  ① 口腔温で37.8℃以上が1回でもみられたとき
  ② 口腔温または鼓膜温で37.2℃以上、直腸温で37.5℃以上が持続的にみられたとき
  ③ 平熱から1.1℃以上上昇しているとき
- 高熱患者が、体温が下降しつつあるが、脈拍が頻脈かつ微弱で、体温曲線と脈拍曲線が交差する際は予後不良といわれます。
- **熱型**とは、発熱を時間的経過に追って記録し、特徴的パタ

図1 発熱の機序

感染、外傷
↓
外因性発熱物質（exogenous pyrogen）
細菌の破壊によって遊離される内毒素や、腫瘍、心筋梗塞などにより生体組織が破壊されて遊離される物質（グラム陰性菌の内毒素、グラム陽性菌の外毒素、ウイルス、病原性真菌、抗原、抗原複合体、炎症性組織など）が体内に侵入する
↓
単球、マクロファージなどが刺激される
↓
内因性発熱物質（endogenous pyrogen）
細菌や壊死組織を貪食した白血球から遊離されるもの（インターロイキン-1、インターフェロンなどのサイトカイン）が産生する
↓
脳に達し、プロスタグランジン（特にPGE$_2$[*3]）の産出を促す ← 解熱薬
↓
プロスタグランジンが視床下部の体温調節中枢に作用し、セットポイント（体温の基準値）を高温側にずらす
↓
熱放散の抑制（悪寒） / 熱産生の促進：ふるえ（戦慄）
↓
体温上昇（不快感、悪寒戦慄の消失）

表1　代表的な熱型と疾患

	熱型	特徴・疾患	グラフ
1	稽留熱（けいりゅうねつ） continued fever	● 1日の間の変化が**1℃以内**で**38℃以上の発熱が持続**する ● 大葉性肺炎、腸チフス、リケッチア症	
2	弛張熱（しちょうねつ） remittent fever	● 1日の間の変化が**1℃以上**であるが、**37℃以下には下がらない** ● 化膿性疾患、敗血症、ウイルス感染症、悪性腫瘍	
3	間欠熱（かんけつねつ） intermittent fever	● 1日の間の変化が**1℃以上**であり、**最低体温が37℃以下**になる ● サルモネラ感染症、粟粒結核、感染性心内膜炎	
4	波状熱・再発熱（はじょうねつ・さいはつねつ） undulant fever	● **週単位**の発熱期と無熱期を繰り返す ● ホジキンリンパ腫、ブルセラ症	
5	サドルバック型発熱 saddle back fever	● **数日間続く発熱**の後に1日間解熱し、数日間の発熱がみられる ● インフルエンザ、デング熱	

ーンを医学的に分類したものです。
● 体温の値だけでなく、グラフ表示にも注意し、観察することが大切です。
● 代表的な熱型と疾患、グラフを**表1**に示します。また、代表的な解熱のパターンを**表2**に示します。
● 高熱が出たとき、患者さんや家族から「こんなに高い熱が出て大丈夫？」などの質問があります。
● 質問を受けた際は「発熱時に体温が40℃を超えることはほとんどありません。それは、42℃を超えるとタンパク質の変性温度に近づき危険になるため、脳のホルモンの関係で発熱しても41〜42℃は超えないように安全装置が体に備わって

表2　代表的な解熱のパターン

	熱型	特徴・疾患
1	分利性解熱	● 高熱が急に下降する ● 大葉性肺炎の治癒期、抗菌薬や解熱薬の使用
2	渙散性（かんさんせい）解熱	● 徐々に解熱し、数日で平熱になる ● 多くの熱性疾患

いるといわれているからです」などと安心できるような声かけを心がけましょう。

症状が出現！ 何の可能性があるのか、チャートですばやくチェック！

「熱が出た」
● 37℃以上、または平熱との差が1℃以上

↓

共通してみられる症状
- 倦怠感
- 心悸亢進
- 息苦しさ
- 食欲不振
- 頭痛
- 筋肉痛
- 関節痛
- わずかなタンパク尿

↓

短期間の高熱

悪寒戦慄がある	咳・血痰がある	バラ疹・脾腫がある	関節痛がある	リンパ節の腫脹がある	貧血がある	発疹がある	胸痛・動悸がある	黄疸がある
● 敗血症	● 結核	● 腸チフス	膠原病 ● SLE*⁴（全身性エリテマトーデス） ● リウマチ熱 ● 結合性多発動脈炎などの膠原病	● 悪性腫瘍 ● 白血病 ● 悪性リンパ腫 ● 伝染性単核球症	血液疾患 ● 再生不良性貧血 ● 溶血性貧血	● 薬物アレルギー	● 感染性心膜炎	● ウイルス性肝炎

長期間の高熱

呼吸器症状を伴う（咳嗽、喀痰、呼吸困難など）	消化器症状を伴う（腹痛、嘔吐、下痢など）	泌尿器症状を伴う（血尿、排尿痛、頻尿など）	中枢神経症状を伴う（頭痛、嘔吐、めまいなど）	その他
● かぜ症候群 ● インフルエンザ ● ウイルス性肺炎 ● 急性気管支炎 ● 肺炎 ● クラミジア肺炎 ● 急性扁桃炎 ● 麻疹	● 急性虫垂炎 ● 急性腸炎 ● 急性膵炎 ● 急性肝炎 ● 急性胆嚢炎	● 尿路感染症 ● 急性腎盂炎 ● 急性前立腺炎 ● 膀胱炎 ● 腎周囲膿瘍	● 髄膜炎 ● 灰白髄炎 ● 脳炎 ● ウイルス性脳炎	● 急性化膿性炎症（肛門周囲炎、関節炎、皮膚、口腔、鼻腔、筋肉など） ● 副睾丸炎 ● 鼠径リンパ肉芽腫 ● 急性卵管炎

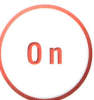 # まず何を見る？ 問診・検査・観察のポイント

観察

- 発熱は、微生物や抗原の侵入、悪性腫瘍の増殖（腫瘍熱）など多彩な原因から身体を守ろうとして起きる生体防御反応です。
- 急な発熱は患者さんだけでなく家族、医療者にとっても想定外の身体の反応といえます。よって、冷静に落ち着いた対応が求められます。
- 特に、突然の悪寒戦慄は医療者を含めて動揺する事象なので、冷静かつ丁寧な対応が必要です。
- おもに以下の項目を観察します。

①体温
②顔色・口唇色（チアノーゼの有無）
③四肢末端の冷感・皮膚色
④悪寒の有無
⑤ふるえ（戦慄）の有無
⑥口唇・皮膚の乾燥と発疹の有無と性状
⑦発熱前の前駆症状
⑧発熱した時間
⑨意識障害の有無
⑩その他の症状の有無

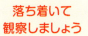落ち着いて観察しましょう

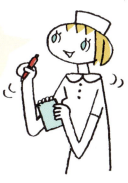

問診

- **病歴**の聴取は、発熱の原因疾患の診断に大変有用です。
- 発熱した日時、そのときの体温、持続期間、その他の症状の有無を、患者さんあるいは家族に確認します。
- 原因疾患の診断には、発熱そのものだけではなく、家族歴、基礎疾患の有無、栄養状態、薬物の服用の有無、海外渡航歴、動物との接触の有無、ほかの治療中の疾患などの確認も必要です。
- 発熱時は熱産生のため**BMR**[*5]（**基礎代謝率**）が上昇します。体温が1℃上昇すると、代謝は13％亢進します。発熱に伴う食欲低下などの症状を確認するためにも、問診は食事状況を含めて行います。
- 発熱により不感蒸泄が多くなるため、飲水量や排尿回数を確認し、身体の水分出納バランスを把握します。

> **報告のポイント**
> ● 患者さんの状態を**簡潔**に**正確**に報告します。
> ①Where（どこで。例：病室など）
> ②Who（どの患者さんが）
> ③When（発熱を発見した時刻）
> ④What（何℃の発熱）
> ⑤How（自分がした一時的なケア）
> ● 症状を正確に報告すれば、医師やほかの看護師にも正確に患者さんの状態が伝わります。

検査(表3)

- 発熱時のおもな検査項目は以下のとおりです。
①血液検査：赤血球数(RBC[*6])、ヘモグロビン濃度(Hb[*7])、ヘマトクリット(Ht[*8])、白血球数(WBC[*9])、白血球分画(好中球)、生化学検査、電解質、CRP[*10]、赤血球沈降速度(赤沈、ESR[*11])。
②尿検査：尿タンパク、尿比重、尿潜血、尿ケトン体、尿沈渣。
③医師の指示により胸部X線検査、血液培養(採血時に皮膚の常在菌を血液培養ボトルに入れないように注意する)。
- **表3**におもな血液検査の項目と基準値をまとめました。
- 発熱時は患者さんの苦痛を軽減させるケアが必要ですが、それと同時に発熱の原因を明らかにすることも大切です。
- 特に、**細菌性感染症**は適切な抗菌薬の使用が必要なため、血液の**細菌培養検査**や**喀痰培養検査**などが行われます。
- なかでも、生命の危機的な状況に陥る敗血症が疑われる場合は、発熱に対する薬物治療の開始前に検体採取が求められます。
- 患者さんの苦痛の軽減だけでなく、原因追究のための検査も考えながら発熱時の対応を行うことが必要です。

表3 発熱時のおもな検査と基準値

検査項目	基準範囲	備考
赤血球数(RBC)	男性400～570×10^4/μL 女性380～520×10^4/μL	脱水で増加し、貧血で低下する
ヘモグロビン(Hb)	男性14～18g/dL 女性12～16g/dL	脱水で増加し、貧血で低下する
ヘマトクリット(Ht)	男性40～52% 女性34～45%	脱水で高値
白血球数(WBC)	4,500～9,500/μL	細菌感染症などで上昇
好中球	30～75%	好中球の増加は感染症(特に急性感染症)、減少はウイルス性感染症でみられる
CRP	0.3mg/dL未満	感染症で上昇。高感度測定時0.06mg/dL未満
赤沈(ESR)	1時間値 男性10mm以下 女性15mm以下	炎症判定時に有効
ナトリウム(Na[*12])	137～145mEq/L	脱水で高値
カリウム(K[*13])	3.4～4.5mEq/L	アシドーシスで高値
クロール(Cl[*14])	99～108mEq/L	脱水で高値

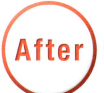

After 診断後の基本ケアと主要な疾患(状態)別 治療・ケアのポイント

まず知っておきたい発熱の基本ケア

- 発熱時は、生理的変化として、代謝量の増加、体タンパク質の分解、水・電解質の変動、細胞内代謝の阻害、アドレナリン・サイロキシン・副腎皮質ホルモンなどの分泌、呼吸循環機能の促進、頭重感・頭痛・眩暈(めまい)などの中枢神経刺激症状の出現があります。
- そのため、発熱直後からバイタルサインが大きく変動するため、きめ細やかな観察とケアが必要です。

安静を促す

- 患者さんの状態を観察(p.5を参照)しながら安静を促します。
- 安静の目的は、発熱時に体温1℃上昇あたり代謝量が約13%増加するため、**体力の消耗を最小限**に抑えて、身体の回復を促進させるためです。

保温

- 発熱時の状態を観察しながら、患者さんの苦痛に対応します。
- チアノーゼ、四肢末端の冷感、悪寒、ふるえ(戦慄)がある場合は、体温が上昇しているさなかで、患者さんは熱産生の増加のため、寒気を感じます(図2)。
- したがって、**室温の調整**、毛布の追加や電気毛布の使用、温罨法(おんあんぽう)による**保温**を行います。
- 体温測定や身体の観察を行う際も、寝具は必要最小限しか外さないなど、保温に注意することで、患者さんの苦痛を軽減できます。
- 突然の悪寒戦慄に対して、毛布の追加使用などでは不十分な場合があります。その際は、温風式加温装置の使用も効果的です。

クーリング

- チアノーゼ、四肢末端の冷感、悪寒、ふるえ(戦慄)がみられない場合は、患者さんは**熱の拡散状態**にあります。
- 室温を調整し、寝具を少なくするなどの寝具・衣服の調整や、**冷罨法(クーリング)**(れいあんぽう)(図3)を行います。
- クーリングについて、頭部に行う氷枕、氷嚢(ひょうちん ひょうのう)によるものは、発熱による苦痛の緩和を目的とするものであり、解熱効果は期待できません。
- 高熱に対して解熱効果を期待する場合は、頭部だけでなく、**頸動脈**(けい)、腋窩動脈(えきか)、大腿動脈(だいたい)をクーリングします。

体位の工夫など

- 発熱による全身倦怠感の緩和と体力の消耗を少なくするため、最もエネルギー消費の少ない**臥床安静**(がしょうあんせい)にします。
- 安楽な体位の工夫やマッサージなどを行い、安静と苦痛の緩和に努めます。

図2 発熱と解熱のプロセス

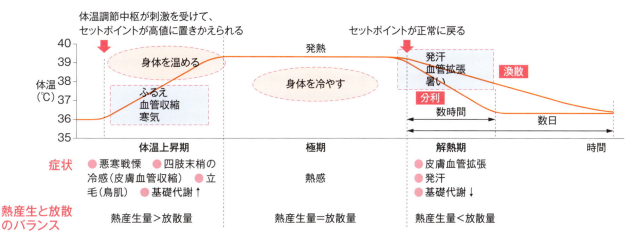

図3 冷罨法（クーリング）

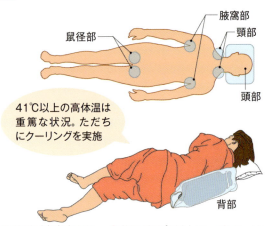

41℃以上の高体温は重篤な状況。ただちにクーリングを実施

- 動脈が皮膚表面に近い両側の頸部、腋窩部、鼠径部の6点をクーリングする
- 体温が40℃以上のときは、アルコールクーリングや、循環式冷却マットを併用する
- クーリングだけで効果がない場合は、解熱薬の投与を検討する

薬物療法を確実に行う

● 発熱の原因疾患の治療と発熱に対する解熱処置として**薬物療法**を行います。

原因疾患の治療目的

● 発熱の原因が感染症の場合、医師の指示により**抗菌薬**が処方されます。

● 抗菌薬は、ペニシリン系、セフェム系、マクロライド系、テトラサイクリン系などに分類されます。広域の抗菌薬の多用は耐性菌の出現もありうるため、患者さんの感染徴候や熱型、検査データを十分にモニタリングします。

● 抗菌薬には、副作用として**アレルギー**があり、薬物療法開始時には患者さんのアレルギーに関する情報を確認する必要があります。特に、**ペニシリン系**の抗菌薬は与薬後1時間以内にみられることが多いとされ、十分な観察が必要です。

● 感染症の原因が真菌の場合は、**抗真菌薬**が使用されます。

● 呼吸器感染症に対する抗菌薬にアジスロマイシン水和物（ジスロマック®）が処方されることもあります。この薬剤は、半減期が長いため、3日間の服用の後、効果は7日間ほど持続します。この薬の使用時、ほかのマクロライド系抗菌薬などの服用がないように注意が必要となります。また、下痢になることもあり、消化管運動調律薬トリメブチンマレイン酸塩（セレキノン®）を合わせて処方されることもあります。

発熱に対する解熱処置

● 解熱薬は、発熱物質が脳に達してPGE_2が産生されるの

表4 代表的な解熱薬と特徴

薬剤	特徴
アスピリン	● おもな作用は、解熱、鎮痛、抗炎症作用である ● 胃粘膜のプロスタグランジン（PGE_2）の合成が障害され、胃腸障害を起こしやすい ● インフルエンザ脳症の場合、重症化するリスクがある
インドメタシン	● 抗炎症作用が強く、多くの症状の消炎、鎮痛、解熱に用いられる ● 内服後、胃腸障害の副作用に注意する ● インフルエンザ脳症の場合、重症化するリスクがある
メフェナム酸（ポンタール®）	● 作用はアスピリン同様だが、副作用が強く、頭痛、歯痛、神経痛に使用される
ロキソプロフェンナトリウム水和物（ロキソニン®）	● 生体内で代謝されて薬理作用が現れるプロドラッグで、強力な解熱・鎮痛・抗炎症作用がある ● 胃腸障害などの副作用が少ない
イブプロフェン（ブルフェン®）、ケトプロフェン（エパテック®）	● インドメタシン同様か、あるいはやや強い解熱・鎮痛・抗炎症作用がある ● 副作用が少ない
ジクロフェナクナトリウム（ボルタレン®）	● 関節リウマチや術後の鎮痛・抗炎症薬として使用される ● インフルエンザ脳症の場合、重症化するリスクがある
エピリゾール（メブロン®）、チアラミド塩酸塩（ソランタール®）、エモルファゾン（ペントイル®）	● 非酸性（塩基性）抗炎症薬 ● アスピリンなどの酸性抗炎症薬より鎮痛・抗炎症作用などは弱いが、副作用も少ない
アセトアミノフェン（カロナール®）	● 解熱・鎮痛作用は強いが抗炎症作用は弱いため、NSAIDsに属さないといえる ● アスピリンと同様の解熱・鎮痛作用があり、胃腸・腎機能障害などの副作用が少ない ● おもに小児の解熱薬として使用される

を抑制することで解熱します。
- **非ステロイド抗炎症薬（NSAIDs**[*15]**）**は、PGE_2の産生を抑制し、解熱・鎮痛・抗炎症・抗血小板凝集作用をもっています。
- **表4**に代表的な解熱薬とその特徴をまとめました。
- 解熱薬は、医師の指示により処方された薬剤を使用します。
- 薬剤の形状は、**経口薬**、**注射薬**、**坐薬**があります。患者さんの発熱に伴う症状と薬剤の特徴をふまえたうえで、与薬方法が検討されます。
- 嘔吐や消化器症状を伴う発熱では、経口および坐薬による与薬は適しません。
- 嘔吐だけなら坐薬、嘔吐に加えて下痢などを伴う場合は注射薬など、患者さんに確実に与薬できる方法が選択されます。
- NSAIDsを与薬する際の注意点は次の①〜③です。
① 解熱により**循環機能の変動**があるため、**血圧の変動**に注意する。
② 内服薬の場合、**胃腸障害**を予防するため十分に水分をとってもらう。また、**食後に服用**する。
③ 長期的な服用により、消化性潰瘍などの胃腸障害や腎障害を起こすことがある。**黒色便**や**腹痛**などの消化器症状に注意して観察する。
- 解熱薬は、解熱鎮痛薬として、解熱とともに疼痛を緩和する効果をもちます。したがって、解熱だけでなく頭痛や筋肉痛などの**疼痛緩和**の程度も含めて観察していきます。

水分の補給

- 発熱すると代謝の亢進のため発汗を起こし、水と電解質の変動により**脱水**状態になります。
- そのため、発熱時は、脱水を予防する**水分摂取**と**電解質の補正**が必要です。
- 特に、解熱薬を使用すると発汗を促進させるため、発汗量、飲水、尿量および血液の電解質データの状態（水分出納）の観察とケアが必要です（p.145「脱水がある」参照）。
- 発熱時は、体液を喪失するため口渇があります。患者さんに確認し、氷水などを飲水することにより、発熱による苦痛を緩和することができます。しかし、消化器症状がある場合は、冷たい水分は刺激となるため、水分を常温にするなどの工夫をします。

食事療法

- 発熱は代謝の亢進のため、回復にあたりエネルギーを必要とします。
- しかし発熱時は食欲低下を伴うことも多く、患者さんが摂取しやすい食事を考慮します。
- 食事は、消化のよい**高タンパク**、**高カロリー**、**ビタミン食**を摂取できるようにし、栄養状態の維持と向上に努めます。
- 下痢や嘔吐などの消化器症状を伴う場合は、栄養不足と脱水の改善の目的で**輸液**などが必要になります。

清潔の援助

- 発熱時、患者さんは発汗による皮膚の汚れがあっても、全身倦怠感や体力の消耗を最小限に抑えるため、入浴などで身体の**清潔を維持**することが困難です。
- 発汗は、特に**解熱後**にみられます。解熱薬を使用した後、その効果をモニタリングする場合、体温だけでなく、発汗の有無、発汗の程度および皮膚の汚れにも注意しましょう。
- 特に口腔内や皮膚の清潔が保持できないことは二次感染を招く可能性もあり、予防目的でも清潔の援助は重要です。
- 発熱に伴い、口唇や鼻腔が乾燥しやすいため、口唇にワセリンを塗布したり、マスクを使用するなど、口唇や鼻腔の保護を行います。
- 発汗、皮膚の状態や熱型を観察し、患者さんに負担がかからない時期を考慮して、**清拭**、**部分浴**、**口腔ケア**（口唇の保護含む）を行います。
- 発熱により不感蒸泄が多くなるため、衣服は通気性・吸湿性のよいものを選択すると不快感の軽減につながります。
- 発汗時の更衣は、患者さんの負担になります。よって、寝衣との間にタオルを入れ込むとタオルだけの交換となり、寝衣交換を最小限度にすることができます。

感染予防

- 感染症による発熱の場合、患者さんの感染予防だけでなく、看護者の感染予防を行う必要があります。
- 手洗いを基本とし、**標準予防策（スタンダードプリコーション）** を行います（**表5**）。
- **感染症法**に指定されている疾患の場合、届け出の義務や定められた方法に基づいた看護を行います。

精神的な援助

- 発熱は、全身に影響する不快感から、患者さんに「自分は重症なのではないか」という不安を抱かせます。
- 発熱だけでなく、症状や不安な気持ちを含めて患者さんを観察し、患者さんの苦痛や不快感が軽減できるようにかかわりましょう。

表5 標準予防策（スタンダードプリコーション）

概念	血液、および汗を除くすべての体液など（湿性生体物質）は、未知の、未検査の病原体が含まれていることを前提に取り扱う	具体策	①手洗い（湿性生体物質に触れた後、患者ケアの前と後、手袋を外した後） ②手袋（湿性生体物質やそれらに汚染された物品・器具に触るとき、粘膜や傷に触るとき） ③マスク・ゴーグル（飛沫感染のおそれがあるとき） ④エプロン・ガウン（湿性生体物質で衣類が汚染されるおそれがあるとき） ⑤環境管理（日常的な清掃、汚染時の清掃、環境を汚染させるおそれのある患者は個室にする） ⑥リネン（汚染されたリネンの操作・移送・処理） ⑦針刺し事故対策 　片手法（すくい上げ法）
対象	①血液・体液（精液、腟分泌液、脳脊髄液など） ②喀痰、尿、便、膿（湿性生体物質） ③粘膜 ④傷のある皮膚		
基本原則	①手洗い ②血液および体液への接触を予防するための手段 ③針刺し・切創事故を減らすための技術および器具の使用		

針刺し事故対策（片手法）

● そして、今後の治療方針など、医師からのインフォームドコンセント（informed consent）を患者さんにわかりやすく繰り返し行い、患者さんとともに希望を見い出すことも大切なケアです。

主要な疾患（状態）別　治療・ケアのポイント

肺炎

病態
● 肺炎は、肺実質に起こった急性の炎症で、発熱をはじめとする自覚症状、炎症を示す検査所見、胸部X線写真上の異常陰影（浸潤影）などの特徴があります。
● 肺炎は、原因微生物により**細菌性肺炎**と**非定型肺炎**に分類されます。
● 細菌性肺炎の原因は、**肺炎球菌**、インフルエンザ菌などです。
● 非定型肺炎の原因は、**肺炎マイコプラズマ**、肺炎クラミジア、レジオネラなどです。

症状・診断
● 症状は、咳嗽、喀痰、呼吸困難、胸痛などがあり、急性炎症を示す発熱があります（p.4チャート参照）。
● 細菌性肺炎の場合、膿性の喀痰をみることがあります。喀痰がみられない頑固な咳嗽がある場合は、マイコプラズマ肺炎が疑われます。
● 発熱は、細菌性肺炎において高熱がみられますが、非定型肺炎は微熱が多いといわれるものの高熱を伴う場合もあります。マイコプラズマ肺炎の場合、高熱が出ても重症感が少ないのが特徴です。
● 確定診断は、症状、血液検査、CRP上昇、胸部X線写真の異常陰影（浸潤影）からなされます。

治療とケア
● 治療は、**抗菌薬の使用**、呼吸状態の悪化時に**酸素療法**が行われます。
● 観察項目は、発熱時の観察だけでなく、胸部の聴診において呼吸音の減弱、左右差の有無、異常呼吸音の有無、パルスオキシメーターによるSpO_2[16]の変化などの確認を呼吸状態も含めて行います。
● ケアは、発熱時のケアと同様に行います。さらに、患者さんの呼吸状態によって、酸素療法の管理や、喀痰が自分で出せない患者さんに対しては**吸引**が必要になります。

敗血症

病態
● 細菌感染によって引き起こされた全身性炎症反応症候群（SIRS[17]）です。
● 原因は、グラム陰性菌の感染症による内毒素（エンドトキ

シン）の放出とグラム陽性球菌の外毒素（エクソトキシン）といわれています。
● 敗血症性ショックを発症した場合の致死率は25〜90％と高く、多臓器不全（MOF[*18]）になった場合の致死率はより高いとされます。

症状

● 症状は、悪寒戦慄を伴う発熱、頻脈、呼吸数増加、全身倦怠感などの全身症状、腹痛、嘔吐や下痢などの消化器症状も伴うこともあります。
● 確定診断を行うことが難しい場合も多く、感染症であることとSIRSの診断基準（①体温＞38℃または＜36℃、②心拍数＞90回/分、③呼吸数＞20回/分またはPaCO$_2$[*19]＜32Torr、④白血球数12,000/μLまたは＜4,000/μLまたは未熟顆粒球数＞10％）に合致するときです。
● 確定診断を行うためにも治療を開始する前に体液（血液）を採取し、検査（培養）結果をふまえてケアすることが大切です。

治療・ケア

● 早期の抗菌薬治療を行うことで敗血症の死亡率を減少させるため、原因感染症を特定できない状況で治療を開始されることが多くなります。
● ケアの留意点として、確実な薬剤の与薬、感染予防、敗血症性ショックだけでなく播種性血管内凝固症候群（DIC[*20]）や多臓器不全などを引き起こす重篤な疾患のため、異常の早期発見のため、細やかな観察が必要です。
● 全身の観察項目は、発熱時の観察だけでなく、意識状態、バイタルサイン（特に呼吸状態、血圧の変動）、頭痛・頭重感、けいれん、発汗、皮膚色、全身倦怠感、尿量、点状出血を含む出血の有無、血液検査値の変動などです。
● 敗血症は、バクテリアルトランスロケーション（BT[*21]：全身の免疫力の低下により腸管の循環障害が起こると、腸管内の細菌やエンドトキシンが腸管粘膜から門脈内に侵入して、全身の炎症反応を起こすこと）を予防するため、栄養素の補給が行われます。
● 敗血症は、敗血症性ショックなどを起こすと致命的な疾患であるため、患者さんだけでなく家族を含めて医療者とともに危機的な状況を乗り越えられるように精神的なケアを行うことが大切です。

〈略語一覧〉
*1【FUO】fever of unknown origin：不明熱
*2【IDSA】Infectious Diseases Society of America：アメリカ感染症学会
*3【PGE$_2$】prostaglandin E2：プロスタグランジン
*4【SLE】systemic lupus erythematosus：全身性エリテマトーデス
*5【BMR】basal metabolic rate：基礎代謝率
*6【RBC】red blood cell count：赤血球数
*7【Hb】hemoglobin：ヘモグロビン
*8【Ht】hematocrit：ヘマトクリット
*9【WBC】white blood cell count：白血球数
*10【CRP】C-reactive protein：C反応性タンパク
*11【ESR】erythrocyte sedimentation rate：赤血球沈降速度（赤沈）
*12【Na】sodium：ナトリウム
*13【K】potassium：カリウム
*14【Cl】chloride：クロール
*15【NSAIDs】non-steroidal anti-inflammatory drugs：非ステロイド抗炎症薬
*16【SpO$_2$】saturation of percutaneous oxygen：経皮的動脈血酸素飽和度
*17【SIRS】systemic inflammatory response syndrome：全身性炎症反応症候群
*18【MOF】multiple organ failure：多臓器不全
*19【PaCO$_2$】partial pressure of arterial carbon dioxide：動脈血二酸化炭素分圧
*20【DIC】disseminated intravascular coagulation syndrome：播種性血管内凝固症候群
*21【BT】bacterial translocation：バクテリアルトランスロケーション

〈文献〉
1. 山蔭道明監修：体温のバイオロジー 体温はなぜ37℃なのか. メディカル・サイエンス・インターナショナル, 東京, 2005：77.
2. 名尾良憲編：主要症候からみた鑑別診断学. 金芳堂, 京都, 2003：6-7.
3. 中野昭一編：図説病気の成立ちとからだⅠ 症候別病態生理編 普及版. 医歯薬出版, 東京, 2001：76.
4. 臨床体温研究会編：体温の基礎と臨床. 医学図書出版, 東京, 2000.
5. 小澤瀞司, 福田康一郎監修：標準生理学 第8版. 医学書院, 東京, 2014.
6. 有田清子, 石田寿子, 今井宏美 他：系統看護学講座 専門分野Ⅰ 基礎看護学2 基礎看護技術Ⅰ 第16版. 医学書院, 東京, 2015.
7. 有田清子, 有田秀子, 井川順子 他：系統看護学講座 専門分野Ⅰ 基礎看護学3 基礎看護技術Ⅱ 第16版. 医学書院, 東京, 2013.
8. 門田佳子, 鈴木志保子, 戸田和正 他：新看護学3 専門基礎3 薬物と看護 食生活と栄養 第15版. 医学書院, 東京, 2015.
9. 川島みどり, 菱沼典子監修：臨床看護学叢書1 症状別看護. メヂカルフレンド社, 東京, 1997.
10. 香川靖雄, 近藤和雄, 石田均 他編：人体の構造と機能及び疾病の成り立ち 総論 改訂第2版. 南江堂, 東京, 2013.
11. 北村聖, 仙波純一, 松尾ミヨ子編：疾病の成立と回復促進. 放送大学教育振興会, 東京, 2005.
12. 下正宗, 前田環, 村田哲也 他編：〈コアテキスト3〉疾病の成り立ちと回復の促進2 疾病各論1 第1版. 医学書院, 東京, 2006.
13. 高木康, 山田俊幸編：標準臨床検査医学 第4版. 医学書院, 東京, 2013.
14. 永井良三監修：看護に役立つ疾患・症候事典 病態がわかる ケアがわかる. メヂカルフレンド社, 東京, 2008
15. 高久史麿, 和田攻監訳：ワシントンマニュアル 第13版. メディカル・サイエンス・インターナショナル, 東京, 2015.
16. 堺章：新訂 目でみるからだのメカニズム. 医学書院, 東京, 2000.
17. 大岡良枝, 大谷眞千子編：NEWなぜ？がわかる看護技術LESSON. 学研メディカル秀潤社, 東京, 2006：170.
18. 大曲貴夫, 狩野俊和, 忽那賢志 他：Fever 発熱について我々が語るべき幾つかの事柄. 金原出版, 東京, 2015.
19. 大滝純司監修, 中村造, 赤石雄基編：不明熱を減らすための外来発熱診療ガイド. 丸善出版, 東京, 2012.
20. 福井次矢, 奈良信雄編：内科診断学 第3版. 医学書院, 東京, 2016.
21. 後藤英司, 奈良信雄, 藤代健太郎編：症候からたどる 鑑別診断ロジカルシンキング. メジカルビュー社, 東京, 2011.

資料　実習で出合う検査基準値一覧①

■一般検査

尿検査

検査項目	基準値
尿比重(specific gravity of urine)	1.015～1.030
尿タンパク(urinary protein)	定性：陰性(－)、弱陽性(±) 定量：80mg/日以下
尿糖(urine sugar)	定性：陰性(－) 定量：100mg/日以下(蓄尿)
尿潜血(urine occult blood)	定性：陰性(－)、弱陽性(±)

■血液検査

血球数測定・血液像

検査項目	基準値
白血球数(WBC：white blood cell count)	成人：4,000～8,000/μL 小児：5,000～13,000/μL 幼児：5,000～18,000/μL 新生児：9,000～30,000/μL
白血球分画(white blood cell differentiation)	好中球(分葉)：40～60% リンパ球：30～45% 好酸球：3～5% 単球：3～6% 好塩基球：0～2%
赤血球数(RBC：red blood cell count)	男性：430～570×10⁴/μL 女性：380～500×10⁴/μL
ヘマトクリット値(Ht：hematocrit)	男性：39～52% 女性：34～44%
ヘモグロビン量(Hb：hemoglobin)	男性：13.5～17.5g/dL 女性：11.5～15.0g/dL
血小板数(PLT：platelet)	15～34×10⁴/μL

凝固・線溶系

検査項目	基準値
プロトロンビン時間(PT：prothrombin time)	9～15秒 活性：70～100%
活性化部分トロンボプラスチン時間(APTT：activated partial thromboplastin time)	25～45秒

■生化学検査

タンパク関連・含窒素成分

検査項目	基準値
総タンパク(TP：total protein)	6.7～8.3g/dL
血清アルブミン(Alb：albumin)	3.8～5.3g/dL
血清尿素窒素(BUN：blood urea nitrogen、UN：urea nitrogen)	8～20mg/dL
血清クレアチニン(Cr：creatinine)	男性：0.61～1.04mg/dL 女性：0.47～0.79mg/dL
血清ビリルビン(BIL：bilirubin)	総ビリルビン：0.2～1.0mg/dL 直接ビリルビン：0.0～0.3mg/dL 間接ビリルビン：0.1～0.8mg/dL

※基準値は、測定法や試験の種類によって数値が異なるので、必ず各医療機関で使われている数値・単位を確認してください。

症状②

動悸がする

動悸（不整脈）

窪田惠子

- 動悸とは、普段は意識しない心臓の拍動を強く感じたり、リズムが不規則になることを意識し、不快感、違和感を覚えたりする状態である。
- 動悸の訴えがあったときは、フィジカルアセスメントから患者の状態を判断し、すみやかな対処が求められる。

Before 考えられる疾患

- 第Ⅱ、Ⅲ度房室ブロック
- 心室頻拍、心室細動
- 心室性期外収縮
- 心房粗動、心房細動
- 発作性上室頻拍
- 洞性頻脈
- 虚血性心疾患、心不全、先天性心疾患、心筋症、心筋炎
- 心臓神経症、過換気症候群、不安神経症
- 貧血、発熱、甲状腺機能亢進症、褐色細胞腫、低血糖、薬剤

On 観察ポイント

- 一般状態（意識レベル、バイタルサイン）
- 顔色・口唇色（チアノーゼ）
- 四肢（皮膚の色、冷感、発汗、浮腫）
- 触診：脈拍数、心拍数
- 心電図の波形
- 頭部の揺れ
- 頸静脈（怒張）
- 問診：出現状況、病歴、誘因、随伴症状、薬剤など

After 基本ケア

- 不安への援助
- 心身の安静
- 原因疾患の治療
- 薬物療法の援助
- 自己管理能力を高める支援
- 重症不整脈発見時の対応
- 術前・術後管理

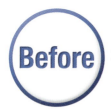

Before 症状が出現。観察・ケアの前に基本知識をチェック！

まず知っておきたい動悸の基本知識

●動悸とは、「心臓がドキドキして脈がいつもより速く感じる」「正確に打っていた心臓が一瞬止まった。すぐ後にドッキーンと大きく感じてから元に戻った」など、普通は意識しない心臓の拍動を強く感じたり、リズムが不規則になることを意識し、不快感、違和感を覚えたりする状態です。

●動悸の訴えがあったときは、それが生理的な状態か、不整脈による病的な状態か、緊急の治療が必要かなどをフィジカルアセスメントから判断し、すみやかな対処が必要です。

●心臓には自動能があり、神経からの刺激がなくても心臓自体が生じる電気的興奮により、一定のリズムで収縮と弛緩を繰り返し、血液を拍出するポンプ機能をもっています。そして、自らポンプ機能を行うための電気的興奮を発生し、心臓全体にすみやかに伝導するための特殊心筋をもっています。このシステムを刺激伝導系（図1）といいます。

●心臓の拍動が開始する部位は、上大静脈が右心房に流入する付近の右心房壁にある洞（房）結節です。

●洞結節は心臓拍動の"歩調とり（心臓のペースメーカー）"となり、興奮を房室結節（田原結節）→ヒス束（房室束）→プルキンエ線維（右脚、左脚）と、一定の順序で伝導します。

●刺激伝導系は自律神経の支配を受けているため、運動や精神的緊張で副交感神経（迷走神経）活動は抑制され、代わりに交感神経活動が亢進し、心拍数が増加します。

●心臓が洞結節からの刺激で規則的に動くことを洞調律といいます。

●心臓の電気的調律の異常により洞調律が乱される原因は、洞結節の自動能の亢進や低下、興奮伝導性の異常などです。

●成人の通常の脈拍数は60〜90回/分です。100回/分以上を頻脈、60回/分以下を徐脈といいます。頻脈でも脈が大きく強く打つことがなければ、自覚症状がない場合があります。

●脈拍数が120回/分以上または40回/分以下になった場合は、心臓のポンプ機能の低下が起こるため緊急処置が必要です。

●健康な人でも精神的な緊張状態（不安、興奮など）に置か

図1 刺激伝導系

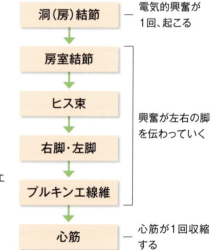

●心臓は、刺激伝導系を介して自動的に一定のリズムで収縮と拡張を繰り返すことにより動く
●心臓の電気的調律の異常（洞結節の自動能の亢進・低下、興奮伝導性の異常）により、不整脈が起こる

れると動悸を感じます。動悸のメカニズムを理解したうえで、適切な対処が求められます。
- 動悸の持続時間は、短ければ1分以内ですが1時間以上続くこともあります。持続時間が短い場合は、ただちに命の別状はありません。頻拍が長時間続くと心機能が低下し、うっ血性心不全の状態になることがあります。発作がないときは、健康な人と同じように生活できます。
- 動悸は、不整脈だけでなく**大動脈弁閉鎖不全症**[*1]などの心疾患が原因でも起こります。
- 心因性の原因である**心臓神経症**は、器質的心疾患が認められないのに、心臓に関する種々の症状を示します。精神的なストレスなどで交感神経活動が亢進し、洞性頻脈などの動悸だけでなく、血圧の上昇、発汗などが起こりやすくなります。
- 褐色細胞腫の診断は、アドレナリンやノルアドレナリンの代謝産物である尿中のバニリルマンデル酸、メタネフリン、ノルメタネフリンなどの検査値が高値であれば疑います。
- 電解質異常や常用している薬剤の影響などで、心筋障害が起こり刺激性（興奮性）が高まり、洞結節以外の自動能からの異所性刺激により期外収縮が起こります。

動悸が起こるメカニズム

- 動悸が起こるメカニズムは、①心臓の**調律異常**や、②心臓の**収縮力の異常**が存在し、それらの異常に対して、③**感受性が亢進**し心臓の**拍動を自覚**する、と考えられます。
- 動悸をきたす疾患は、心疾患に起因するもの、心疾患以外の疾患に起因するものに大別されます。
- 心疾患に起因するものは、①不整脈によるもの、②不整脈によらない器質的心疾患によるものがあります。心疾患以外の疾患に起因するものは、心因性のものや心因性以外のものがあります。
- その他に、生理的な原因によるものがあります。
- 動悸の原因（**表1**）、および動悸の原因となるおもな不整脈の種類・原因・病態（p.16**表2**）を示します。
- **表3**に不整脈の緊急度を示します。

表1 動悸の原因

心疾患に起因	不整脈による	● 洞性頻脈 ● 発作性上室性頻拍（WPW症候群[*2]、心房細動、心房粗動） ● 期外収縮（心室性期外収縮、心室頻拍） ● 徐脈 ● 房室ブロック
	不整脈によらない	● 虚血性心疾患、心不全、先天性心疾患 ● 心筋症、心筋炎
心疾患以外の疾患に起因	心因性	● 心臓神経症 ● 過換気症候群 ● 不安神経症
	心因性以外	● 貧血、発熱、甲状腺機能亢進症 ● 褐色細胞腫、低血糖 ● 薬剤
生理的な原因		● 激しい運動、精神的興奮、精神的ストレスなど

表3 不整脈の緊急度

直接死につながる致死的不整脈	● 心室粗動 ● 心室細動 ● 心停止 ※血圧低下、脈拍触知不可、意識レベルの低下、けいれん発作、ショック症状がみられる
直接死にはつながらないが危険度が高い不整脈	● 心室頻拍 ● 徐脈（30回/分以下） ● 第Ⅲ度房室ブロック（完全房室ブロック） ● 第Ⅱ度房室ブロック（モビッツⅡ型） ● 心室性期外収縮（R on T型、連発、多源性、頻発）
比較的危険度は低いが治療を要する不整脈	● 心房細動・粗動 ● 発作性上室性頻拍
治療は要しないが経過観察が必要な不整脈	● 第Ⅰ度房室ブロック ● 軽度洞性頻脈

表2 動悸の原因となるおもな不整脈の種類・原因・病態

種類	原因	病態
洞性頻脈	●虚血性心疾患、心不全 ●発熱、貧血、低酸素血症、甲状腺機能亢進症 ●褐色細胞腫 ●薬剤 ●激しい運動、精神的興奮、精神的ストレス、カフェイン、飲酒、喫煙	●一般的にみられる不整脈 ●緊張やストレスから解放されたとき、特に夕方から就寝時に起こりやすい ●感じ方には個人差がある ●労作などによる心筋酸素需要の増大、甲状腺機能の亢進や発熱による新陳代謝の亢進、温熱産生の増強などが交感神経刺激に対する組織感受性を亢進する ●褐色細胞腫は、副腎髄質でつくられたホルモンの分泌により高血圧や心拍数増加などの症状がみられる ●気管支拡張薬のような交感神経を亢進する薬剤やアトロピン硫酸塩水和物のような副交感神経を遮断する薬剤は、洞性頻脈を起こしやすい
発作性上室性頻拍	●虚血性心疾患、心筋症、心臓手術後、慢性心筋変性（アミロイドーシス、サルコイドーシス） ●ストレス、過労、不眠、過度の飲酒 ●WPW症候群 ●薬剤の影響（ジギタリス製剤、アトロピン硫酸塩水和物） ●低カリウム血症、低マグネシウム血症、低酸素血症	●洞結節からの刺激が出ず、心房や房室接合部のいずれかから刺激が出ている状態である ●房室結節よりも上部から刺激が発生して頻脈になるため上室性頻拍といい、突然に起こるので発作性という ●心筋の異常（心筋梗塞、心筋症、心筋炎）、心臓内の血流の異常（心臓弁膜症、先天性心疾患など）、低カリウム血症、薬剤、生理的なもの（緊張、疲労、過剰な喫煙、アルコール摂取後）などで起こる ●心筋障害により刺激性（興奮性）が高まり、洞結節以外の自動能から異所性刺激が出る ●心ポンプ機能障害（心臓の収縮障害ならびに拡張障害）により心拍出量の減少が起こり、その結果、刺激が心房内でぐるぐる回る（リエントリー）、自動能が異常に亢進した部分ができると発生する
心室性期外収縮	●虚血性心疾患、心筋症、心不全、先天性心疾患 ●高血圧性疾患 ●慢性呼吸器疾患 ●電解質異常	●心筋の異常、心臓内の血流の異常、低カリウム血症、薬剤などで起こる ●心筋障害により刺激性（興奮性）が高まり、洞結節以外の自動能から異所性刺激が出る ●刺激の発生部位が心房から房室結節までの場合を上室性期外収縮、房室結節より下の心室で生じた場合を心室性期外収縮という ●期外収縮が出ると本来その直後に出る予定であった洞調律性収縮が抜け、患者は「脈が1回抜けた」と感じる ●心室性期外収縮の頻発、多源性、連発、R on T型などのように、心室頻拍、心室細動に移行しやすいものがある
心房細動	●虚血性心疾患、心筋症、弁膜症 ●高血圧性心疾患 ●甲状腺機能亢進症 ●心膜炎 ●慢性呼吸器疾患 ●ストレス、過労 ●電解質異常	●ストレスや過労などの生理的な原因によるものと、心筋梗塞や僧帽弁狭窄症、心房の機械的な負担増加の病的な原因によるものがある ●心拍動の増強や弁膜症により血液の流れが阻害され、心房に負荷がかかることで起こる ●心臓のポンプ機能が低下し、脳梗塞なども起こしやすくなる
心房粗動	●虚血性心疾患、心筋症、僧帽弁狭窄症 ●高血圧性心疾患 ●甲状腺機能亢進症 ●慢性呼吸器疾患	●心房細動に似ている不整脈で、心房のある1か所から出た刺激が心房の中でリエントリーし、心室への刺激が起こるが、すべての刺激が心室に伝導するわけではない
心室頻拍	●虚血性心疾患、心筋症、心筋炎、心不全 ●電解質異常	●心室性期外収縮の多発、連発、多源性などが原因で起こる ●心室のある1か所から発生した刺激がリエントリーし、心室だけの興奮が続く不整脈である ●心拍出量が低下し、血圧低下、意識消失に至る危険が大きい。心室細動に移行することもあるので監視を続ける必要がある
第Ⅱ度房室ブロック（モビッツⅡ型） 第Ⅲ度房室ブロック（完全房室ブロック）	●虚血性心疾患、心筋症、心筋炎、心膜炎、心臓手術後 ●薬剤（ジギタリス製剤の過量使用、β遮断薬）	●刺激伝導系の線維化、変性による刺激伝導障害 ●心房から心室への伝導時間が障害されている状態を房室ブロックという ●迷走神経緊張状態や酸素供給の異常、薬剤の副作用などが原因で起こる ●徐脈により1回の心拍出量が増加するため拍動を強く感じ、それを動悸と自覚する
WPW症候群	●先天性心疾患	●刺激伝導系の障害 ●正常な房室伝導以外に1か所〜複数の副伝導を有する ●房室リエントリーによる発作性上室性頻拍、発作性心房細動を起こす

症状が出現！ 何の可能性があるのか、チャートですばやくチェック！

動悸がする：「心臓がドキドキする、脈がいつもより速い」などの訴えがある

↓

動悸の出現様式、性状の観察

↓

脈拍測定、12誘導心電図波形確認

- 随伴症状の観察：胸痛、呼吸困難、めまい、ふらつき、意識レベルの低下、悪心・嘔吐、四肢冷感、チアノーゼ、浮腫、尿量の減少、発汗、顔面蒼白、不安感など
- 誘因の有無の確認：激しい運動、排泄、精神的興奮、服薬、喫煙など
- 既往歴、現病歴
- 家族歴

→ 12誘導心電図検査、胸部X線検査、血液検査、尿一般検査、心音図検査、心エコー検査、心臓カテーテル検査、電気生理学的検査、甲状腺機能検査、尿中カテコラミン測定、血糖検査、甲状腺ホルモン測定、動脈血ガス分析、貧血検査、肺機能検査など

不整脈あり

一瞬止まった感じ、あるいは瞬間的な胸部圧迫感・不快感
→ **第Ⅱ、Ⅲ度房室ブロック：40回/分以下**
→ 虚血性心疾患、心筋炎、心膜炎、心臓手術後、薬剤（ジギタリス製剤の過量使用、β遮断薬）

心拍数が速くなると、血圧が低下するため、脳虚血症状が現れる。意識消失し、死に至る危険が高い
→ **心室頻拍 心室細動**
→ 虚血性心疾患、心筋症、心筋炎、心不全、電解質異常

脈が飛ぶ、一瞬心臓が止まる感じ
→ **心室性期外収縮**
→ 虚血性心疾患、心筋症、心不全、先天性心疾患、高血圧性疾患、慢性呼吸器疾患、電解質異常

強弱不規則、頻脈、強い動悸と胸部違和感（慢性の場合、自覚がないことが多い）
→ **心房粗動** → **心房細動**
→ （心房粗動）虚血性心疾患、心筋症、僧帽弁狭窄症、高血圧性心疾患、甲状腺機能亢進症、慢性呼吸器疾患
→ （心房細動）虚血性心疾患、心筋症、弁膜症、高血圧性心疾患、甲状腺機能亢進症、心膜炎、慢性呼吸器疾患、ストレス、過労、電解質異常

120～240回/分、突然起こり数分程度で突然消失、意識の低下を伴うことがある
→ **発作性上室頻拍**
→ 虚血性心疾患、心筋症、心臓手術後、慢性心筋変性（アミロイドーシス、サルコイドーシス）、ストレス、過労、不眠、過度の飲酒、WPW症候群、薬剤の影響（ジギタリス製剤、アトロピン硫酸塩水和物）、低カリウム血症、低マグネシウム血症、低酸素血症

100回/分以上、ドッドッドッと脈が大きく速く打つ
→ **洞性頻脈**
- 病的状態：虚血性心疾患、心不全、発熱、貧血、低酸素血症、甲状腺機能亢進症、褐色細胞腫、薬剤
- 生理的状態：激しい運動、精神的興奮、精神的ストレス、カフェイン、飲酒、喫煙

不整脈なし

発作性の不整脈の有無の確認
→ 経過観察、必要があれば24時間ホルター心電図検査、胸部X線検査、心エコー検査など

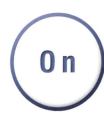

まず何を見る？ 問診・検査・観察のポイント

問診

● 問診に入る前にまず**全身状態を観察**し、それから患者さんの訴えや表現に注意しながら系統的に問診を進めていきます。
● 表4について患者さんに確認します。

▌表4　問診事項

全身の観察と主訴	● 意識状態、表情・顔色、声のトーン、姿勢・体位、苦痛や胸痛の有無、動作、皮膚の状態（蒼白、チアノーゼ、皮膚冷感、発汗など）、栄養状態などの全身状態を把握する ● 苦痛なこと、不安なこと、気になる症状について患者の表現を詳細に記録に残す
出現状況と経過	● When（いつ、どのようなときに）：何をしているときに起こった／起こる。突然か、持続的か。発作の頻度・時間帯（安静時、早朝起床時、労作時、体位） ● Where（どこで）：戸外で仕事中、睡眠中など ● Who（誰が）：本人もしくは付き添った家族が確認したこと ● Why（何をきっかけに）：運動中など ● What（何が、どこが）：心臓がドッキンドッキンなど ● How（どのように）：脈拍の速さやリズムの不整など、患者の感じ方を把握する。発作的か否か、持続的か否か、動悸の性状と持続時間
誘因の有無	● 生活リズム、生理的・身体的・精神的誘因との関連を把握する ・生理的誘因：労作時、安静時、体位、飲酒、喫煙、カフェインなど ・身体的誘因：基礎疾患、治療、薬物の種類など ・精神的誘因：興奮、ストレスなど
現病歴	● 症状出現から現在までの経過、検査・治療の有無（高血圧、糖尿病など）
既往歴	● 発症時期、症状、治療や検査など現病歴との関連を把握する
動悸の随伴症状の 有無と程度	● 患者が訴える動悸の性状をアセスメントすることで、異常所見があるか否かと、緊急状態であるか否かを判断する手がかりになる ● 不整脈、息苦しさ、めまい、ふらつき、顔面蒼白、意識障害、血圧低下をはじめとするショック症状、胸痛、心不全症状（呼吸困難、SpO_2[*3]低下、四肢冷感など）、悪心・嘔吐、浮腫、不安感などに注目する
常用している内服薬	● ジギタリス製剤、抗不整脈薬、β遮断薬など
家族歴	● 遺伝性の循環器系疾患（拡張型心筋症など）
普段の生活スタイル	● 活動量（仕事・学業・余暇など）、肉体的・精神的ストレス、喫煙、飲酒、睡眠状況など

視診

● 以下の症状を観察します。
● **顔**：顔色、口唇や頬の色（チアノーゼの有無）。
● **頭部の揺れ**：収縮期に頭が上下に動く（大動脈閉鎖不全症）。
● **四肢**：皮膚の色調、冷感、発汗、浮腫の有無。
● **頸静脈**：怒張の有無と程度。

触診

- 心電図上の心拍数を確認するとともに、触診によって**脈拍数と心拍数が一致**しているか否か確認します。
- 致死性の不整脈は突発的に出現するので、脈拍数や心拍数、性状とともに、その他の**随伴症状**(脈拍数、リズム、大きさ、緊張状態、脈拍の遅速、結滞、左右差、心音、心雑音、呼吸音、意識レベル、顔色、呼吸、血圧)を総合し対処する必要があります。

心電図波形の観察(図2)

- 不整脈の種類や状態を把握し、緊急を要する治療・検査・処置・ケア、生活指導の必要性を判断します。
- 心電図検査(図3)では、自覚症状を伴わない不整脈が確認できたり、負荷心電図検査時に不整脈が出現したりする場合があります。

■ 図2 心電図波形

波形	診断名(略語)	特徴
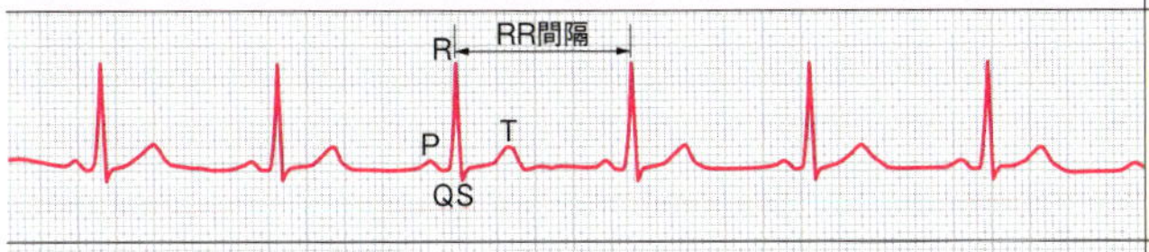	洞調律:正常心電図	●P波とQRS波が一定間隔で規則正しく出現 ●RR間隔は15〜25mm(0.6秒〜1.0秒)
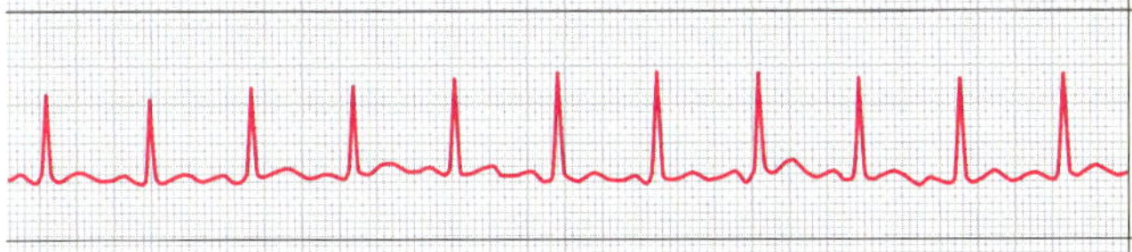	洞性頻脈	●P波とQRS波が一定間隔で規則正しく出現 ●RR間隔は15mm以下(0.6秒)
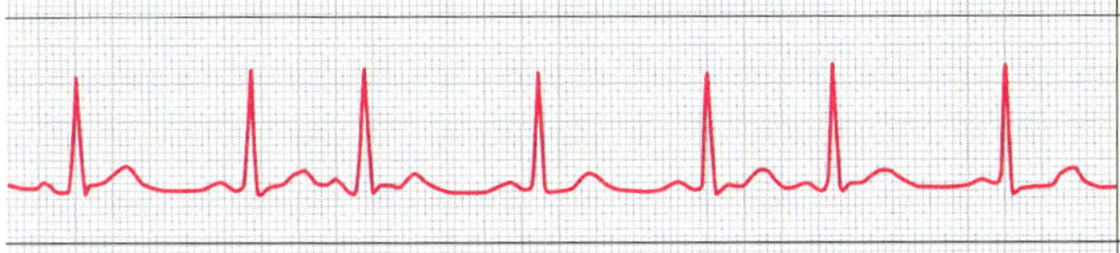	上室期外収縮(SVPC)	●周期より早くP波が出現し、その後QRS波が続く
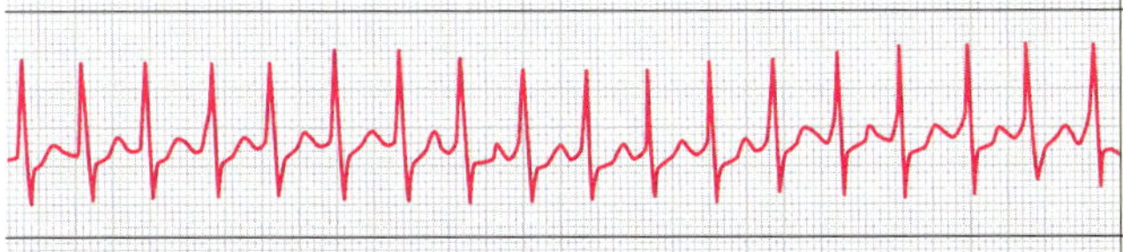	発作性上室性頻拍(PSVT)	●幅の狭いQRS ●RR間隔は15mm以下
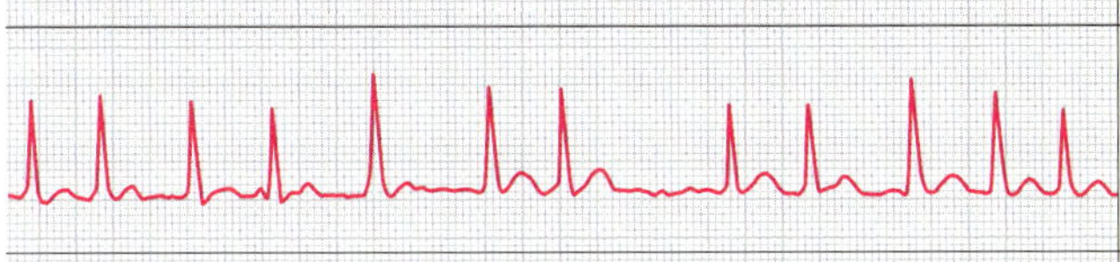	心房細動(Af)	●P波がない(小刻みに揺れる基線) ●QRS波が不規則に出現
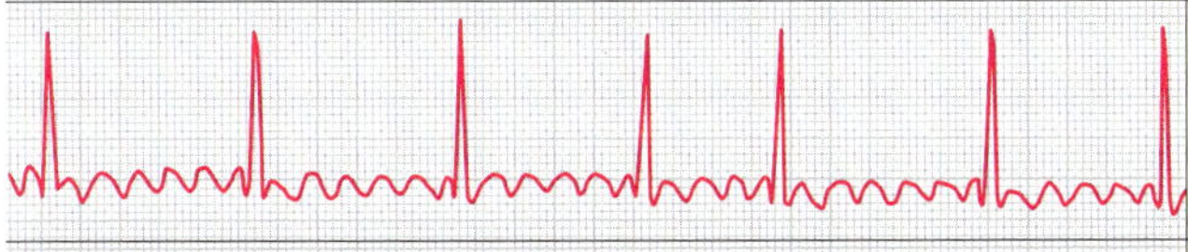	心房粗動(AF)	●鋸歯状に揺れる基線 ●QRS波が規則的に出現
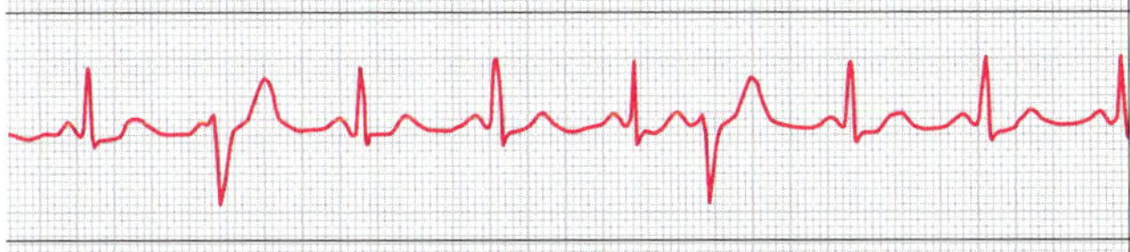	心室期外収縮(PVC)	●P波が先行しない幅の広い大きなQRS波 ●QRS波と逆向きのT波
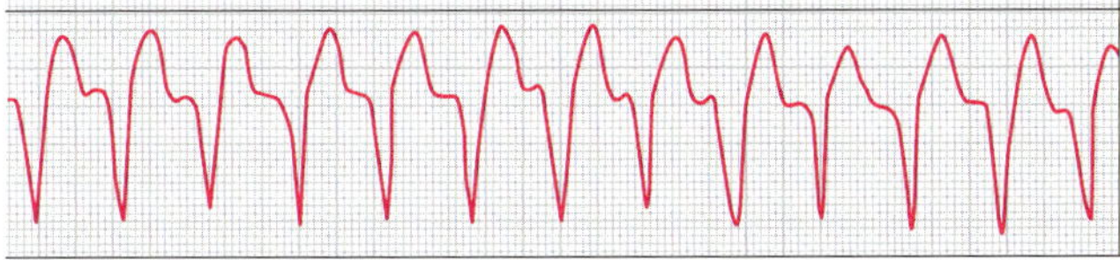	心室頻拍(VT)	●P波が先行しない幅の広い大きなQRS波が3連発以上続く

(次頁へつづく)

(図2 心電図波形のつづき)

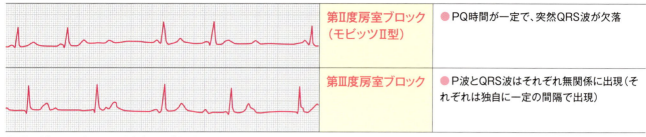

	第Ⅱ度房室ブロック（モビッツⅡ型）	● PQ時間が一定で、突然QRS波が欠落
	第Ⅲ度房室ブロック	● P波とQRS波はそれぞれ無関係に出現（それぞれは独自に一定の間隔で出現）

徳野慎一監修：心電図 波形見きわめ完全ガイド. 照林社, 東京, 2006：6-8. より引用

図3 心電図検査の種類と特徴

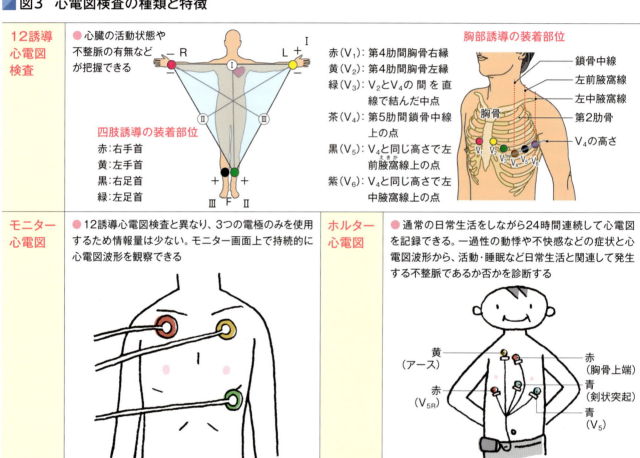

検査	● 以下の検査を行います。 ● 血液一般検査、生化学・免疫血清検査、尿一般検査。 ● 胸部X線検査。 ● その他、必要に応じて各種の検査：心音図検査、心エコー検査、運動負荷試験、心臓カテーテル検査、心臓電気生理学的検査（EPS[*4]）、甲状腺機能検査、尿中カテコラミン測定、血糖測定、甲状腺ホルモン測定、動脈血ガス分析、貧血検査、肺機能検査など。

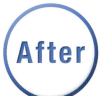 **診断後の基本ケアと主要な疾患(状態)別 治療・ケアのポイント**

まず知っておきたい動悸の基本ケア

不安への援助

- 突然の動悸と苦痛、次はいつ起こるかわからない不安や恐怖、死への不安など、患者さんの訴えを傾聴し、不安を表出しやすい雰囲気づくりを心がけます。
- 動悸や前駆症状に気づいたときの連絡方法、対処方法を説明します。

心身の安静

- 十分な休息や睡眠がとれる環境調整や心身の安静を図ります。
- 具体的には、室温・湿度の調整、BGMを流す、モニター機器類の位置やアラーム音の調整、照明の調整、騒音への配慮などを行います。
- 治療・検査は日常生活の制限を伴い安楽が妨げられるので、患者さんがストレスをためない工夫が必要です。
- 日常生活行動による心負荷を軽減し、酸素消費量を最少にするよう日常生活行動を制限し、患者さんの安静を図ります。

原因疾患の治療

- 動悸の原因・誘因を明らかにするために検査を行い、原因疾患の治療を継続できるように支援します。

薬物療法の援助

- 原因疾患の是正が優先されます。
- Naチャネル遮断薬(ジソピラミド、リドカイン、フレカイニド酢酸塩)、β遮断薬(プロプラノロール塩酸塩、アテノロール)、Caチャネル遮断薬(ベラパミル塩酸塩、ジルチアゼム塩酸塩)、Kチャネル抑制薬(アミオダロン塩酸塩、ソタロール塩酸塩)、ATP[*5](アデノシン三リン酸)、鎮静薬、抗凝固薬などが用いられます。
- 定期的に薬を飲むことにより発作を抑えます。
- 薬の長期服用による副作用の発現に注意が必要です。

自己管理能力を高められるよう支援

- 患者さんが自己管理できるよう、行動変容への支援が必要です。
- 療養期間が長期化するため、患者さん本人だけでなく家族への支援や教育指導も必要です。
- 生理的誘因を除去し不整脈の出現を予防する生活習慣(活動の制限、緊張やストレスの調整、禁煙など)の確立、原因疾患の治療継続が大切です。
- 行動制限があっても生活の楽しみを見つけられるように支援します。

緊急処置の準備および医師への報告と介助

- 緊急時は、すみやかに医師に報告し、医師の指示のもと、救急薬品・気管内挿管セットなどの救急カート、輸液、酸素療法、除細動器または自動体外式除細動(AED[*6])、12誘導心電図の準備や介助を行います。

重症不整脈発見時の処置と介助

- **致死的不整脈(VF/無脈性VT)**:患者さんの顔色、体動、呼吸などの異常に気づいたら、ただちに意識レベルを確認します。呼吸なし、または死戦期[*7]呼吸であれば心停止と判断し、ただちに心肺蘇生(CPR[*8])を開始します(**図4**)。マニュアル除細動器あるいはAED(**表5**)のいずれを使用する場合でも、心電図解析・評価を行う直前まで胸骨圧迫(**図5**)を継続します。電気ショック後、心拍再開の可能性があるQRS波形が認められた場合は脈拍を確認します。脈拍を触知すれば、心拍再開後のモニタリングと管理を開始します。
- **発作性の頻拍発作**:迷走神経刺激法(**図6**参照)を行います。
- その他、必要に応じて、抗不整脈薬の投与、直流除細動(DC[*9]、**図7**参照)を行います。

手術療法の術前・術後管理

- WPW症候群、房室結節回帰頻拍、心房粗動、心室頻拍、心室性期外収縮、心房頻拍、心房細動に対して心筋焼灼術(カテーテルアブレーション:catheter ablation)、持続性心室頻拍、心室細動、非持続性心室頻拍に対して植込み型除細動器(ICD[*10])、房室ブロックに対してペースメーカー植込み術などが行われます。

- **手術前**：医師からの説明（手術の内容や術後の経過など）に納得しているか、疑問や不安などはないか、気持ちの表出ができるように促します。必要な情報は提供し、繰り返し説明を行うことで不安の軽減に努めます。

- **手術後**：ペースメーカー植込み術では、術前・術後の心電図波形を比較し、ペーシング不全やセンシング不全を認めた場合は医師に報告します。

■ 図4　重症不整脈発見時の処置と介助　『JRC蘇生ガイドライン2015』医療用BLSアルゴリズム

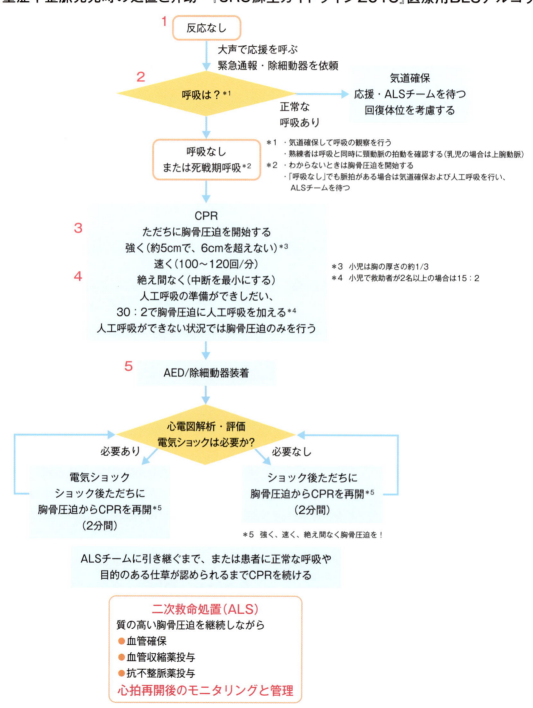

日本蘇生協議会：JRC 蘇生ガイドライン 2015. 医学書院, 東京, 2016：49. より転載

表5　AED施行前のチェックポイント

① 年齢・体重
- AED使用の適応は「8歳以上」「体重25kg以上」である
- 小児の場合、適切なエネルギー量で電気ショックを行うためには、エネルギー減衰機能のある小児用電極パッドを用いるのが望ましい

② 胸部が濡れていないか
- 濡れたままの状態では、電流が水の表面を伝わり、電気ショックが心臓に十分に伝わらない可能性がある
- 胸部の水分を拭く

③ 経皮的貼付薬の使用の有無
- 経皮的貼付薬は、電流が心臓に伝わるのを一部妨げる。また、熱傷を起こす可能性がある
- AED使用前には、必ず剥がす

④ 体表面に金属がないか
- 金属(ネックレスなど)があると、電流が心臓に伝わるのを妨げる
- 必ず取り外す

⑤ ICD、ペースメーカーの有無
- ICD(植込み型除細動器)やペースメーカーは、電流が心臓に伝わるのをさえぎる
- 使用する際は、電極パッドをICDやペースメーカーから少なくとも3cm離して貼付する

⑥ 胸毛は多いか
- 電極パッドが体表面から浮いて、心臓に電流が伝わらない可能性がある
- カミソリで剃毛するか、サージカルクリッパーなどで除毛する
- 除毛具がないときの対応として、予備の電極パッドがあれば、一度パッドを貼付して除毛テープのように剥がし、新しい電極パッドに貼り換える方法もある

図5　胸骨圧迫

- 利き手の手掌部分が下にくるようにして組んだ手を「胸骨の下半分・胸の真ん中」に置き、「約5cmで、6cmを超えない」強さで、「1分間に100～120回」のテンポで圧迫を行う
- 下面がやわらかいと、圧迫時に沈みこんでしまい、十分な効果が得られなくなるため、バックボード(背板)を使用する

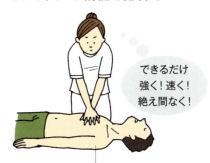

できるだけ強く！速く！絶え間なく！

約5cmで、6cmを超えないくらいで1分間に100～120回

主要な疾患(状態)別　治療・ケアのポイント

発作性上室性頻拍

- 症状がほとんどない、あるいは短時間で止まるようであれば治療の必要はありません。
- 頻拍を繰り返す場合は、生活の質(QOL[*11])を損なうため治療が必要です。
- 症状がなくても、頻拍が長期間続くと心不全を引き起こすことがあるので注意が必要です。
- 症状によっては、医師の指示のもとで迷走神経刺激療法(図6)を行います。

心室性期外収縮

- 自覚症状がまったくないものもあれば、動悸やその他の症状を伴うことがあります。
- 特に心筋梗塞の急性期は、心室性期外収縮が頻発するもの、2段脈や3段脈、連発、R on T型などは心室細動に移行する危険があるため、随伴症状の観察と同時に心電図の変化を観察し、病状悪化の予防につなげます。

心室頻拍、心室細動

- 心室頻拍や心室細動により、心臓ポンプ機能の低下、血圧低下、ショック、心停止へと急速に悪化するため、3分以内に心マッサージ、前胸部を叩打し回復しなければ、直流除細動(DC)が行われます(図7)。

心房細動

- 心房細動の患者さんは強い動悸と胸部違和感を訴えることが多いのですが、慢性になると自覚症状は少なくなります。
- 頻脈が続くと心不全症状が現れるので、原因疾患の治療とともにジギタリス製剤や除細動が必要になります。
- 脈拍数と心拍数を同時に測定し、脈拍欠損の多いほうが重症で塞栓症を起こしやすいので観察が必要です。

第Ⅱ度房室ブロック(モビッツⅡ型)、第Ⅲ度房室ブロック

- めまいや胸部不快感などを訴え、ついにはアダム・ストークス症候群[*12]をきたすことになります。ペースメーカー植込み術が行われます。

図6 迷走神経刺激療法

迷走神経（副交感神経）を刺激することで、一時的に心拍数を抑制する治療法。息をこらえたり、頸動脈洞の圧迫などを行ったりすると、延髄の心臓抑制中枢（ぞうよくせいちゅうすう）が迷走神経を反射的に緊張させ、洞結節や房室結節（けいどうみゃくどう）の興奮伝導を抑える。

息をこらえる（バルサルバ法）	頸動脈洞圧迫法	眼球圧迫法	その他（冷たい水を飲む、冷水に顔をつける）
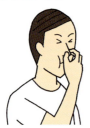	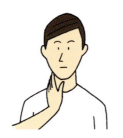	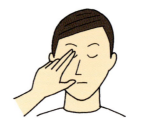	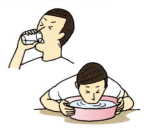
● 鼻をつまみ、軽く息を吸い込み、口を閉じて吸い込んだ息を耳のほうへ送り込む（いわゆる"耳抜き"）。強くやりすぎないように注意する	● モニター心電図を装着した状態で医師が行う。**右利き**の患者は右側の頸動脈洞を5～10秒間圧迫する。治療は、脳血管障害の既往がなく、両側の頸動脈の触知が良好で、頸動脈の雑音がないことを確認したうえで実施する	● 原則的に医師が行う。一側ずつ、最初は右眼、無効の際は左眼を圧迫する。両側同時に圧迫しない	● 冷水を一息で飲みほしたり、冷水で顔面や外耳、まぶたを冷やしたりする

図7 直流除細動

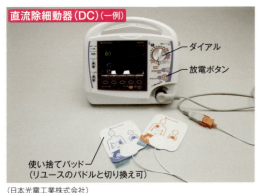

- 除細動は、直流除細動器（DC）を使用して医師が行う
- 除細動器には「単相性」と「二相性」があり、二相性のほうが初回の除細動成功（ショック5秒後における心室細動・VFの停止）率は高いといわれている
- 心臓に通電しやすいよう、使い捨てのパッドや、チューブ式のペーストを用いる
- パッドやペーストはすぐに使用できるよう、直流除細動器のそばに常備しておく

〈略語一覧・用語解説〉
*1【大動脈弁閉鎖不全症】出口の扉がきちんと閉まらず隙間があいている状態。1回の拍出で送り出した血液が左心室に逆戻りし、左心室の拍出の際には逆流した血液の分まで送り出すことになる。そのため収縮期と拡張期の圧差（脈圧）が大きくなり、ドッキーン、ドッキーンと感じる。
*2【WPW症候群】Wolff-Parkinson-White syndrome：ウルフ・パーキンソン・ホワイト症候群
*3【SpO₂】saturation of percutaneous oxygen：経皮的動脈血酸素飽和度
*4【EPS】electro physiological study：心臓電気生理学的検査
*5【ATP】adenosine triphosphate：アデノシン三リン酸
*6【AED】automated external defibrillator：自動体外式除細動
*7【死戦期】生命をかろうじて維持する程度の循環動態が保たれているものの、脳、腎臓、肝臓などの重要臓器の機能を維持するには不十分で、まさに死に直面し、あるいは死に至る過程にあるともいえる時期
*8【CPR】cardiopulmonary resuscitation：心肺蘇生
*9【DC】direct current：直流除細動
*10【ICD】implantable cardioverter defibrillator：植込み型除細動器
*11【QOL】quality of life：生活の質（生命の質）
*12【アダム・ストークス症候群】心拍出量が著しく減少し、脳の循環障害により失神、けいれん、チアノーゼをきたす。

〈文献〉
1. 徳野慎一監修：心電図 波形見きわめ完全ガイド. 照林社, 東京, 2006：6-8.
2. 池松裕子, 山内豊明：症状・徴候別アセスメントと看護ケア. 医学芸術社, 東京, 2008：632-647.
3. 日本蘇生協議会：JRC蘇生ガイドライン2015. 医学書院, 東京, 2016：8-52.
4. 井上智子, 佐藤千史編：疾患別看護過程＋病態関連図（第2版）. 医学書院, 東京, 2012：210-234.
5. 医療情報科学研究所編：病気がみえる Vol.2循環器 第3版. メディックメディア, 東京, 2010：102-139.
6. 小田正枝編著：プチナースBOOKS 症状別 看護過程 アセスメント看護過程がわかる. 照林社, 東京, 2014：31-46.
7. 黒澤博身監修：全部見える 循環器疾患. 成美堂出版, 東京, 2016：178-211.
8. 齋藤宣彦：改訂版 症状からみる病態生理の基本. 照林社, 東京, 2009：13-18.
9. 高木永子監修：看護過程に沿った対症看護 第4版. 学研メディカル秀潤社, 東京, 2015：271-282.
10. 山口徹, 北原光夫, 福井次矢総編集：今日の治療指針 私はこう治療している2011年版 6. 不整脈薬物治療に関するガイドライン（2009改訂版）. 医学書院, 東京, 2011：1774-1781.
11. 山口瑞穂子, 関口恵子監修：疾患別看護過程の展開 第4版. 学研メディカル秀潤社, 東京, 2013：69-81.
12. アンソニーS.ファウチ他著, 福井次矢, 黒川清日本語版監修：ハリソン内科学 第3版. メディカル・サイエンス・インターナショナル, 東京, 2009.

症状③ 咳・痰が出る

咳嗽・喀痰

山口哲朗

- 咳は、気道分泌物や異物を排除し、気道の清浄化を図り、感染を防御するための防御機構である。運動神経による十分な吸気後、声門が閉じ、呼吸筋が強く収縮して肺内圧が上昇すると、急に声門が開き肺内のガスを一瞬で呼出する。
- 痰は、気道に余分に貯留した分泌物であり、咳によって喀出したものを喀痰という。

Before 考えられる疾患

- 細菌性肺炎、普通感冒、急性気管支炎、肺結核、マイコプラズマ感染
- 副鼻腔気管支症候群
- うっ血性心不全、肺血栓塞栓症
- 間質性肺炎
- 胃食道逆流症、ACE阻害薬、誤嚥
- 慢性気管支炎
- 感染後咳嗽、咳喘息、百日咳、肺がん
- 慢性閉塞性肺疾患　など

On 観察ポイント

- 呼吸状態
- 全身状態
- 聴診：呼吸音、背部
- 問診：病歴、喫煙歴

After 基本ケア

- 原因疾患への対策
- 咳嗽や痰喀出の援助
- 環境整備
- 誤嚥性肺炎の予防

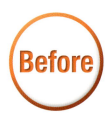

Before 症状が出現。観察・ケアの前に基本知識をチェック！

まず知っておきたい咳(咳嗽)・痰(喀痰)の基本知識

咳(咳嗽)

- 肺は呼吸によって外界の空気を吸入し、酸素を体内に取り込んでいます。そのため、常に劣悪な環境にさらされています。このため、肺には吸入した粒子を除去し、気道を浄化する機序が備わっています。
- 咳は、気道の分泌物や異物を排除し、気道の清浄化を図り、感染を防御するための重要な**防御機構**です。
- 咳を抑制することは分泌物の排除を低下させ、感染の悪化を招く可能性もありますが、咳が過剰になると、**不眠、食欲低下、骨折**などを引き起こし、QOL[*1]の低下をきたします。このような状態のときには、咳止めが必要になります。
- 咳の発生メカニズムは完全にはわかっていませんが、図1に示したように、**迷走神経**が機械的刺激や化学的刺激を受けたときに、迷走神経に含まれる無髄神経であるC線維の受容体が刺激されると、C線維近くの神経線維から神経ペプチドと呼ばれる神経伝達物質、なかでもサブスタンスP(SP[*2])が放出され、迷走神経の有髄神経の咳受容体を刺激し、**延髄の咳中枢**を刺激します。
- 咳は、運動神経により十分な吸気を行った後、声門が閉じ、呼吸筋が強く収縮して肺内圧が上昇すると急に声門が開き、肺内のガスを一瞬で呼出します。

図1 咳のメカニズム

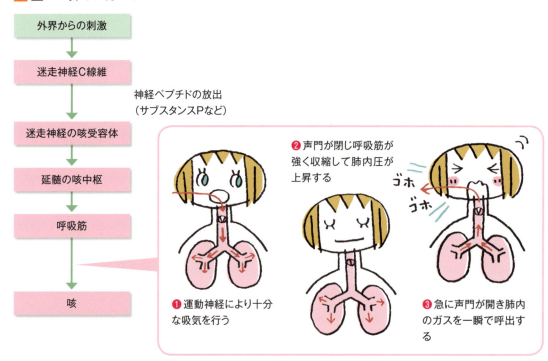

- SPは迷走神経知覚枝の頸部神経節のC線維で合成され、逆行性に気道に運ばれて咳を発生させます。
- SPはアンジオテンシン変換酵素やニュートラルエンドペプチダーゼにより分解されますが、降圧薬として使用されるアンジオテンシン変換酵素阻害薬（ACE阻害薬*3）は、SPを分解させないように働くため、咳の原因となることがあります。
- 咳は、発症後の咳の持続期間から急性咳嗽と遷延性・慢性咳嗽に分類されます（表1）。
- 発症後3週間以内の咳を**急性咳嗽**、3週間以上持続する咳を**遷延性咳嗽**、8週間以上持続する咳を**慢性咳嗽**といいます。

痰（喀痰）

- 前述のとおり、肺には気道を浄化する機序が備わっています。
- 気道粘液は細菌や異物を吸着し、気管支をおおっている線毛上皮細胞の線毛運動によって細菌や異物を口側（気管、咽頭）に向かって押し上げます。
- 咽頭に達した粘液は、自然に嚥下されるか、痰として吐き出されます。このようにして気道の浄化が行われます。
- 痰は、炎症、がん、誤嚥などによって気道に余分に貯留した分泌物であり、咳によって喀出したものを**喀痰**といいます。
- 痰の増加の要因は、組織の**炎症**、気道の腺組織の肥大あるいは増生による**分泌の亢進**、外からの異物・病原体による**感染**などです。
- 痰には**膿性痰**と**非膿性痰**があります。膿性痰は黄色または緑色の痰で、非膿性痰は白色の痰です。膿性痰は炎症の指標であり、感染で増加します。
- **嫌気性菌感染**では、卵や魚が腐ったようなにおいがします。

表1 咳の原因疾患

急性咳嗽	感染症	細菌性肺炎、普通感冒、急性気管支炎、胸膜炎、肺結核、マイコプラズマ感染、クラミジア感染、百日咳、インフルエンザウイルス感染
	悪性腫瘍	肺がん
	心血管系疾患	うっ血性心不全、肺血栓塞栓症
	アレルギー・膠原病	種々の間質性肺炎
	外因性刺激物の吸入	急性気管支炎
	その他	胃食道逆流症、ACE阻害薬、誤嚥
	遷延性・慢性咳嗽の初期	気管支喘息、副鼻腔炎、胃食道逆流症
遷延性・慢性咳嗽	感染症	感染後咳嗽、副鼻腔気管支症候群、百日咳、慢性気管支炎、後鼻漏症候群、気管・気管支結核
	悪性腫瘍	気管・気管支腫瘍、肺がん
	外因性刺激物の吸入（喫煙、大気汚染物質など）	慢性閉塞性肺疾患（慢性気管支炎・肺気腫）
	アレルギー・膠原病	咳喘息、種々の間質性肺炎
	その他	胃食道逆流症、心因性・習慣性咳嗽、ACE阻害薬などの薬剤性

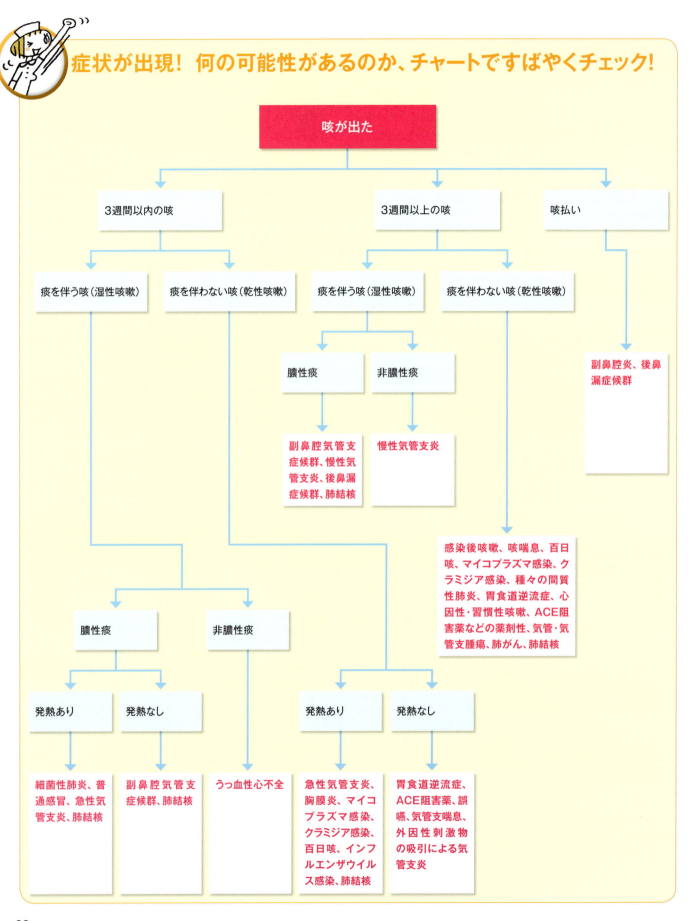

On まず何を見る？ 問診・検査・観察のポイント

問診

- p.28のチャートを参考に、**表2**の事項について問診を行います。
- 咳の**出現する時間**が深夜もしくは明け方の場合は、気管支喘息が疑われます。
- **喫煙**は慢性閉塞性肺疾患（慢性気管支炎や肺気腫）、悪性腫瘍（肺がん、喉頭がん、咽頭がん）のリスクを高めるため、1日の喫煙本数、年数、受動喫煙の有無など喫煙歴についても聴取します。

表2 問診事項

発症時期	● 急性咳嗽（3週間以内）か、遷延性・慢性咳嗽（3週間以上）か ● 1日のうちで何時ごろが多いか（夜間睡眠時に多い場合は、喘息の可能性が高い）
症状	● 咽頭痛、発熱、鼻汁などの感冒症状はないか ● 痰を伴う咳（湿性咳嗽）か、伴わない咳（乾性咳嗽）か ● 痰の性状は、膿性痰か非膿性痰か（膿性痰の場合、感染症を強く疑う）。ピンクの泡沫状ではないか（ピンクの泡沫状痰は、うっ血性心不全で認める） ● 喉にたまった痰を出すような咳か（咳払い） ● 呼吸困難感はないか ● 胸焼けなど胃食道逆流症、逆流性食道炎などの症状はないか ● 食事のときに咳き込むことがあるか、食後に痰が増えていないか（食後の咳、痰の増加は誤嚥を疑わせる）
既往歴	● 気管支喘息、アレルギー性鼻炎、慢性副鼻腔炎、慢性呼吸器疾患、慢性循環器疾患
薬剤	● ACE阻害薬の服用の有無（副作用として咳や薬剤性間質性肺炎がある）
喫煙歴	● 1日の喫煙本数 ● 喫煙年数 ● 受動喫煙の有無

診察所見

- 咳・痰の原因が、肺炎などの感染症、うっ血性心不全、肺血栓塞栓症など酸素化障害を伴う疾患かどうかを、**表3**を参考にアセスメントします。
- **聴診**による**連続性ラ音**の聴取は気管支喘息、慢性閉塞性肺疾患、心不全を疑う所見です。
- **呼吸状態の観察**（呼吸数、呼吸の深さ、脈拍数、呼吸音、SpO_2 [*4]）および**全身状態の観察**（意識レベル、発熱、全身倦怠感、体重減少、胸痛、胸焼け）を行います（**表3**）。
- 呼吸音、ラ音の聴診については、**表4**、**図2**を参考に行います。
- **背部の聴診**は、誤嚥性肺炎、間質性肺炎の鑑別に重要です。

表3 診察と観察のポイント

診察項目	観察のポイント
呼吸数、脈拍数、SpO_2	呼吸数の増加、脈拍数の増加、SpO_2の低下は、酸素化障害を疑う所見である
呼吸の深さ	浅い呼吸は、肺気腫、胸水による換気量の減少、腹部腫瘍や腹水による横隔膜の圧迫で認める
意識レベル	意識レベルの低下の原因として脳血管障害、睡眠薬などの影響が考えられ、誤嚥のリスクの増大を疑う
発熱	発熱は感染症を疑う
全身倦怠感、体重減少	肺気腫などの慢性消耗性疾患や肺がんなどで認められることがある
胸痛	咳による肋骨骨折や呼吸筋障害の存在
胸焼け	逆流性食道炎の存在

図2　呼吸音の聴診部位

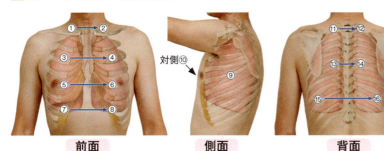

前面　　側面　　背面

- 前面、背面、右側面、左側面を必ず聴診する

表4　呼吸音の聴診

聴診の部位	
●左右前胸部・背部の、上中下・左右側胸部および頸部 ●痰は背部に貯留するため、寝たきりの患者は背部の聴診を行う	
聴診の方法	
●吸気および呼気で行う ●安静換気および強制呼出にて行う ●強制呼出では気道の閉塞が強くなり、気管支喘息では小さな副雑音を聴取できる	
聴診のポイント	
正常呼吸音について	
●音の大きさはどうか ●質的変化はないか ●左右差はどうか	左右の肺で大きさに違いがあれば、気胸や無気肺の早期発見につながる
呼吸音の種類と聴取部位	
●肺胞呼吸音	大部分の胸壁上で聴取
●気管支呼吸音	胸骨上部の狭い範囲で聴取
●気管支肺胞呼吸音	胸骨周囲、肺尖部、肩甲間部で聴取
●気管呼吸音	頸部気管上で聴取
呼吸副雑音（ラ音）について	
●聴取される部位 ●呼気時または吸気時か ●連続性か断続性か ●音の大きさ、高さ	誤嚥による肺炎では背側で粗い断続音が聴取される

おもな副雑音の種類

●連続性ラ音	低音性連続音 rhonchus（ロンクス）	●連続音はヒューヒュー、グーグーする音 ●おもに気管支喘息、慢性閉塞性肺疾患、心不全などで聴取される
	高音性連続音 wheeze（ウィーズ）	
●断続性ラ音	粗い断続音 coarse crackle （コースクラックル）	●ゴロゴロする音 ●肺炎や気管支拡張症で聴取される
	細かい断続音 fine crackle （ファインクラックル）	●ベリベリ、パチパチする音 ●肺線維症などで聴取される

検査

- 表5におもな検査とアセスメントのポイントを示します。
- 胸部X線・CTにて特徴的な所見を認めた場合は診断が容易ですが、異常を認めない場合は診断が困難な場合が多く、問診や診察所見を含めて総合的に判断します。

表5 検査と観察のポイント

検査	アセスメントのポイント
画像検査 (胸部X線、CT)	● 浸潤影が認められれば肺炎が考えられる ● X線で異常を認めない場合もある感染症として、感冒、急性気管支炎、マイコプラズマ感染、クラミジア感染、百日咳、インフルエンザウイルス感染、RS[*5]ウイルス感染、慢性気道感染、急性副鼻腔炎がある ● 肺炎様の所見を示す疾患として、うっ血性心不全による肺水腫、薬剤性肺炎、肺がんなどがある ● 異常を認めない場合は、感染後咳嗽、気管支炎、気管支喘息、胃食道逆流症、心因性・習慣性咳嗽、ACE阻害薬による咳を疑う
喀痰塗末・培養検査	● グラム染色、培養により感染症の診断を行う ● 結核は、抗酸菌塗抹・培養検査、結核菌拡散増幅検査を行う
喀痰細胞診	● がん細胞、好中球、好酸球数を検査する ● 好中球が多い場合は、感染症を示唆する ● 好酸球が多い場合は、気管支喘息などのアレルギー疾患を疑う
抗原検査	● 鼻腔ぬぐい液、咽頭ぬぐい液により、インフルエンザウイルス抗原、肺炎球菌抗原を検出する
肺機能検査	● 1秒量の低下は、慢性閉塞性肺疾患、気管支喘息で認める ● 気管支拡張薬の吸入により、1秒量の改善率が12%以上かつ200mL以上改善すれば可逆性ありと判断し、気管支喘息の可能性が高くなる
気管支鏡検査	● 気管・気管支腫瘍、気管支結核の診断に有用
血液検査	● 白血球数、CRP[*6]の上昇は感染を示唆するが、疾患特異性はない ● マイコプラズマ肺炎などの異型肺炎では、白血球数が増加しない ● 好酸球数の増加やIgE[*7]の増加は、気管支喘息などのアレルギー疾患で認める

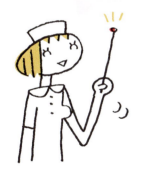

黄色または緑色の膿性痰では感染症を疑います

〈略語一覧〉
*1【QOL】quality of life：生活の質(生命の質)
*2【SP】substance P：サブスタンスP
*3【ACE阻害薬】angiotensin converting enzyme inhibitor：アンジオテンシン変換酵素阻害薬
*4【SpO₂】saturation of percutaneous oxygen：経皮的動脈血酸素飽和度
*5【RS】respiratory syncytial
*6【CRP】C-reactive protein：C反応性タンパク
*7【IgE】immunoglobulin E：免疫グロブリンE
*8【ADL】activities of daily living：日常生活動作

〈文献〉
1. 日本呼吸器学会咳嗽に関するガイドライン第2版作成委員会編：咳嗽に関するガイドライン第2版．日本呼吸器学会，東京，2012．
2. 日本呼吸ケア・リハビリテーション学会呼吸リハビリテーション委員会，日本呼吸器学会ガイドライン施行管理委員会，日本リハビリテーション医学会診療ガイドライン委員会，呼吸リハビリテーションガイドライン策定委員会，日本理学療法士協会呼吸リハビリテーションガイドライン作成委員会編：呼吸リハビリテーションマニュアル—患者教育の考え方と実践—．照林社，東京，2007：86．
3. 小田正枝編者：プチナースBOOKS 症状別 看護過程 アセスメント・看護計画がわかる．照林社，東京，2014：113．
4. 日本呼吸器学会呼吸器感染症に関するガイドライン作成委員会編：成人院内肺炎診療ガイドライン．日本呼吸器学会，東京，2008：4．
5. 日本呼吸ケア・リハビリテーション学会呼吸リハビリテーション委員会，日本呼吸器学会ガイドライン施行管理委員会，日本リハビリテーション医学会診療ガイドライン委員会，呼吸リハビリテーションガイドライン策定委員会，日本理学療法士協会呼吸リハビリテーションガイドライン作成委員会編：呼吸リハビリテーションマニュアル—患者教育の考え方と実践—．照林社，東京，2007．
6. 日本アレルギー学会喘息ガイドライン専門部会監修：喘息予防・管理ガイドライン2015．協和企画，東京，2015．
7. 小川道雄編：一般病棟における緩和ケアマニュアル．へるす出版，東京，2005．
8. 浅野浩一郎，梅村美代志，川村雅文，他：系統看護学講座 専門分野Ⅱ 成人看護学[2] 呼吸器 第14版．医学書院，東京，2015．

After 診断後の基本ケアと主要な疾患(状態)別 治療・ケアのポイント

まず知っておきたい咳嗽・喀痰の基本ケア

- 患者さんのなかには、咳が出るから困る、咳が原因で病気になると考え、鎮咳薬を希望される方がいます。
- まず、咳をしていることは生体の防御機構が働いている状態であり、生体にとって都合がよいことを説明します。
- そのうえで、**睡眠や日常の生活に影響がある場合は、鎮咳薬**を投与します。
- 咳の治療は鎮咳薬を投与することではなく、**咳の原因となっている疾患を診断し、治療する**ことです。

原因への対策

- 咳反射が適切かどうかを判断し、原因疾患を推定し、対策を考えることが必要です[1](**表6**)。
- 咳反射が亢進している場合は、鎮咳薬の処方を行います。
- 鎮咳薬投与中は**便秘**などの副作用に注意します。
- ACE阻害薬が原因と考えられる場合は、中止または他の降圧薬へ変更します。

効果的な咳嗽や痰喀出の援助

- 効果的な咳嗽および痰の喀出により気道浄化が図れ、適切な呼吸が行えるようにします。
- 痰を出すために**効果的な咳の方法**を指導します(**図3**)[2]。
- **体位ドレナージ法**は、痰の貯留しやすい部位を高く保ち、重力によって痰を気管まで誘導し、喀出しやすくする方法です。

表6 咳反射の状態による原因

	原因	対策
咳嗽反応亢進	乾性咳嗽を呈する呼吸器疾患	原因疾患の治療
	ACE阻害薬内服	薬剤の中止
適正な咳嗽反応	湿性咳嗽を呈する呼吸器疾患	原因疾患の治療
	刺激物の吸入	原因からの回避
	心因性咳嗽	心理療法
	咳払い	原因疾患の治療
咳嗽反応低下	脳血管障害	不顕性誤嚥を起こし、肺炎に至るため咳嗽を促進させる薬剤
	ADL[*8]低下	
	抗精神薬投与	
	睡眠	
	ビタミンB_{12}、葉酸不足	
	麻酔薬	
	昏睡	
	意識障害	

日本呼吸器学会咳嗽に関するガイドライン第2版作成委員会編:咳嗽に関するガイドライン第2版. 日本呼吸器学会, 東京, 2012:6. より引用

図3 ハッフィング

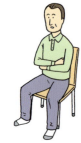

❶ 最初は軽く吸気運動を行う。両足を肩の幅くらいに開き、しっかり床に固定する。

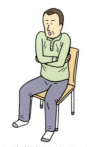

❷ 次に胸郭を両手でつかみ、深吸気の後に胸郭を絞りながら、声門と口を開け、「ハー」と息を吐く(ハッフィング)。

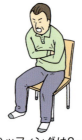

❸ ハッフィングは2〜3回行い、徐々に最大吸気位まで深い呼吸にする。

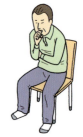

❹ 痰がのど元まで上がり、絡んだ感じがしたら、利き手を口元に置き、咳をして痰を出す。最初は軽く痰を絡ませ、次にやや強い咳に変え、2回に分けて痰を出す。

日本呼吸ケア・リハビリテーション学会呼吸リハビリテーション委員会 他編:呼吸リハビリテーションマニュアル—患者教育の考え方と実践—. 照林社, 2007:86. より引用

表7 嚥下障害の検査

VF（videofluoroscopic examination of swallowing：嚥下造影）
- バリウムを嚥下させて、そのときの舌、咽頭、食道などの動きをX線透視にて観察する。一般には硫酸バリウム懸濁液を各種の濃度に調整し、模擬食品に添加して使用する。嚥下機能の診断、安全に飲み込める食事形態（ゼリー類、粥など）の決定、安全に飲み込める姿勢の決定、誤嚥を防ぐための嚥下方法の確認、不顕性誤嚥の発見、リハビリテーション手技の適応決定が可能になる

VE（videoendscopic examination of swallowing：嚥下内視鏡）
- 内視鏡によって観察する。器質的な変化や声門の動き、梨状窩・喉頭蓋谷などの貯留物の有無などが確認できる。X線装置を必要とせず、被曝がない。ベッドサイドでも施行できる。摂食物の嚥下状況を直視下に観察できるが、嚥下の瞬間は観察できない

CT、MRI
- 咽頭、喉頭、食道の周囲の病変をみることができる。機能的病変の存在の確認をすることができる

反復唾液嚥下テスト（RSST：repetitive saliva swallowing test）
- 示指で舌骨を、中指で甲状軟骨を触知した状態で空嚥下を30秒間に何回できるかを観察する。中指が甲状軟骨を十分に乗り越えた場合のみ1回とする。陽性：3回/30秒以下

水飲みテスト
- 常温の水30mLを注いだ薬杯を椅子で座位の患者の健手に手渡し、"この水をいつものように飲んでください"と言う。水を飲み終わるまでの時間、プロフィール、エピソードを測定・観察する

【プロフィール】
① 1回でむせることなく飲むことができる
② 2回以上に分けるが、むせることなく飲むことができる
③ 1回で飲むことができるが、むせることがある
④ 2回以上に分けて飲むにもかかわらず、むせることがある
⑤ むせることがしばしばで、全量飲むことが困難である

改訂水飲みテスト
- 冷水3mLを口腔底に注ぎ嚥下をする。嚥下後、反復嚥下を2回する。評価基準が4点以上なら最大2回繰り返し、最も悪い場合を評点とする

【評価基準】
① 嚥下なし、むせand/or呼吸切迫
② 嚥下あり、呼吸切迫（silent aspiration）
③ 嚥下あり、呼吸良好、むせるand/or湿性嗄声
④ 嚥下あり、呼吸良好、むせない
⑤ ④に加え、反復嚥下が30秒以内に2回可能

※多量の水分嚥下は重症例に用いることができないため、考案された

- 痰の喀出が困難な場合は、**去痰薬**が投与されます。
- 咳嗽および痰喀出困難による体力の消耗や身体的精神的苦痛を緩和します。

環境整備など

- 室内の環境整備を行います。
- 咳反射が亢進している患者さんは、**温度**、**湿度**、**ホコリ**、**タバコの煙**などの刺激で咳を誘発します。特に**加湿**は重要です。

- **禁煙**、または**受動喫煙を防止**します。ニコチン依存の治療は動機づけが重要です。喫煙の害について患者さんに説明することが必要です。

誤嚥性肺炎の予防

- 咳反射が低下していると、誤嚥性肺炎のリスクが高くなります。表7に示したように嚥下障害のスクリーニングを行い、誤嚥性肺炎のリスクを判断します[3]。

主要な疾患（状態）別　治療・ケアのポイント

誤嚥性肺炎

- 誤嚥性肺炎の原因には、明らかな誤嚥（**顕性誤嚥**）と、夜間気づかないうちに口腔内の分泌物を誤嚥（**不顕性誤嚥**）する場合とがあります。
- 貯留した痰を栄養にして細菌が増殖し、肺に炎症を起こします。炎症により肺胞に滲出物が充満し、肺炎像（浸潤影）を形成します。
- 誤嚥性肺炎の原因となる細菌には、肺炎球菌、インフルエンザ菌、黄色ブドウ球菌、嫌気性菌などがありますが、培養し結果が出るまでには数日かかります。
- 初期治療は、**重症度**（図4）に応じて抗菌薬を選択します[4]。
- 咳は湿性咳嗽が多いため、鎮咳薬は使用せず去痰薬を使用しますが、咳が強く胸痛が強い場合には鎮咳薬を使用します。
- 鎮咳薬使用時には**便秘**、**消化器症状**に注意が必要です。
- 表8に咳嗽・喀痰に使用する代表的な薬剤を示します。
- 去痰薬は粘液溶解薬、粘液修復薬、粘膜潤滑薬、分泌細胞正常化薬に分類されますが、疾患に応じて適応を判断するの

は困難です。
- 重症化することが多く、**誤嚥のリスク**をアセスメントし**予防**することが大切です（**表9**）。

咳喘息・気管支喘息

- 咳喘息は気管支喘息の一型で、乾性咳嗽をおもな症状とし、気管支喘息のような喘鳴を伴わないことが特徴です。咳嗽は、就寝時や深夜から明け方に多く出現し、冷気、暖気、受動喫煙、運動、精神的緊張などが誘因となることがあります。
- 鎮咳には$β_2$刺激薬、吸入ないし経口ステロイド、ロイコトリエン拮抗薬が奏効します。
- 気管支喘息については、p.43を参照ください。

表8 咳嗽・喀痰に使用する代表的な薬剤

種類		一般名	使用される疾患
中枢性鎮咳薬	麻薬性	コデインリン酸塩水和物	疾患に関係なく使用
	非麻薬性	デキストロメトルファン臭化水素酸塩水和物	疾患に関係なく使用
		チペピジンヒベンズ酸塩	
		クロペラスチン塩酸塩／フェンジゾ酸塩	
去痰薬	粘液溶解薬	アセチルシステイン、ブロムヘキシン塩酸塩	湿性咳嗽に使用
	粘液修復薬	カルボシステイン	
	粘膜潤滑薬	アンブロキソール塩酸塩	
	分泌細胞正常化薬	フドステイン	
気管支拡張薬	$β_2$刺激薬	プロカテロール塩酸塩水和物、ホルモテロールフマル酸塩水和物、ツロブテロール	気管支喘息、咳喘息
	抗コリン薬	チオトロピウム臭化物水和物、オキシトロピウム臭化物	慢性閉塞性肺疾患
ステロイド	吸入ステロイド	フルチカゾンプロピオン酸エステル、ブデソニド	気管支喘息
抗アレルギー薬	抗ロイコトリエン薬	プランルカスト水和物、モンテルカストナトリウム	気管支喘息、咳喘息
	ヒスタミンH_1受容体拮抗薬	ケトチフェンフマル酸塩、アゼラスチン塩酸塩、オキサトミド	アレルギー性鼻炎
酸分泌抑制薬	H_2受容体拮抗薬	ファモチジン、シメチジン	胃食道逆流症による咳
	プロトンポンプ阻害薬	オメプラゾール、ランソプラゾール	

図4 院内肺炎の重症度分類

1. 生命予後予測因子
1. 悪性腫瘍または免疫不全状態
2. $SpO_2>90\%$を維持するためにFiO_2（吸入酸素濃度）$>35\%$を要する
3. 意識レベルの低下
4. 男性70歳以上、女性75歳以上
5. 乏尿または脱水

↓ 該当項目が2項目以下

2. 肺炎重症度規定因子
1. $CRP≧20mg/dL$
2. 胸部X線写真陰影の拡がりが一側肺の2/3以上

↓該当なし　↓該当あり　　3項目以上が該当

軽症群（A群）　中等症群（B群）　重症群（C群）

日本呼吸器学会呼吸器感染症に関するガイドライン作成委員会編：成人院内肺炎診療ガイドライン．日本呼吸器学会，東京，2008：4．より一部改変して転載

表9 誤嚥性肺炎の予防策

胃・食道逆流対策	頭位挙上、消化管運動の改善
口腔ケア、歯科治療	口腔内細菌叢の改善
咳嗽反射の改善	ACE阻害薬などの咳誘発薬剤の投与
意識レベルの改善	睡眠薬や鎮静薬など意識や咳反射を低下させる薬物の減量
脱水や栄養状態の改善	経鼻経管栄養（長期になる場合は胃瘻造設）
リハビリテーション	嚥下訓練、呼吸筋の訓練

症状④

息が苦しい

呼吸困難

山口哲朗

- 呼吸困難とは、患者が訴える呼吸に伴う不快で楽でない感覚である。疼痛と同様の対応が求められる。
- 特に、急に発症する急性呼吸困難は症状が重篤な場合が多く、注意が必要である。

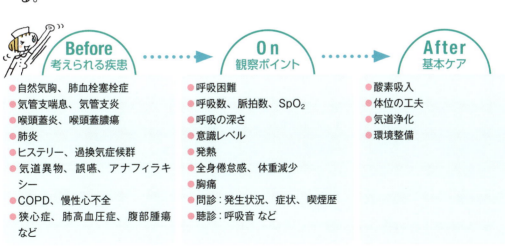

Before 考えられる疾患
- 自然気胸、肺血栓塞栓症
- 気管支喘息、気管支炎
- 喉頭蓋炎、喉頭蓋膿瘍
- 肺炎
- ヒステリー、過換気症候群
- 気道異物、誤嚥、アナフィラキシー
- COPD、慢性心不全
- 狭心症、肺高血圧症、腹部腫瘍 など

On 観察ポイント
- 呼吸困難
- 呼吸数、脈拍数、SpO_2
- 呼吸の深さ
- 意識レベル
- 発熱
- 全身倦怠感、体重減少
- 胸痛
- 問診：発生状況、症状、喫煙歴
- 聴診：呼吸音 など

After 基本ケア
- 酸素吸入
- 体位の工夫
- 気道浄化
- 環境整備

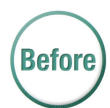症状が出現。観察・ケアの前に基本知識をチェック！

まず知っておきたい呼吸困難の基本知識

- 息が苦しい（**呼吸困難**）とは、患者さんが訴える、呼吸に伴う不快で楽でない感覚です。疼痛と同様に対応する必要があります。
- 呼吸困難は急に発症する場合（**急性呼吸困難**）と、慢性的に起こる場合（**慢性呼吸困難**）があります（**表1**）。**急性呼吸困難は症状が重篤**な場合が多く注意が必要です。
- 呼吸困難の誘因となるおもな経路、発生メカニズムを**図1**に示します。動脈血酸素分圧（PaO_2 [*1]）の低下および動脈血二酸化炭素分圧（$PaCO_2$ [*2]）の上昇、pH [*3]の低下に伴って延髄の中枢化学受容体や頸動脈小体・大動脈小体の末梢化学受容体が刺激されます。また、気道・肺の受容体や肋間筋・横隔膜からの刺激が脳幹の**呼吸中枢**に伝わります。それらの刺激に対し、呼吸中枢では呼吸運動出力を増大させる命令を出しますが、その要求が満たされないときに呼吸困難を感じます。
- 呼吸困難を自覚するのは呼吸器疾患、心疾患が大部分であり、おもな疾患には気管支喘息、うっ血性心不全、急性心筋梗塞（心不全により肺水腫を合併した場合）、慢性閉塞性肺疾患（COPD [*4]）、肺炎などがあります。
- 呼吸困難はさまざまなストレス下にある健常な人にも起こり、酸素化障害だけでなく、さまざまな原因が考えられます。
- **呼吸不全**は、室内空気呼吸時の**動脈血酸素分圧（PaO_2）60Torr以下**の**低酸素血症**を伴う状態であり、呼吸困難とは異なります。

表1　呼吸困難のおもな原因疾患

急性呼吸困難	呼吸器系	気道疾患	●気道異物　●喉頭蓋炎　●喉頭蓋膿瘍　●気管支喘息　●アナフィラキシー　●COPDの増悪
		感染症	●肺炎　●気管支炎　●細気管支炎
		間質性肺疾患	●急性間質性肺炎
		胸膜の疾患	●自然気胸
	循環器系		●急性心筋梗塞　●急性心不全　●肺血栓塞栓症
	その他		●急性出血
	心因性		●ヒステリー　●過換気症候群　●パニック障害
慢性呼吸困難	呼吸器系	気道疾患	●COPD　●気管支拡張症　●腫瘍による気道の閉塞
		間質性肺疾患	●特発性間質性肺炎　●薬剤性間質性肺炎　●放射線肺炎
		肺腫瘍	●肺がん
		胸膜の疾患	●膿胸　●胸水
	循環器系		●狭心症　●慢性心不全　●肺高血圧症
	その他		●腹部腫瘍

図1 呼吸のしくみと呼吸困難の発生メカニズム

呼吸のしくみ

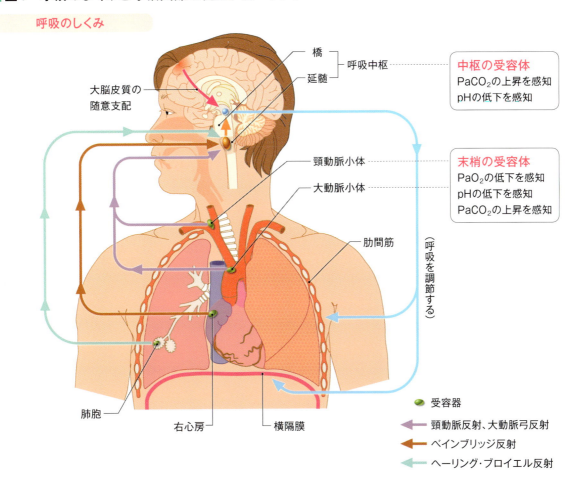

呼吸困難の発生メカニズム

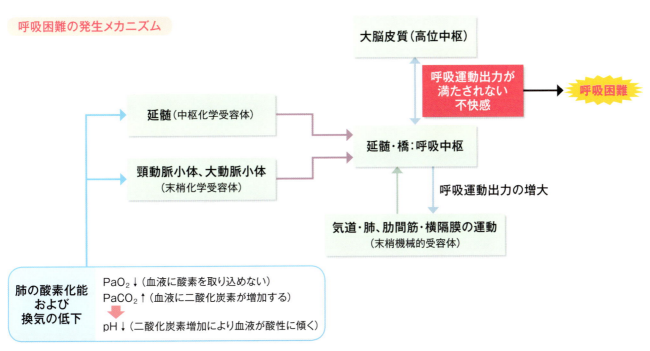

症状が出現！何の可能性があるのか、チャートですばやくチェック！

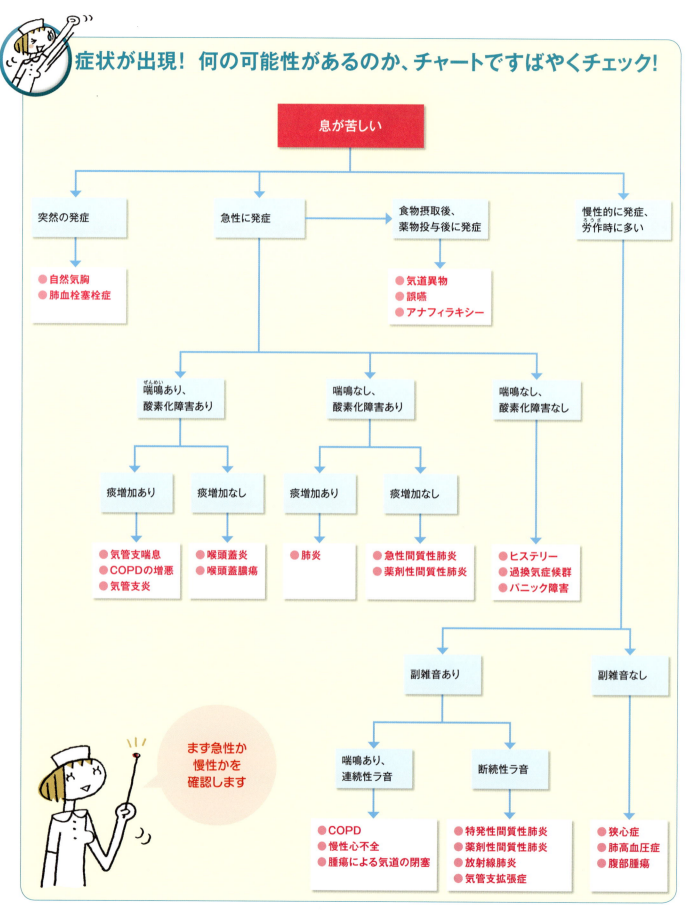

On まず何を見る？ 問診・検査・観察のポイント

呼吸困難

問診

- 発症状況により、重症かどうかの判断がある程度可能になります。表2の事項について患者さんに確認します。
- 呼吸困難は、患者さんの主観的な症状のため定量化することは困難ですが、VAS[*5]（p.53「胸が痛い」図3参照）、NRS[*6]（p.53「胸が痛い」図3参照）、mBS[*7]（図2）などを使用して評価します。
- **胸痛を伴う**場合は、急性心筋梗塞、肺血栓塞栓症など**重篤な疾患**の可能性があります。
- 発症する時間帯が**夜間睡眠時**に多い場合は**気管支喘息**の可能性が高くなります。気管支喘息は、繰り返し起こる発作（咳嗽_{がいそう}、喘鳴を伴う呼吸困難）で特徴づけられる閉塞性呼吸器疾患です。診断は表3の項目をめやすに行います。

表2 問診事項

発症状況	● 突発性、または繰り返して発作性に出現しているか ● 発作は増悪しているか ● 慢性的にあり、労作時などに出現しているか ● 発症・増悪に誘因があるか（体動、時間、食事、排便など） ● 発症する時間帯（夜間睡眠時に多い場合は喘息の可能性が高い）	既往歴	● 気管支喘息、COPD、狭心症、心筋梗塞、慢性呼吸器疾患、慢性循環器疾患などの既往の有無
		薬剤	● 薬剤性間質性肺炎の原因となる薬剤投与の有無
症状	● 胸痛を伴っているか ● **呼吸器症状**：咳嗽、痰、労作時呼吸困難、喘鳴 ● **全身症状**：腹痛、発熱など ● 持続時間、および現在進行形の発症か	喫煙歴	● 喫煙歴の有無 ※虚血性心疾患、COPD（慢性気管支炎や肺気腫）や悪性腫瘍（肺がん、喉頭がん、咽頭がん）などのリスクが上昇する

図2 呼吸困難の主観的な量的評価尺度

mBS（修正ボルグスケール）

- 10.0 非常に強い
- 9.0
- 8.0
- 7.0 かなり強い
- 6.0
- 5.0 強い
- 4.0 やや強い
- 3.0
- 2.0 弱い
- 1.0 かなり弱い
- 0.5 非常に弱い
- 0 なにも感じない

表3 成人喘息での診断のめやす

1	発作性の呼吸困難、喘鳴、胸苦しさ、咳（夜間、早朝に出現しやすい）の反復
2	可逆性の気流制限
3	気道過敏性の亢進
4	アトピー素因の存在
5	気道炎症の存在
6	他疾患の除外

上記の1、2、3、6が重要である。4、5の存在は症状とともに喘息の診断を支持する。5は通常、好酸球性である。

日本アレルギー学会喘息ガイドライン専門部会監修：喘息予防・管理ガイドライン2015．協和企画，東京，2015：3．より引用

息が苦しい（呼吸困難）

バイタルサインなど

- 呼吸困難の原因が呼吸器疾患・心疾患などの酸素化障害を伴う疾患か鑑別するため、まず**酸素化障害の有無**についてアセスメントが必要です。
- 意識状態、発熱、呼吸状態（呼吸数、様式、リズム、呼吸体位）、経皮的動脈血酸素飽和度（SpO_2 [8]）、循環動態（脈拍、心拍、血圧）を把握します（表4）。
- 酸素化障害の診断には動脈血ガス測定が必須ですが、**パルスオキシメーター**による経皮的動脈血酸素飽和度（SpO_2）の測定は、簡単に酸素化をアセスメントするツールです。図3にSaO_2 [9]とPaO_2の関係を示します。PaO_2の値はSpO_2の値から予測可能です。
- 図4にパルスオキシメーターを用いた酸素化障害のアセスメントを示します。SpO_2が90％未満では呼吸不全が疑われますが、90％以上ある場合でも、呼吸筋や心筋の仕事量が増大されることにより酸素化障害を代償している場合があります。
- 血液中の酸素（O_2 [10]）は、ほとんどがヘモグロビン（Hb [11]）に結合して運搬されます。したがってSpO_2が正常でも、**貧血**があれば酸素含量（血液中に溶けている酸素と、Hbに結合している酸素の総量）は低下します。
- 呼吸音、ラ音の聴診についてはp.30「咳・痰が出る」表4を参考にして行います。
- **連続性ラ音**の聴取は気管支喘息、COPD、心不全を疑う所見です。
- **呼吸音の減弱**はCOPDで認めます。片肺のみの呼吸音の減弱は気胸の可能性があります。
- 気管支喘息では聴診にて連続性ラ音が聴取されますが、重症では気道の閉塞が強くなり、ラ音が小さくなることがあるので注意が必要です。

表4　観察のポイント

観察項目	ポイント
呼吸数、脈拍数、SpO_2	呼吸数の増加、脈拍数の増加、SpO_2の低下は**酸素化障害**を疑う所見である
呼吸の深さ	浅い呼吸は肺気腫・胸水による換気量の減少、腹部腫瘍および腹水による横隔膜の圧迫で認める
意識レベル	低酸素血症により意識障害をきたす

観察項目	ポイント
発熱	発熱は感染症を疑う
全身倦怠感、体重減少	肺気腫などの慢性消耗性疾患や肺がんなどで認められることがある
胸痛	心筋梗塞、気胸、解離性大動脈瘤、肋骨骨折や呼吸筋障害で認められる

図3　ヘモグロビン酸素解離曲線

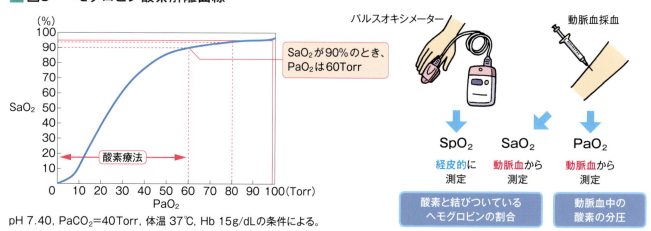

pH 7.40、$PaCO_2$＝40Torr、体温37℃、Hb 15g/dLの条件による。

図4 パルスオキシメーターを用いた酸素化障害のアセスメント

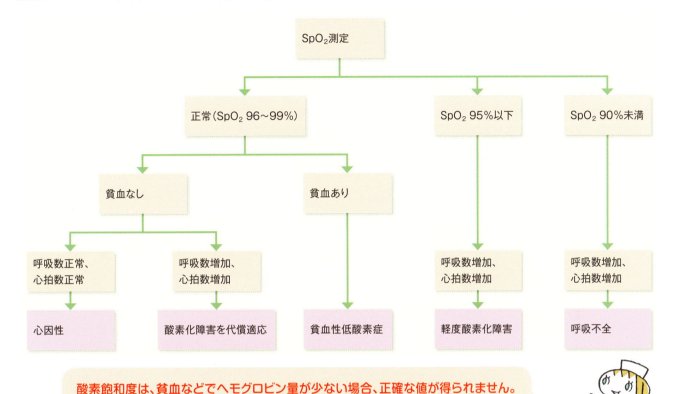

酸素飽和度は、貧血などでヘモグロビン量が少ない場合、正確な値が得られません。また、SpO_2では末梢血流量が少ない場合も同様ですので、留意しましょう

検査（表5）

- 動脈血ガス分析で酸素化障害の有無についてアセスメントをします。
- 換気障害があり$PaCO_2$が上昇する場合はPaO_2が低下します。**肺胞−動脈血酸素分圧較差**（A-aDO_2[*12]）を計算し、20Torr以上ある場合は酸素化障害と判断します。
- 胸部X線、CT[*13]にて特徴的な所見を認めた場合には原因疾患の診断は容易ですが、異常を認めない場合には診断が困難な場合が多く、問診、診察所見を含めて総合的に判断します。

表5 検査と観察のポイント

動脈血ガス分析	● PaO_2：60Torr以下は呼吸不全と診断する（健常人：PaO_2 80Torr以上） ● A-aDO_2：10Torr以下は正常、10〜20Torrは境界域、20Torr以上は異常値 **A-aDO_2の計算式：** A-aDO_2＝150−1.2×$PaCO_2$−PaO_2	肺機能検査	● 1秒量の低下はCOPD、気管支喘息で認められる ● 気管支拡張薬の吸入により、1秒量（FEV,[*14]）の改善率が12％以上かつ200mL以上改善すれば可逆性ありと判断し、気管支喘息である可能性が高くなる
		気管支鏡検査	● 気管および気管支の腫瘍、気管支結核の診断に有用である
画像検査（胸部X線、CT）	● 心拡大、蝶形陰影、胸水は心不全を疑う ● 肺の虚脱があれば気胸と診断される ● 気道内に異物、閉塞がないか確認する	血液検査	● 白血球数、CRP[*15]の上昇は感染を示唆するが疾患特異性はない ● トロポニンテスト陽性、CK-MB[*16]の上昇は心筋梗塞を疑う。トロポニンテストは腎機能障害時に陽性になることがあり注意が必要である ● Dダイマーの上昇は肺血栓塞栓症を疑う
造影CT	● 造影されない肺動脈は、血栓が疑われる		
心電図	● ST上昇があれば心筋梗塞を疑う		

After 診断後の基本ケアと主要な疾患(状態)別 治療・ケアのポイント

まず知っておきたい呼吸困難の基本ケア

- 急性呼吸困難を訴える患者さんは、その原因によっては生命を脅かす場合もあるため、適切なアセスメントを行い、早急に対処する必要があります。
- まず原因に応じた治療を行います。そして、息が苦しいことに対する不安を緩和するよう、ケアを行う必要があります。

酸素吸入

- 酸素化障害を認める場合は、酸素吸入を医師の指示どおり適切に行います。**酸素吸入はSpO_2が90％、PaO_2が60Torr以上を目標**にします。

- 酸素吸入は鼻カニューラ、簡易酸素マスク、リザーバー付き酸素マスクを使用し、指示された酸素流量で行います。それぞれの酸素流量での吸入気酸素濃度は**表6**のとおりです。SpO_2の目標が設定されている場合（例えば「SpO_2を95〜98％の範囲で酸素を増減」など）はその範囲で流量を調整します。

安楽な体位の工夫

- **ファーラー位、起座位、患部を下にした側臥位**など、患者さんが呼吸困難を軽減できる体位にします（**図5**）。
- 呼吸筋の運動を妨げないように衣服をゆるめます。

■表6 酸素流量と酸素吸入濃度のめやす

酸素吸入器具	酸素流量(L/分)	吸入気酸素濃度のめやす(%)
鼻カニューラ	1	24
	2	28
	3	32
	4	36
	5	40
	6	44
簡易酸素マスク	5〜6	40
	6〜7	50
	7〜8	60
リザーバー付き酸素マスク	6	60
	7	70
	8	80
	9	90
	10	90〜

■図5 呼吸困難を軽減する体位の工夫と環境整備

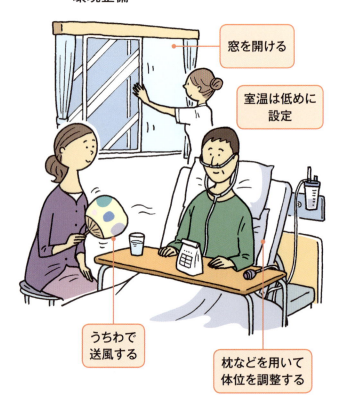

- 窓を開ける
- 室温は低めに設定
- うちわで送風する
- 枕などを用いて体位を調整する

図6 スクイージング

前胸部のスクイージング

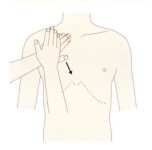
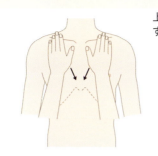

- 上葉は下方に押すように圧迫する
- 中葉は中心に向かい絞るように圧迫する
- 下葉は押し下げるように圧迫する

側胸部のスクイージング

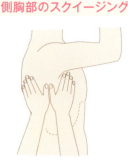

● 排痰体位をとり、気道分泌物の貯留する胸郭に手を置いて、呼気時に圧迫し吸気時に圧迫を解放する

森田敏子：咳嗽・喀痰喀出困難．小田正枝編著，プチナースBOOKS 症状別 看護過程 アセスメント・看護計画がわかる，照林社，東京，2014：29．より引用

気道浄化

- 口腔内に異物、痰が認められる場合は取り除きます。
- 痰が多い患者さんには、効果的な咳嗽および痰の喀出により気道浄化を図り、適切な呼吸が行えるようにします。
- 急性の呼吸困難時には体位ドレナージは困難なため、患者さんの症状に合わせて**スクイージング**や**タッピング**を行い排痰を介助します（図6）。

環境整備

- 室内の環境整備を行います。咳反射が亢進している患者さんでは、温度、湿度、ホコリ、タバコの煙などが刺激となって咳嗽を誘発するため、可能なかぎり改善します。特に**加湿**は重要です。
- **室温を低めに設定**し、扇風機やうちわなどで**顔に送風する**ことにより呼吸困難を軽減できる可能性があります（図5）。

主要な疾患（状態）別　治療・ケアのポイント

気管支喘息

- 気管支喘息は慢性の炎症、可逆性でさまざまな程度の気道狭窄と気道過敏性の亢進、そして、臨床的には繰り返し起こる咳嗽、喘鳴、呼吸困難で特徴づけられる閉塞性呼吸器疾患です。発作時は喘鳴を伴う呼吸困難を訴えます。

治療

- 気管支喘息の発作時には、気管支拡張薬である短時間作用型β_2刺激薬の吸入、抗炎症薬であるステロイド薬の全身投与、テオフィリン薬の内服、点滴を行います。重症ではアドレナリン皮下投与も行います。図7に発作時の対応について示します。

喘息発作時のケアのポイント

- 咳嗽や呼吸困難が強いときは**起座位**をとらせるように介助します。
- 呼吸困難が強いときは、衣服をゆるめ呼吸が楽にできるようにします。また、**口すぼめ呼吸**（図8）をさせ、ゆっくり呼気をするように促します。
- 痰の喀出が困難な場合は、患者さんの呼気に合わせて胸郭を圧迫する**スクイージング**を行います。**タッピングは気道のれん縮を引き起こす可能性があるため禁忌**です。
- 気管支拡張薬吸入時には低酸素となることがあるため、意識状態やSpO_2のモニターを行い、酸素濃度が低下する場合には酸素吸入を行います。
- 聴診にて持続性ラ音が聴取されますが、重症では気道の閉塞が強くなり、ラ音が小さくなることがあるので注意が必要です。

慢性閉塞性肺疾患（COPD）

- タバコ煙を主とする有害物質を長期に吸入曝露することで生じた肺の炎症性疾患です。気流閉塞は末梢気道病変と気腫性病変がさまざまな割合で複合的に作用することにより起こり、通常は進行性です。
- 呼吸機能検査では、気管支拡張薬吸入後の1秒率が70%以下となることで診断されます。

図7 喘息発作に対する対応

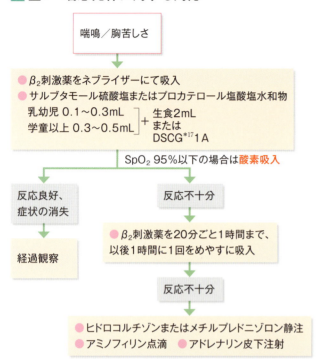

●症状は徐々に生じる労作時の呼吸困難（息切れ）や慢性の咳、喀痰を特徴としますが、症状に乏しいこともあります。

治療
●喫煙者には禁煙指導を行います。薬物療法にはニコチン置換療法、バレニクリン酒石酸塩の内服治療があります。
●呼吸困難の軽減目的で、気管支拡張薬（抗コリン薬、$β_2$刺激薬、メチルキサンチン）を投与します。効果不十分の場合、喘息合併が考えられる場合は吸入ステロイドを併用します。
●身体活動レベルを維持させるため、呼吸リハビリテーションも重要な治療です。

呼吸困難時のケアのポイント
●咳や呼吸困難が強いときは起座位をとるように介助します。
●呼吸困難が強いときは衣服をゆるめ、呼吸が楽にできるようにします。また口すぼめ呼吸（図8）をして、ゆっくり呼気をするように促します。
●SpO_2をモニタリングし、低酸素となる場合には酸素吸入を行います。

アナフィラキシーショック

●アナフィラキシーにはIgE[*18]抗体を介する「即時型アレル

図8 口すぼめ呼吸

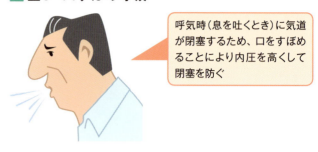

呼気時（息を吐くとき）に気道が閉塞するため、口をすぼめることにより内圧を高くして閉塞を防ぐ

表7 アナフィラキシーの原因

食物、食品・薬剤の添加物	●甲殻類（エビ、カニ）、魚介類、卵白、ソバ、小麦、牛乳、ピーナッツなど ●亜硫酸塩、防腐剤（パラベンなど）、着色剤 ●アニサキス（魚類やイカに寄生） ●アルコール飲料
薬剤・医療行為	●抗菌薬、非ステロイド抗炎症薬（NSAIDs[*19]）、造影剤、局所麻酔薬、消毒薬、筋弛緩薬、インスリン、その他のホルモン製剤 ●生物学的製剤、抗がん薬、抗血清、麻薬、ステロイド静注薬 ●減感作療法、ワクチン接種、輸血、血液製剤投与
虫刺症、刺咬症	●ハチ、その他の昆虫、ヘビ、クラゲ、イソギンチャク、ウニ ●ペット（イヌ、ネコ、ハムスターなど）
ラテックス製品	●ゴム製品、ゴム手袋のパウダー（コーンスターチがラテックスタンパクを吸着）
運動	●（特定の）食物摂取後の運動 ●食物摂取と関連のない運動
物理的要因	●寒冷、温熱、紫外線
特発性	●原因不明

鈴木直仁：アナフィラキシー．宮本昭正監修：臨床アレルギー学　改訂第3版，南江堂，東京，2007：265．より引用

ギー反応」によるものと、IgE抗体を介さず化学伝達物質の作用によって引き起こされる「アナフィラキシー様反応」によるものがあります。
●ある種の薬剤はIgE抗体を介さず、直接マスト細胞や好塩基球に作用し、化学伝達物質を放出させます（アナフィラキシー様反応）。
●アナフィラキシーの原因には表7のように多くの原因があります。厚生労働省の統計ではアナフィラキシーによる年間死亡者数は約50～70名と報告されており、なかでもハチ刺傷による年間死亡者数は20名前後となっています。

治療

- アナフィラキシーショックの急性期治療の第一選択はアドレナリン注射であり、アナフィラキシーを起こしたことがある人、起こす可能性が高い人にはアドレナリン自己注射（エピペン®）が使用可能となっています。
- 薬剤投与時におけるアナフィラキシー、過敏症、インフュージョンリアクション出現時は、まず、原因と思われる薬剤を中止することが必要です。ショック出現時には静脈ルート確保が困難となるため、抜針せず他の輸液に切り替えることが大切です。
- 必要に応じて院内救急医療チームを要請します（ドクターハリーは著者の施設での名称です。病院内に一斉放送すると夜間、休日を問わず、かなりの人数が招集できます）。

急性肺血栓塞栓症

- 一般的にエコノミー症候群といわれる病気です。飛行機で長時間旅行したあと、飛行機を降りたとたん、急に呼吸困難やショックとなる病気です。静脈血栓が原因と考えられています。
- 院内では、長期臥床の患者さんや術後の患者さんで起こる可能性があるため、予防や早期発見が必要です。
- 肺血栓塞栓症は肺動脈に血栓ができて、肺血流が障害されます。動脈血ガスでは$PaCO_2$の低下を伴う低酸素血症を認めます。Dダイマーの上昇がなければ否定的です。
- 静脈血栓は血流の停滞、血管の障害、血液凝固の異常（ウィルヒョウの3徴候）のいずれかの原因で起こります。

治療

- 治療は抗凝固療法（ヘパリン、ワルファリンカリウム投与）、血栓溶解療法（ウロキナーゼ、t-PA）、カテーテルによる肺動脈血栓除去、下肢に静脈血栓を認める場合は下大静脈フィルタを挿入します。

静脈血栓予防のポイント

- 末梢静脈から心臓への血液環流は、四肢の筋肉の収縮・弛緩が重要な役割を果たします。早期離床を図り、四肢の筋肉を動かすことで静脈血の停滞を防止します。
- リスクの高い患者さん（表8）では、低用量未分画ヘパリンの投与、圧迫療法（弾性ストッキング、弾性包帯）や間欠的空気圧迫法で血液のうっ滞を予防します。

終末期がん患者の呼吸困難

- がん患者さんでは、がんの浸潤に伴う気道閉塞、がん性胸水、肺切除後の肺機能低下など多くの原因により呼吸困難が出現します（表9）。原疾患の治療は困難な場合が多く、緩和ケアが中心になります。

呼吸困難の緩和ケアのポイント

- 気道閉塞に対しては放射線治療などを行うこともあります。
- 胸水は胸腔にカテーテルを挿入し、排液します。
- 低酸素のある場合には酸素投与を行います。
- 呼吸困難が軽減できないときは、モルヒネ、ステロイド薬、ベンゾジアゼピン系薬の投与が有効とされています。しかし、これらの薬剤はせん妄を引き起こす可能性が高く、使用に際してはリスクを考慮する必要があります。
- 安楽な体位の工夫と環境整備を行います（図5）。
- 呼吸困難に対して投与した薬剤の効果をVAS、NRS、mBSなどを使用して評価します（図2）。

■ 表8　一般外科手術における静脈血栓塞栓症の予防

リスクレベル	一般外科（胸部外科を含む）手術	予防法
低リスク	● 60歳未満の非大手術 ● 40歳未満の大手術	早期離床および積極的な運動
中リスク	● 60歳以上、あるいは危険因子がある非大手術 ● 40歳以上、あるいは危険因子がある大手術	弾性ストッキングあるいは間欠的空気圧迫法
高リスク	● 40歳以上のがんの大手術	間欠的空気圧迫法あるいは低用量未分画ヘパリン
最高リスク	● 静脈血栓塞栓症の既往、あるいは血栓性素因[※1]のある大手術	「低用量未分画ヘパリンと間欠的空気圧迫法の併用」あるいは「低用量未分画ヘパリンと弾性ストッキングの併用」[※2]

※1 血栓性素因：先天性素因としてアンチトロンビン欠損症、プロテインC欠損症、プロテインS欠損症など、後天性素因として、抗リン脂質抗体症候群など
※2 「低用量未分画ヘパリンと間欠的空気圧迫法の併用」あるいは「低用量未分画ヘパリンと弾性ストッキングの併用」の代わりに、用量調節未分画ヘパリンや用量調節ワルファリンを選択してもよい

肺血栓塞栓症／深部静脈血栓症（静脈血栓塞栓症）予防ガイドライン作成委員会：肺血栓塞栓症／深部静脈血栓症（静脈血栓塞栓症）予防ガイドライン　ダイジェスト版．メディカルフロント インターナショナル リミテッド，東京，2013．より引用

表9 呼吸困難の原因（緩和ケアの立場からの分類）

がんに直接関連した原因	局所	肺実質への浸潤	●肺がん、肺転移
		胸壁への浸潤	●胸壁の腫瘍、中皮腫、悪性胸水
		心嚢	●悪性心嚢水
		主要気道閉塞	●気管の圧迫、上気道（咽頭、喉頭、鼻腔、口腔）での圧迫
		血管性	●上大静脈症候群、腫瘍塞栓
		リンパ管性	●がん性リンパ管症
		肺炎	●閉塞性肺炎、気管食道瘻による肺炎、日和見感染
	全身状態	全身衰弱に伴う呼吸筋疲労	●がん悪液質症候群、腫瘍随伴症候群
		血液	●貧血、過粘稠症候群
		横隔膜の挙上	●横隔膜麻痺、大量腹水、肝腫大
		発熱	
がん治療に関連した原因	局所	外科治療	●片肺切除、肺葉切除
		化学療法	●薬剤性肺障害、心毒性
		放射線治療	●放射線肺臓炎、放射線性心膜炎
	全身状態		●貧血 ●ステロイドミオパチー（筋症）
がんとは直接関連しない原因	局所	閉塞性肺疾患	●COPD、気管支喘息、間質性肺炎
		心疾患	●うっ血性心不全、不整脈、肺塞栓
	全身状態		●不安、抑うつ、精神的ストレス ●パニック発作 ●神経筋疾患

日本緩和医療学会緩和医療ガイドライン委員会編：がん患者の呼吸器症状の緩和に関するガイドライン2016年版. 金原出版, 東京, 2016：24. より引用

〈略語一覧〉
*1【PaO₂】partial pressure of arterial oxygen：動脈血酸素分圧
*2【PaCO₂】partial pressure of arterial carbon dioxide：動脈血二酸化炭素分圧
*3【pH】potential of hydrogen：水素イオン指数
*4【COPD】chronic obstructive pulmonary disease：慢性閉塞性肺疾患
*5【VAS】visual analogue scale：視覚的評価スケール
*6【NRS】numerical rating scale：数値評価スケール
*7【mBS】modified Borg scale：修正ボルグスケール
*8【SpO₂】saturation of percutaneous oxygen：経皮的動脈血酸素飽和度
*9【SaO₂】oxygen saturation：酸素飽和度
*10【O₂】oxygen：酸素
*11【Hb】hemoglobin：ヘモグロビン
*12【A-aDO₂】alveolar-arterial oxygen differences：肺胞—動脈血酸素分圧較差
*13【CT】computed tomography：コンピューター断層撮影
*14【FEV₁】forced expiratory volume in one second：1秒量
*15【CRP】C-reactive protein：C反応性タンパク
*16【CK-MB】creatine kinase MB：クレアチンキナーゼMB分画
*17【DSCG】disodium cromoglycate：クロモグリク酸ナトリウム
*18【IgE】Immunoglobulin E：免疫グロブリンE
*19【NSAIDs】non-steroidal anti-inflammatory drugs：非ステロイド抗炎症薬

〈文献〉
1. 滝島任, 菊池喜博：呼吸困難 緒論. 呼吸 1993；12(1)：53-57.
2. 本間生夫, 渋谷まさと, 金丸新：呼吸困難感発生メカニズム 機械的受容器を中心として. 呼吸 1993；12(2)：188-193.
3. 日本緩和医療学会緩和医療ガイドライン委員会編：がん患者の呼吸器症状の緩和に関するガイドライン2016年版. 金原出版, 東京, 2016.
4. 日本呼吸器学会肺生理委員会編：呼吸機能検査ガイドラインⅡ. メディカルレビュー社, 東京, 2006.
5. 小田正枝 編著：プチナースBOOKS 症状別看護過程 アセスメント・看護計画がわかる. 照林社, 東京, 2014.
6. 日本アレルギー学会喘息ガイドライン専門部会監修：喘息予防・管理ガイドライン2015. 協和企画, 東京, 2015.
7. 日本呼吸器学会肺生理委員会／日本呼吸管理学会酸素療法ガイドライン作成委員会編：酸素療法ガイドライン. メディカルレビュー社, 東京, 2006.
8. 日本呼吸ケア・リハビリテーション学会呼吸リハビリテーション委員会／日本呼吸器学会ガイドライン施行管理委員会／日本リハビリテーション医学会診療ガイドライン委員会／呼吸リハビリテーションガイドライン策定委員会／日本理学療法士協会呼吸リハビリテーションガイドライン作成委員会編：呼吸リハビリテーションマニュアル 患者教育の考え方と実践. 照林社, 東京, 2007.
9. 浅野浩一郎 他著：系統看護学講座 専門分野Ⅱ 呼吸器成人看護学2. 医学書院, 東京, 2011.
10. 宮本昭正監修, 牧野荘平 他編：臨床アレルギー学 アレルギー専門医研修のために 改訂第3版. 南江堂, 東京, 2007.
11. 肺血栓塞栓症／深部静脈血栓症（静脈血栓塞栓症）予防ガイドライン作成委員会編：肺血栓塞栓症／深部静脈血栓症（静脈血栓塞栓症）予防ガイドライン ダイジェスト版. メディカルフロント インターナショナル リミテッド, 東京, 2004.

症状⑤

胸が痛い

胸痛

青木久恵、窪田惠子

- 胸痛とは胸部に起こる痛みの総称であり、さまざまな原因で生じる。
- 緊急性・重症度の高い病態を念頭に、その原因を迅速に判断する必要がある。

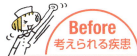

Before 考えられる疾患
- 狭心症、急性心筋梗塞、急性大動脈解離、肺血栓塞栓症
- 肺炎、胸膜炎、気胸
- 心筋・心膜炎
- 胃食道逆流症、食道破裂、急性膵炎、急性胆嚢炎、胆石症、胃・十二指腸潰瘍
- 帯状疱疹、筋骨格系疾患

On 観察ポイント
- バイタルサイン、発熱、意識状態、顔色、四肢の冷感、チアノーゼ
- 呼吸状態
- 胸郭の動き、変形、腫脹、心音
- 腹痛、腹部膨満感、腹水
- 皮疹、発赤
- 問診：胸痛の部位・出現のしかた・性質・要因・持続時間と頻度、薬剤・安静の効果、随伴症状、病歴、喫煙、日常生活への影響

After 基本ケア
- 救命救急処置
- 継続的な観察と治療評価
- 安静療法
- 薬物療法
- 日常生活の援助
- 不安・恐怖の軽減、安全性の確保
- 患者指導

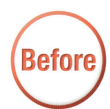 **症状が出現。観察・ケアの前に基本知識をチェック!**

まず知っておきたい胸痛の基本知識

- 肋骨により保護され横隔膜によって腹部と隔てられている胸部は胸腔(きょうくう)と呼ばれ、そこに肺と心臓が収められています。
- 「胸が痛い」という症状は**胸痛**と呼ばれ、胸部に起こる痛みの総称であり、胸部の皮膚表面から臓器・組織の傷害によって起こる感覚的な訴えを示します。
- 胸痛の原因は多種多様であり、生命や生活にまったく影響を及ぼさないものから、生命を脅かす重篤な疾患の徴候まで存在します(**表1**)。
- 患者さんが胸痛を訴える際は、**緊急性・重症度の高い病態**を念頭に、**その原因を迅速に判断する**必要性があります。
- 胸痛を訴える患者さんは、痛みを感じる部位が生命に直結する心臓や肺のある場所であるため**不安**が強く、死ぬかもしれないという恐怖心さえ抱くことがあります。

胸痛が起こるメカニズム

- 痛みは内臓や体表面で受けた刺激が中枢に伝達されて大脳皮質に到達することではじめて感じられます(**図1**)。
- 組織に虚血や傷害が起こると、痛みを発する物質(ブラジキニンなど)が生じ**痛覚受容器**を刺激します。痛覚受容器には**Aδ(デルタ)線維**と**C線維**があり、脊髄に痛みの情報が伝達されます(一次ニューロン)。痛みの情報は外側脊髄視床路、脊髄網様体路(もうようたい)を通り視床に到達し(二次ニューロン)、**大脳皮質体性感覚野(たいせいかんかくや)**に達すると痛みを感じます(三次ニューロン)。
- Aδ線維は伝達の速い鋭い痛みを、C線維は伝達の遅い鈍い痛みを脊髄に伝えます。胸痛は、その原因や刺激を受ける神経によりメカニズムが異なります。
- 胸痛は、おもに心臓や大動脈、肺、気管、食道などの胸腔内臓器や、肋骨、肋間神経、筋肉、皮膚などの胸郭に由来します。**体性痛、内臓痛、関連痛**に分類されます(**表2**)。
- 体性痛と内臓痛の痛みの性質は異なっているため、胸痛の原因の推定には有益な手掛かりになります。
- 体性痛と内臓痛の比較に加えて、関連痛のメカニズムについても**図2**に示します。体性痛は、内臓痛と同じ脊髄レベルの二次ニューロンに伝達されます。そのことにより、内臓からの疼痛刺激を体性痛と混同して知覚してしまいます。それが関連痛であり、狭心症や心筋梗塞の発作時にみられる左肩

■ 表1 胸痛の原因となるおもな疾患

心血管系	呼吸器系
●狭心症 ●急性心筋梗塞 ●急性大動脈解離(かいり) ●急性心不全 ●肺血栓塞栓症 ●急性心膜炎 ●不整脈　　　　　など	●肺炎 ●胸膜炎 ●気胸 ●肺膿瘍(のうよう) ●肺がん　　　　　など

消化器系	腎神経・筋・皮膚・その他
●胃食道逆流症 ●食道破裂 ●急性膵炎 ●急性胆嚢炎 ●胆石症 ●胃・十二指腸潰瘍　など	●帯状疱疹(たいじょうほうしん) ●肋骨骨折 ●肋間神経痛 ●過換気症候群 ●乳腺症 ●腎結石　　　　　など

■ 図1 痛みが伝わるメカニズム

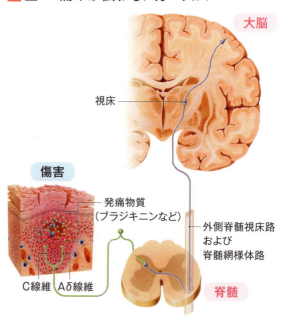

への放散痛などに代表されます。
● 心血管系疾患では、心臓の筋細胞の虚血などによって、アデノシン、ブラジキニン、プロスタグランジンなどの物質が遊離され、痛覚受容体を刺激します。
● 心臓で起こった痛み刺激は交感神経中の内臓知覚神経によって伝達されますが、その他の臓器、例えば気管・主気管支の痛みは副交感神経を介して伝達されます。

■表2　胸痛の分類

分類	機序	おもな疾患	特徴
体性痛	● 胸郭を構成する皮膚、筋肉、骨、神経などに分布する体性知覚神経に由来する痛み ● 切る・刺すなどの機械的刺激が原因となり、おもにAδ線維によって中枢に伝達される	● 表在の体性痛：皮膚・粘膜の痛み ● 胸壁への刺激：帯状疱疹、乳腺疾患など（胸壁の痛みの主体は肋間神経である） ● 皮膜への刺激：心膜炎、胸膜炎、気胸など ● 深部の体性痛：筋肉、骨から起こる痛み ・筋肉：大胸筋炎、肋間筋断裂 ・骨：肋骨骨折など	● 痛みの**局在は明確**で、指で示すことができる ● 体表面の**鋭い痛み**として感じることが多い。うずくような痛み、差し込むような痛みを感じる ● 深部の体性痛は、関連痛を伴うものがある
内臓痛	● 心臓、大動脈、肺、気管、食道などの胸腔内にある臓器の炎症や閉塞、管腔臓器の内圧上昇、虚血、臓器被膜の急激な伸展が原因で発生する痛み ● C線維によって自律神経（交感神経および副交感神経）を介して中枢神経系に伝えられる	● 心筋障害：虚血性心疾患 ● 血腫による神経圧迫：大動脈解離 ● 血管の拡張：肺梗塞 ● 平滑筋のれん縮・障害：食道けいれん、逆流性食道炎	● 痛みの**局在は不明瞭** ● 「深く絞られるような」「押されるような」**重苦しい鈍痛**、しめつけられるような痛みなどがある ● 悪心・冷汗などの**随伴症状**を伴うことがある ● **関連痛**を伴うことが多い ● 体性痛と比較して、生命の危険性が高い疾患の症状であることが多い
関連痛	● 内臓のある部分に生じた刺激の興奮が、同じ高さの脊髄に入る皮膚からの線維シナプスを興奮させ、この興奮が中枢に伝達されるため、あたかも体表面が痛いように感じられる現象	● 狭心症：肩、頸部、下顎への放散痛 ● 虫垂炎：心窩部痛	● 歯、頸部、下顎、上肢、肩など、胸部以外に生じることもある ● **放散痛**ともいわれる

■図2　胸痛が生じるメカニズム

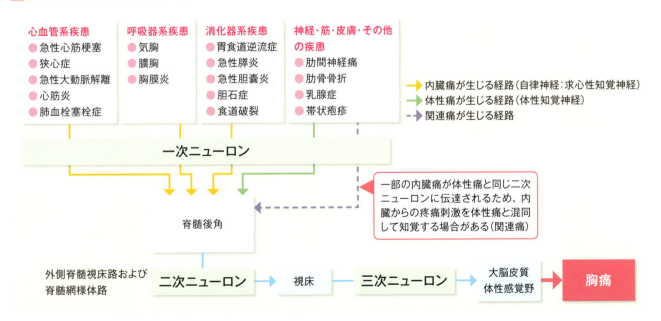

症状が出現！何の可能性があるのか、チャートですばやくチェック！

胸痛

- 圧痛、打痛、動かすと増強 → **筋骨格系疾患**
- 焼けるような痛み（灼熱感）、仰臥位で増強、飲水で軽減 → **胃食道逆流症**
- 心窩部から背部の痛み、左肩の放散痛、心電図ST変化なし、酸素化異常なし → **消化器系疾患**
- 発熱
  - 前胸部の鈍い痛み、感冒様症状、座位で痛み軽減、頸部・肩の放散痛 → **心筋・心膜炎**
  - 呼吸困難、膿性痰 → **肺炎**
  - 患側の呼吸音減弱 → **胸膜炎**
- 一側性
  - 呼吸運動で増強、咳嗽・呼吸困難 → **気胸**
  - 神経の走行に沿った皮疹 → **帯状疱疹**
- 裂けるような前胸部痛（移動性）、背部の放散痛 → **急性大動脈解離**
- 突発性呼吸困難、頻呼吸、頻脈、低血圧、チアノーゼ、血痰 → **肺血栓塞栓症**
- 前胸部圧迫感、絞扼感、左肩・左上腕・頸部の放散痛
  - 30分以上の持続、心電図ST上昇、冷汗、嘔吐、ショック → **急性心筋梗塞**
  - 労作時に出現、持続時間10分以内、発作時のみ心電図上ST低下し、非発作時は消失 → **労作性狭心症**
    - 安静時にも出現、頻度の増加 → **不安定狭心症**
  - 夜間・早朝に出現、持続時間10分以内、発作時のみ心電図上ST上昇し、非発作時は消失 → **冠れん縮性狭心症**

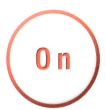

On まず何を見る？ 問診・検査・観察のポイント

観察・問診

- 胸痛の**性質**や**持続時間**の観察は、**原因疾患の鑑別**につながります。表3におもな疾患による胸痛の特徴を示します。
- まずは**全身状態**を観察し（表4）、同時に患者さんの訴えや痛みの表現に注意を払いながら、系統的に問診を進めていきます（表5）。問診である程度の診断が可能であり、全身状態の観察は、緊急度や重症度の評価に役立ち、適切なケアの選択につながります。

■表3 おもな疾患による胸痛の特徴

疾患	症状	性質	持続時間	特徴
狭心症	前胸部圧迫感、絞扼感	内臓痛	10分以内	● 顎、歯、左肩～左上腕への放散痛
急性心筋梗塞	前胸部の激しい圧迫感、絞扼感	内臓痛	30分以上	● 冷汗、嘔吐、脱力感を伴うことが多い ● ショック、突然死に至る可能性がある
急性心筋炎	鈍い痛み	内臓痛	30分以上	● 感冒様の前駆症状がある ● 吸気、仰臥位で増強し、座位で軽減する ● 心膜摩擦音が聴取される
急性大動脈解離	引き裂かれるような激痛	内臓痛	30分以上	● 前胸部から背部への激痛がある ● 胸痛の部位は移動性の場合がある
肺血栓塞栓症	突発的な胸部圧迫感	内臓痛	30分以上	● 突発的な呼吸困難を伴う
気胸	突発的な片側の胸痛	内臓痛	不定	● 自然気胸は、20歳代のやせ型の男性および60歳代の男性喫煙者に好発する　● 患側の呼吸音減弱　● 呼吸困難、乾性咳嗽を認める
急性胸膜炎	鋭い痛み	内臓痛	不定	● 呼吸運動や咳嗽で増悪する
胃食道逆流症	胸やけ、胸骨裏側の焼けるような痛み（灼熱感）	内臓痛	不定	● 早朝や臥位で悪化し、制酸薬で軽快する ● 仰臥位で増強する
肋間神経痛	皮膚表面の痛み、圧痛	体性痛	不定	● 限局した痛み　● 呼吸運動・体動により増強する
帯状疱疹	ピリピリ、チクチクした皮膚表面の痛み	体性痛	不定	● 皮疹を伴う（痛みが先に出現） ● 身体の片側の肋間神経に沿った痛み ● 帯状疱疹後神経痛の後遺症が残ることがある
心因性疼痛	多様		不定	● 多様な症状を呈する　● ストレスがかかると発症する

■表4 全身状態の観察

一般状態	バイタルサイン、発熱、意識状態、顔色、四肢の冷感、爪床色、チアノーゼの有無、悪心・嘔吐
呼吸状態	呼吸数、リズム、呼吸の型、深さ、呼吸音、喘鳴の有無、努力呼吸の有無、咳嗽、痰（色・粘稠度、臭気、血痰）、ばち状指
胸部の状態	胸郭の動き、変形、腫脹の有無、心音
腹部の状態	腹痛の有無、腹部膨満感、腹水
皮膚	皮疹、発赤

表5　問診事項

胸痛の部位
- 前胸部中心部、側胸部、心窩部
- 胸部全体または限局した部位

（指先にて点で示せる範囲か否かを区別できると内臓痛か体性痛かを区分でき、胸痛の原因の推定に有益である）

胸痛の出現のしかた
- 発作性、非発作性、安静時、活動時、夜間睡眠時
- 急性（数十分〜数時間前）、亜急性（数時間〜数日前）

胸痛の性質
- 激痛、鈍痛、絞扼感、圧迫感、灼熱感
- 深部性、表在性

胸痛が出現する誘因
- 体動時、食事、寒冷刺激、早朝など

胸痛が増強・軽減する誘因
- 胸痛が増強・軽減する誘因（活動、食事、寒冷刺激、喫煙、精神的ストレスなど）

持続時間と頻度
- 問診時に胸痛がある場合、いつから胸痛が出現しているかを確認
- 反復・持続の有無
- 持続時間（15分以内、30分以上、数日以上）
- どのくらいの頻度で反復するか

ニトログリセリン（硝酸薬）の効果
- ニトログリセリン舌下投与※の効果の有無

安静の効果
- 安静により胸痛が軽減または消失するか

随伴症状
- 意識レベル低下、四肢冷感、冷汗、頻脈、血圧低下、悪心・嘔吐、喘鳴、呼吸困難、チアノーゼ、吐血、胸焼け、発熱、血痰、皮疹など

現病歴・既往歴（危険因子）
- 高血圧、糖尿病、コレステロール代謝異常症、肥満、冠動脈疾患、マルファン症候群、長時間の座位、長期臥床、深部静脈血栓症、感冒様症状（感染症）、転倒・転落などの事故

嗜好
- 喫煙の有無

日常生活への影響
- 胸痛による日常生活への影響の有無

※ニトログリセリン舌下投与：錠剤の場合、飲み込んだり噛み砕いたりせずに、舌の下に入れ、舌の粘膜から静脈内に吸収させる。2分以内に溶け、数分で効果が現れる。スプレータイプもある。

検査

- 胸痛のおもな検査項目は**表6**のとおりです。
- 緊急性の高い疾患である急性冠症候群、急性大動脈解離、肺血栓塞栓症は**表7**の検査によって鑑別がなされます。

表6　検査項目

項目	内容
胸部CT[*1]、MRI[*2]	● 急性大動脈解離や肺塞栓症の部位などの確認ができる
心電図（12誘導・ホルター心電図）	● 心拍数や不整脈の有無、診断ができる ● 労作性狭心症ではST低下、異型狭心症ではST上昇（ただし、15分以内に正常に戻る可逆的変化）がみられる。急性冠症候群ではST上昇が一般的であり、STの変化が15分以上持続する
胸部X線	● 気胸では患側の肺の虚脱が認められる。緊張性気胸では、患側とは反対側へ縦隔の偏位が認められる ● 肺炎では患側に異常陰影が認められる　● 骨折の有無や脱臼が確認できる　● 胸水の有無、程度が確認できる
腹部X線	● 腹部の臓器の結石や腫瘍、ガスの貯留が確認できる
血液検査	● 肺、心筋、胸膜などの炎症では、白血球やCRP[*3]などの検査結果が上昇する。筋肉の障害では、CKが上昇し、心肺の障害ではCK-MBが上昇する
超音波検査（心エコー・腹部エコー）	● 胆石症ではエコーで結石の存在が認められる ● 腎結石症や心エコーでは心臓の動きや弁の動きを評価できる ● 胸水の存在も確認できる
経食道エコー	● 食道は心臓のすぐ後ろを通っているため、心臓内の血栓や弁の形・動きを確認することができる
胃内視鏡検査	● 胃食道逆流症では、胃酸が逆流することにより食道下部に粘膜のびらんや潰瘍が認められることがある
心臓カテーテル検査	● 虚血性心疾患では、冠動脈のれん縮・狭窄・閉塞部位の有無と程度を特定するために行われる
核医学検査（RI[*4]）	● 心臓や肺の梗塞部位や範囲、負荷による心筋虚血部位、右心室・左心室駆出率などが測定できる

表7 緊急性の高い疾患と検査項目

急性冠症候群	● 心電図：心電図でT波増高、ST上昇、異常Q波、冠性T波などの異常所見がみられる。合併症として致死的不整脈がみられる場合がある ● 血液検査：白血球、CPK-MB[*5]、AST[*6]、LDH[*7]、心臓型脂肪酸結合タンパク、ミオグロビン、トロポニン-Tなどの数値が増加（心筋細胞の破壊による）	● 超音波検査：心エコーにて心臓の壁運動の異常がみられる。また、弁の逆流や心タンポナーデ（心囊液の貯留）の有無も確認できる ● 心臓カテーテル検査：冠動脈の狭窄・閉塞部位を特定するために行われる（一般的に、引き続き経皮的冠動脈内血栓溶解療法や経皮的冠動脈形成術などの治療が行われる） ● 心臓核医学検査：梗塞部位や範囲を調べる
急性大動脈解離	● 胸部CT・MRI：動脈瘤や解離腔の部位、大きさ、臓器への血流の確認 ● 胸部X線：縦隔陰影の拡大が認められる	● 超音波検査：合併症の確認 ● 経食道エコー：食道は下行大動脈の前面にあるため、下行大動脈の動脈瘤や動脈解離の程度を評価できる
肺血栓塞栓症	● 胸部CT：造影CTで肺動脈内に血栓が認められる ● 動脈血ガス分析（酸素飽和度）：低酸素血症が生じる	● 肺シンチグラフィ：肺の梗塞部位、大きさ、肺血流低下の程度を調べる ● 肺動脈造影：肺動脈の閉塞部位を特定する

胸痛の程度の評価

● 胸痛は患者さんの個人的な苦痛体験であり、治療やケアの評価には客観的指標が必要です。一般的にVAS[*8]、NRS[*9]、フェイススケールなどの疼痛スケールが用いられます（図3）。NRSは道具を使わずに評価ができるので簡便です。特に胸痛が強い場合は、口頭で胸痛の程度を確認することが多いので、道具を使わずにできる評価はとても役立ちます。

● 結果はグラフや数値で記し、胸痛がコントロールできているかを評価します。

図3 痛みの評価指標

NRS（数値評価スケール）	0　1　2　3　4　5　6　7　8　9　10 ● 国際的に痛みの評価ツールとして合意されているスケール ● 痛みがまったくない状態を「0：痛みなし」、これまでに経験した1番強い痛みを「10：これ以上ない痛み」とし、0から10までの11段階で評価する． ● 患者に、現在の痛みの状態を数値で選択してもらう
VAS（視覚的評価スケール）	● 紙上の10cmの直線の左端に0、右端に10と書き、「0」を「痛みがない」状態、「10」を「これ以上の痛みはないくらい痛い（これまで経験した1番強い痛み）」状態とする ● 患者の現在の痛みが10cmの直線上のどの位置にあるかを示してもらう 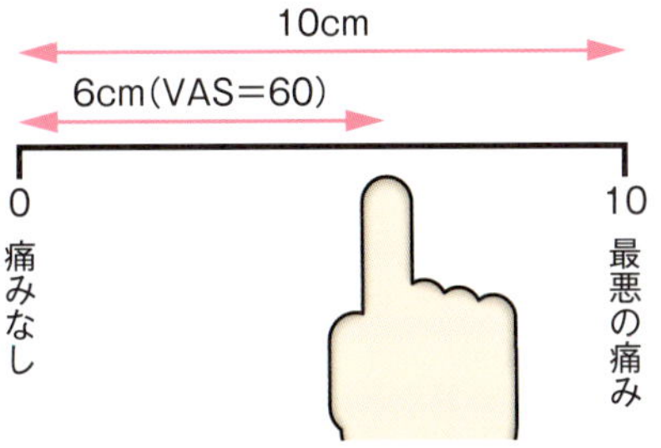 10cm／6cm（VAS＝60）／0 痛みなし／10 最悪の痛み
フェイススケール	● 「痛くない：0」から「非常に痛い：5」までの表情から、患者の現在の痛みに合う表情を選んでもらうことで痛みの評価をする ● 3歳以上であれば、痛みの自己評価が可能であるとされているが、気分の良し悪しも反映するなどの指摘がなされている 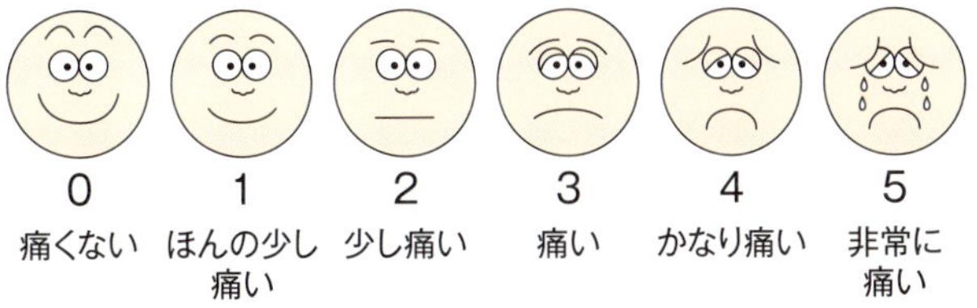 0 痛くない／1 ほんの少し痛い／2 少し痛い／3 痛い／4 かなり痛い／5 非常に痛い

After 診断後の基本ケアと主要な疾患（状態）別 治療・ケアのポイント

まず知っておきたい胸痛の基本ケア

■ 図4　ショックの5徴候（5P）

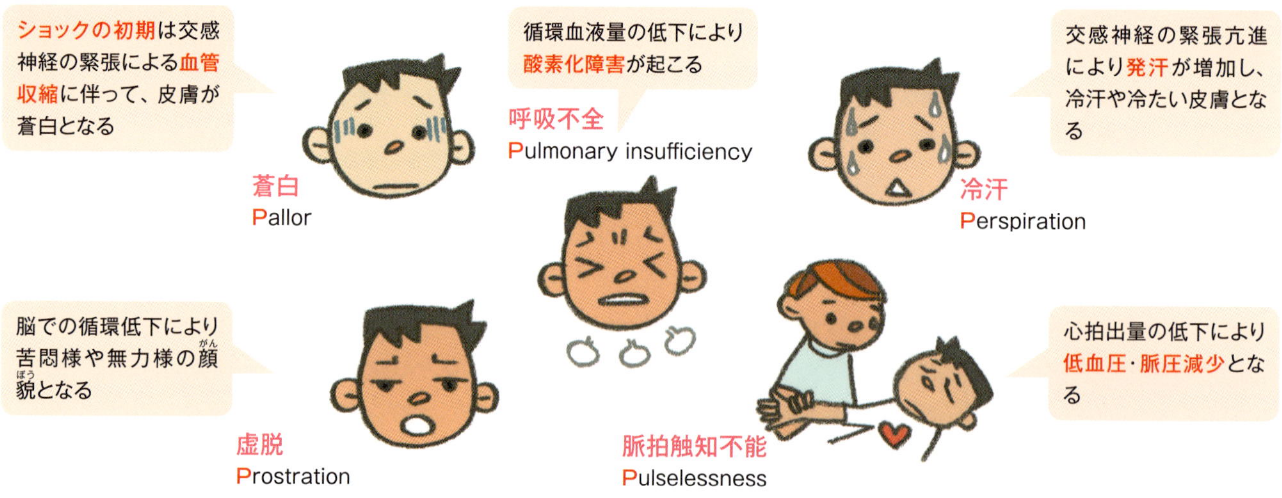

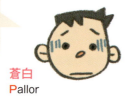

ショックの初期は交感神経の緊張による**血管収縮**に伴って、皮膚が蒼白となる

蒼白
Pallor

循環血液量の低下により**酸素化障害**が起こる

呼吸不全
Pulmonary insufficiency

交感神経の緊張亢進により**発汗**が増加し、冷汗や冷たい皮膚となる

冷汗
Perspiration

脳での循環低下により苦悶様や無力様の顔貌となる

虚脱
Prostration

脈拍触知不能
Pulselessness

心拍出量の低下により**低血圧・脈圧減少**となる

- ●胸痛の原因疾患に対する基本的な治療が重要です。
- ●胸痛に対するおもな治療・ケアは、**救命救急処置**、**安静療法**、**薬物療法**、酸素療法、鎮痛、不安の軽減です。

救命救急処置

- ●「胸が痛い」と訴える患者さんが**ショック状態**や**意識消失**している場合には、まず救命救急処置が最優先されます。
- ●**ショックの5徴候**（蒼白、虚脱、冷汗、脈拍触知不能、呼吸不全）には十分注意を払いましょう（**図4**）。
- ●全身状態の観察は重要です。血圧・脈拍の値だけでなく、呼吸音や心音聴取も異常の早期発見に重要です。
- ●常時観察ができる心電図モニター、パルスオキシメーター、自動血圧計などを装着し、変化を把握できるようにしましょう。
- ●同時に、酸素吸入・輸液用の**血管確保**、気管内挿管・救命処置が行えるように**必要物品の準備**、人工呼吸器や除細動器・救急セットの使用に備え**点検**をしましょう。
- ●急性期にはさまざまな検査が行われ、外科的治療が開始される可能性もあります。スムーズに検査や処置が行われるように介助し、検査結果を把握しながら継続的なアセスメントを行っていきましょう。

■ 図5　ショック体位

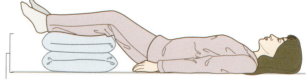

15〜30cm

継続的な観察と治療評価

- ●胸痛および全身状態の観察は継続的に行いましょう。それが、疾患の鑑別や治療の効果の評価につながります。
- ●**胸痛の部位**、**性質**、**発生状況**、**持続時間**などの**観察と記録**、**報告**が患者さんを守ります。

安静療法

- ●胸痛やその他の症状がある場合は、患者さんが心身ともに休息をとれるように環境を整え、体位を工夫しましょう。血圧低下の場合は**ショック体位**（図5）、呼吸を整えるためには**ファーラー位**、呼吸困難の場合は**起座位**、嘔吐の危険性がある場合は誤嚥防止のために**側臥位**にするなどです。胃食道逆流症が疑われる患者さんは、食後2時間はファーラー位を

とる必要がありますが、血圧などの安定が優先です。判断に迷う場合は他の看護師や医師に相談しましょう。
●安静にすることは骨格筋の活動を抑えるため、酸素消費量を減らすことができます。酸素不足の患者さんであれば、なおさらです。
●痛みや排泄など、患者さんががまんしていることがないか確認し、精神的な安静も図れるように努めましょう。
●病状によっては、心身ともに安静の必要がある場合が少なくありません。その場合は、飲食さえも制限されるため、自由に動いてもよい範囲や飲食ができないことに対する治療上の説明を、患者さんが納得できるように行いましょう。
●口渇へのケアも忘れないようにしましょう。口腔内の清拭は効果的です。

薬物療法

●生命の危険を伴う場合には、通常の点滴ではなく数種類の薬液が輸液ポンプやシリンジポンプによって投与されるため、その管理が重要です。薬物の血中濃度を保つために確実に投与されているかを確認し、薬液の更新時間も把握しておきましょう。
●臥床安静中（ベッドに寝たまま）に薬を内服することは容易ではありません。顎を引いて少し横向きのほうが飲み込みやすいため、介助を行いましょう。また、上向きで顎が上がった状態だと誤嚥しやすいため注意しましょう。
●ニトログリセリン（硝酸薬）舌下錠は、通常の薬と同じように飲み込んでしまうとまったく効き目がありません。正しく舌下投与が行われれば、口腔粘膜から静脈に吸収され数分で効果が発揮されます。

日常生活の援助

●患者さんは、胸痛や安静の指示により日常生活を普段どおりに送ることができません。食事、排泄、移動、更衣、清潔、整容など、患者さんが1人ではできないことを把握して、援助を行いましょう。

不安や恐怖の軽減、安全性の確保

●ICU[*10]などで常時観察される患者さんの不安な気持ちを受け止め、やさしい言葉かけや励ましを行い、不必要な露出がないように配慮しましょう。
●激しい胸痛の場合は、患者さんも家族も死への恐怖心からパニックに陥ることがあります。スキンシップをとりつつ、一緒に治療に臨むように促しましょう。
●ICUなどに入った場合はベッドが高いことが多いです。また、見慣れない機械の音なども不安になります。患者さんがベッドから転落することがないように注意しましょう。
●死の不安や恐怖の気持ちを受け止めましょう。過換気発作を起こした際には、「大丈夫ですよ」などと声をかけて患者さんを落ち着かせ、呼気を意識してゆっくりと呼吸するように促します。

患者指導

●服薬の方法、運動、食後の体位、食事療法について、患者さんに必要性を説明し、患者さん自身が管理できるようにしましょう。原因疾患によって必要な指導が異なるため、患者さんの生活や病状に合わせて行いましょう。

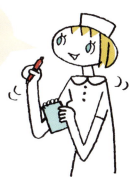

救命救急処置を最優先し、安静療法、薬物療法、酸素療法、鎮痛、不安の軽減などを行いましょう

主要な疾患（状態）別　治療・ケアのポイント

図6　胸痛を起こす原因疾患の治療

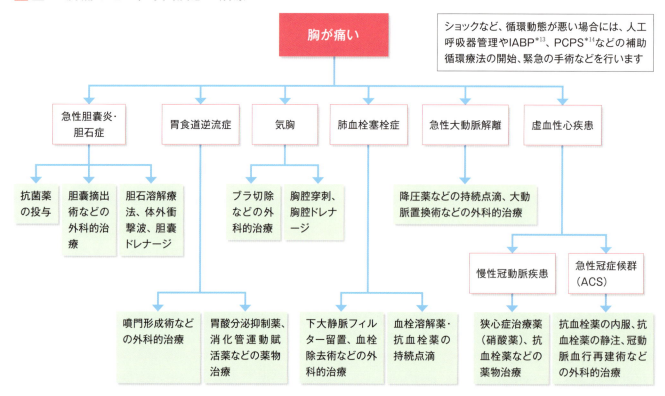

●主要な疾患別の治療を図6に示します。薬物療法、酸素療法のほか、人工呼吸器や補助循環療法、外科的手術が必要になってきます。疾患の病態と合わせて理解しておきましょう。

虚血性心疾患の分類

●虚血性心疾患（IHD*11）とは、おもに動脈硬化が原因で引き起こされる冠状動脈の狭窄や閉塞によって、心筋への血液供給が減少したり停止したりする病態です。胸痛を引き起こす代表的な疾患で、表8のように、大きく慢性冠動脈疾患と急性冠症候群（ACS*12）に分けられます。
●慢性冠動脈疾患は、労作性狭心症、冠れん縮性狭心症（異型狭心症）に分類されます。急性冠症候群は不安定狭心症、急性心筋梗塞に分類されます。
●急性冠症候群とは、冠状動脈内の動脈硬化により形成された不安定プラークが破たんや剥離を起こして急激に血栓ができ、冠動脈内腔が狭窄ないし閉塞したために発症するものです。閉塞が不完全か一時的なものを不安定狭心症といい、血

表8　虚血性心疾患の分類

虚血性心疾患（IHD）	慢性冠動脈疾患	労作性狭心症
		冠れん縮性狭心症（異型狭心症）
	急性冠症候群（ACS）	不安定狭心症
		急性心筋梗塞

管内腔が完全に閉塞して血液灌流が障害され、心筋が壊死を起こすものを急性心筋梗塞といいます。急性冠症候群は死亡率が高く、緊急を要する疾患です。

労作性狭心症

●動脈硬化が進行して冠動脈の血流が悪くなることで、心臓の灌流領域が虚血状態に陥ります。
●胸痛は前胸部中央の絞扼感を伴い、**左上肢への放散痛**を感じます。持続時間は**5分以内**であることが多いです。
●**ニトログリセリン舌下投与**により胸痛は消失します。

- 薬物療法は、虚血予防として、抗血小板薬、ACE阻害薬[*15]、硝酸薬、β遮断薬、カルシウム拮抗薬などが用いられます。
- 観血的治療として、PCI[*16]やCABG[*17]が行われます。
- 薬物療法を継続的に管理できること、発作時の舌下投与の方法を習得できるように支援しましょう。

異型狭心症

- 冠動脈のれん縮によって冠動脈の血流が悪くなり、心臓の虚血が生じます。
- 胸痛は、労作性狭心症と同様ですが、安静時、労作時に無関係に起こります。
- 一般的に早朝に起こりやすいのが特徴です。
- ニトログリセリンの舌下投与で胸痛は消失します。
- 予防薬には、硝酸薬、カルシウム拮抗薬などが用いられます。
- 禁煙、節酒、血圧、体重管理など生活習慣改善で予後良好です。生活習慣の改善ができるように支援しましょう。

急性心筋梗塞

- 狭心症を繰り返し冠動脈が急性閉塞してしまうことにより、灌流領域に虚血性心筋壊死が生じた病態です。合併症には重症不整脈、急性心不全、ショックなどがあります。
- 前胸部中央の絞扼感・灼熱感と、死の恐怖を感じるほどの**激しい胸痛**発作があり、痛みは**左肩・左上肢へ放散**します。歯の痛みや歯が浮くような感覚が生じることもあります。持続時間は**30分以上持続**します。患者さんの不安や恐怖心の軽減も合わせて行いましょう。
- **ニトログリセリン舌下投与による効果がみられない**ことが、**狭心症との鑑別**につながります。
- 患者さんは激しい胸痛を感じると同時に強い不安に襲われ、突然死に至ることもあります。胸痛は**モルヒネ**で軽減します。
- 治療は、血栓溶解療法、PCIやCABGなどによる再灌流療法が行われます。

不安定狭心症

- 冠動脈が閉塞しかかっている状態で、急性心筋梗塞に移行する可能性が高いため、その進行を防ぐ必要があります。
- 労作性狭心症と同様の症状ですが、胸痛の持続時間は20分程度続くことがあります。
- 薬物療法で改善しない場合は、急性心筋梗塞同様、PCI、CABGなどの観血的治療が行われます。

急性大動脈解離

- 粥状硬化などによって脆弱化した大動脈壁において、血管壁の3層構造（内膜、中膜、外膜）のうち内膜に亀裂が生じ、その部分から血液が入り込んで大動脈が解離します。動脈壁の解離によって動脈内腔が2腔になることで、さまざまな血流障害が起こります。脳への血流が途絶えたり、循環血液量の低下、形成された動脈瘤の破裂などによって死に至る場合があります。マルファン症候群（結合組織の異常により、骨格や臓器など全身に症状が現れる遺伝子疾患）の患者さんは結合組織が弱い傾向があり、大動脈解離を起こしやすいといわれています。
- 動脈の解離に伴う**激しい胸痛**が起こります。また、**背部・肩甲部で放散痛**を感じます。動脈解離が下行大動脈に及ぶと、痛みは両肩甲骨間に移動します。
- **降圧薬**などの持続点滴や、**大動脈置換術**などの外科的治療が行われます。

肺血栓塞栓症

- 下肢や骨盤の静脈系からの塞栓子（血栓、脂肪、腫瘍）が肺に流れ込んで肺末梢動脈に塞栓を起こし、それに起因したガス交換障害に伴う低酸素血症が起こります。
- 突然の激しい胸痛で、呼吸困難、チアノーゼ、ショックを伴うことがあります。塞栓が太い動脈で生じれば、突然死に至ります。
- **血栓溶解薬・抗血栓薬**の持続点滴や、**血栓除去術**などの外科的治療が行われます。

気胸

- 肺に生じた囊胞が破裂し、空気が胸膜腔に漏れることによって痛みが生じます。また、胸腔が大気圧に開放され肺は収縮します。緊張性気胸になると重篤で、ショックに陥る場合があります。
- 多くは突然に発症する**一側性の胸痛**であり、呼吸困難を伴います。
- 胸腔穿刺や胸腔ドレナージ、外科的治療が行われます。

胃食道逆流症

- 胃酸と消化酵素の逆流によって食道粘膜に炎症が生じます。胃・十二指腸潰瘍を合併することがあります。
- 胸痛の特徴は前胸部の焼けるような灼熱感で、**仰臥位では胃酸と消化酵素の逆流により痛みが増強**します。

●胃酸分泌抑制薬などの薬物治療や、噴門形成術などの外科的治療が行われます。

急性胆嚢炎

●胆嚢に急性炎症が生じた状態です。そのほとんどは胆石により胆嚢管が閉塞され、二次的に細菌感染が加わることで発症します。
●食後などに起こる右季肋部痛、発熱、悪心・嘔吐などがみられ、血液検査で炎症反応と胆道系酵素の上昇が認められます。
●腹部エコーや腹部CTの検査では、胆嚢壁の肥厚、胆嚢の腫大、嵌頓した胆石などを認めます。
●治療としては、絶食、輸液(抗菌薬を含む)、鎮痛薬の投与が開始され、胆嚢ドレナージ、胆嚢摘出術などが行われます。

〈略語一覧〉
*1【CT】computed tomography:コンピューター断層撮影
*2【MRI】magnetic resonance imaging:磁気共鳴画像診断
*3【CRP】C-reactive protein:C反応性タンパク
*4【RI】radio isotope:ラジオ・アイソトープ
*5【CPK-MB】creatine kinase MB:クレアチンキナーゼMB分画タンパク量
*6【AST】aspartate aminotransaminase:アスパラギン酸アミノ基転移酵素
*7【LDH】lactate dehydrogenase:乳酸脱水素酵素
*8【VAS】visual analogue scale:視覚的評価スケール
*9【NRS】numerical rating scale:数値評価スケール
*10【ICU】intensive care unit:集中治療室
*11【IHD】ischemic heart disease:虚血性心疾患
*12【ACS】acute coronary syndrome:急性冠症候群
*13【IABP】intra aortic balloon pumping:大動脈バルーンパンピング法
*14【PCPS】percutaneous cardio- pulmonary support:経皮的心肺補助
*15【ACE阻害薬】angiotensin converting enzyme inhibitor:アンジオテンシン変換酵素阻害薬
*16【PCI】percutaneous coronary intervention:経皮的冠動脈インターベンション
*17【CABG】coronary artery bypass graft:冠動脈大動脈バイパス移植術

〈文献〉
1. 高木永子監修:看護過程に沿った対症看護 病態生理と看護のポイント 第4版. 学研メディカル秀潤社, 東京, 2010.
2. 池松裕子, 山内豊明編:症状・徴候別アセスメントと看護ケア. 医学芸術新社, 東京, 2008.
3. 落合慈之監修:循環器疾患ビジュアルブック. 学研メディカル秀潤社, 東京, 2010.
4. 井上智子, 佐藤千史編:緊急度・重症度からみた症状別看護過程+病態関連図. 医学書院, 東京, 2014.
5. 医療情報科学研究所編:病気がみえるvol.2 循環器 第3版. メディックメディア, 東京, 2010.
6. 齋藤宣彦:看護学生必修シリーズ 改訂版 症状からみる病態生理の基本. 照林社, 東京, 2009.
7. 岡田隆夫監修:心臓・循環の生理学. メディカル・サイエンス・インターナショナル, 東京, 2011.
8. 黒澤博身監修:全部見える 循環器疾患. 成美堂出版, 東京, 2012.

症状⑥

食欲がない・やせてきた

食欲不振・やせ

姫野深雪

- 食欲の低下・消失した状態を食欲不振という。食欲不振は、生理的・心理的・病的・環境要因のうち、複数の要因や病態が関連して起こる。
- 体重減少（やせ）とは標準体重の20％以上の減少をいい、このほか一定期間内に異常な体重減少があった場合も問題となる。

※ここでは、食欲不振によって起こるやせについて解説します。

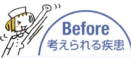

Before 考えられる疾患

【食欲不振】
- 悪性腫瘍
- 口内炎、胃潰瘍、イレウス、肝硬変
- 脳炎、脳血管障害、脳腫瘍
- COPD、気管支喘息
- うっ血性心不全
- 内分泌疾患
- 感染症、貧血、白血病、悪性リンパ腫、膠原病
- 放射線宿酔、薬剤、中毒
- 精神・神経疾患

【やせ】
- 消化器疾患
- 悪性腫瘍
- 糖尿病

On 観察ポイント

- バイタルサイン、身長・体重
- 全身倦怠感、顔色、活気
- 毛髪の色艶
- 眼瞼結膜色
- 口唇・皮膚の乾燥
- 口腔内の清潔、炎症
- 義歯、噛み合わせ
- 視覚、味覚、嗅覚の障害
- ADL、摂食動作
- 睡眠状態、しぐさ、表情
- 問診：食欲不振の程度・きっかけ、食物の種類、嗜好、随伴症状、内服薬
- 触診：腹部膨満、圧痛
- 聴診：胸部・腹部
- 打診：腹部

After 基本ケア

- 栄養状態の把握・アセスメント
- 環境・生活リズムの調整
- 食事の援助
- 精神的ケア

【やせ】
- 経管栄養、中心静脈栄養

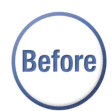

Before 症状が出現。観察・ケアの前に基本知識をチェック！

まず知っておきたい食欲不振とやせ（体重減少）の基本知識

●食欲とは食物を食べる意欲であり、人間に備わった基本的欲求の1つです。食欲低下は、血糖値が低下しているにもかかわらず、食欲中枢が機能せず空腹感を感じないことです。食欲の低下あるいは消失に対して、「食欲がない」という患者さんの訴えとなり、**食欲不振**（anorexia）と表されます。

●食欲は患者さんがそれぞれに感じる基本的欲求であるため、個人差があります。

●食欲は、単に「生きる」ためのエネルギーを供給するという**身体的側面**だけでとらえるのではなく、「生きる」糧を得るという、生きる希望や喜びを支える**精神的側面**をもつことを併せて考え、看護を行うことが必要です。

食欲と食欲不振のメカニズム

●食欲は、間脳の**視床下部**［体内の恒常性維持（ホメオスタシス）にかかわる場所］にある**食欲中枢**によって管理され、食欲中枢の**満腹中枢**と**摂食中枢**の相互作用によりコントロールされています（**図1**）。

●満腹中枢にはグルコース受容ニューロンが存在し、血中の**グルコース濃度**（**血糖値**）に応じて量反応性ニューロンが増加します。このグルコース受容ニューロンにグルコースが結合することでグルコース受容ニューロンが興奮し、満腹感が出現して摂食行動が抑制されます。

●摂食中枢（空腹を感知する場所）にはグルコース感受性ニューロンが存在し、グルコース濃度（血糖値）が低下することにより興奮して、摂食行動が引き起こされます。また、グルコース濃度（血糖値）が上昇すると興奮が抑制されます。

●この食欲中枢に対する有効な刺激は、血糖値ではなく、動脈血中のグルコース濃度と静脈血中のグルコース濃度の差である血糖利用率であるとされます。この血糖利用率の差が大きいときには空腹を感じず、差が小さくなると空腹感を感じて、摂食行動を引き起こします。血糖は、空腹時血糖値は70〜110mg/dLであり、食後では一過性に120〜130mg/dLに上昇し、約2時間後には元に戻るようにコントロールされています。糖尿病の場合、血糖値が高いのにもかかわらず空腹感を感じるのは、血糖利用率の低下によるものといわれています。

●食欲不振の原因は、生理的要因、心理的要因、病的要因、環境要因の4つの要因に分類することができます。病的要因はさらに4つの病態に分類されます。食欲不振は、1つの要因ではなく**複数の要因や病態が関連して起こる**ことが特徴といえます（**表1**）。

■ 図1　食欲のメカニズム

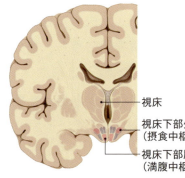

視床
視床下部外側野（摂食中枢）
視床下部腹内側核（満腹中枢）

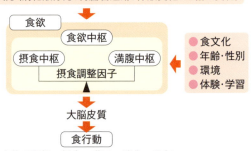

●感覚情報（視覚、聴覚、嗅覚、触覚、味覚、温度覚など）
●精神状態（ストレス、やせ願望など）
●生理的反応（消化液分泌、胃腸管運動、体液変化、血糖の変化）

食欲 → 食欲中枢（摂食中枢／満腹中枢／摂食調整因子） → 大脳皮質 → 食行動

●食文化
●年齢・性別
●環境
●体験・学習

食物の選択→摂食→嚥下→消化・吸収

やせ（体重減少）のメカニズム（図2）

- 食欲不振が続くと患者さんの体重は減少し、やせてきます。
- 「やせ」とは、標準体重をBMI[*1]（体格指数）が22となる体重としたとき、**標準体重の20%以上の減少**をいいますが、この基準を満たさなくとも一定期間内に**異常な体重減少**があった場合は問題となるといわれています。
- やせ（体重減少）の原因は、①摂取エネルギーの減少、②エネルギー消費の増加、③エネルギー利用の低下のいずれかが関係しており、食欲不振が大きく影響しているといえます。
- やせ（体重減少）は、①病的意義がなく食欲調節やエネルギー代謝に関する遺伝的要素が強い体質性のものと、②基礎疾患の存在する症候性のものに分類することができます。

表1　食欲不振の分類と特徴

病的要因	中枢性	大脳の器質的・機能的疾患によるもの	● 頭蓋内圧亢進による悪心・嘔吐を伴う発熱による体温調整中枢への刺激は、満腹中枢の働きを亢進させ、摂食中枢を抑制する
	中毒性	薬物・毒物や細菌の毒素などによるもの	● 薬物や毒素が直接、視床下部や胃粘膜を刺激して食欲を抑制する ● 悪性腫瘍による食欲低下物質の産生や抗がん薬の副作用、麻薬性鎮痛薬の副作用も含まれる
	内臓性	おもに消化器疾患、心疾患や腎疾患などが原因となるもの	● 消化器疾患が原因の場合が多く、腹痛、悪心・嘔吐、胸やけ・腹部膨満、下痢などの症状を伴う ● 消化器疾患以外の原因では、COPD[*2]や心不全などに伴う低酸素血症によって呼吸中枢が刺激され、迷走神経刺激が起こることが関係する ● 慢性腎不全では、尿毒症物質の蓄積や代謝性アシドーシスによる著しい食欲低下を生じる
	欠乏性	ビタミン・栄養素の欠乏や内分泌代謝障害によるもの	● 甲状腺機能低下、副腎機能不全などによるホルモン不足が食欲中枢に影響を及ぼす
心理的要因			● 不快な感情やストレスなどの心理的状態は、大脳皮質を介して食欲中枢を刺激する
生理的要因			● 運動不足では血糖利用率の差が大きくならず、食欲中枢が刺激されない
環境要因			● 不衛生、においなどにより食欲低下を生じる

図2　やせ（体重減少）のメカニズム

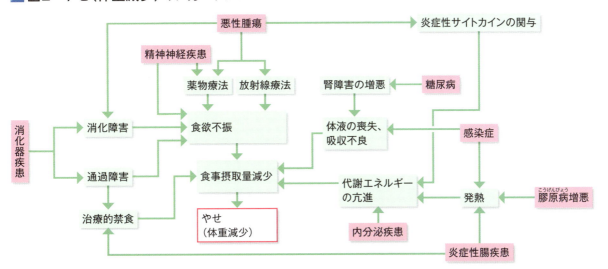

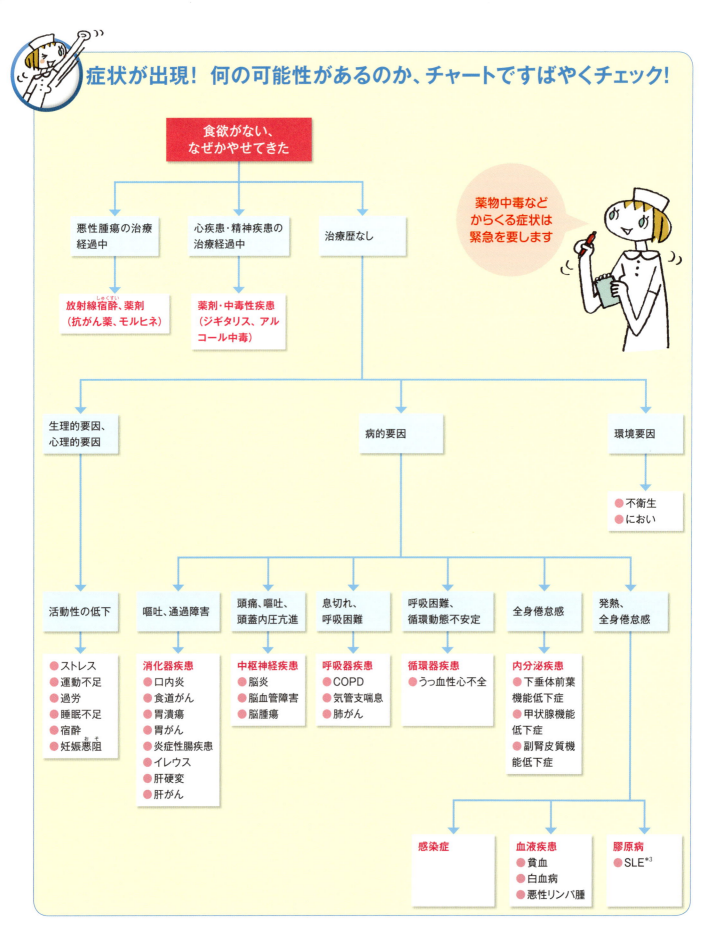

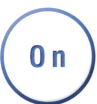

まず何を見る？ 問診・検査・観察のポイント

食欲不振の問診・検査・観察のポイント

問診・全身状態の観察

●食欲不振では、薬物中毒などの緊急を要する症状の有無を判断するために丁寧な問診と観察が必要です。問診と全身状態の観察を並行して行い、患者さんの**エネルギーの消耗を最小限に抑えます**。表2の事項について、問診しつつ観察し確認していきます。

■表2　おもな問診内容と観察ポイント

項目	問診の内容	観察項目
食欲不振の程度と経過、全身状態	●まったく食べられないのか、少しは食べられるのか ●いつから始まったのか ●始まりは急激なのか徐々になのか ●一時的か進行中なのか	●全身倦怠感、顔色、活気の有無 ●外観上の変化 ●毛髪の色艶 ●眼瞼結膜色（貧血の有無、p.189「体がだるい」図2参照） ●身長・体重・バイタルサイン
食物の種類と嗜好の変化、口腔の状態	●食べられないものの有無 ●液状物も受け付けないのか ●食べやすいものは何か ●好き嫌いと嗜好の変化の有無（アルコール量、カフェイン、喫煙含む）	●口唇、皮膚の乾燥 ●口腔内清潔の程度 ●口腔内炎症（口内炎）の有無 ●義歯の有無と噛み合わせ
食事時間と食事にかかる時間の変化	●1日の過ごしかたと空腹感 ●食事準備と間食の有無、程度	●視覚（視力、色覚、視野欠損など）、味覚、嗅覚の障害 ●ADL[*4]、摂食動作の障害の有無と程度
食欲不振を生じるきっかけ	●対人関係、環境（高温多湿な職場など）や生活の変化 ●ストレスの有無（過労、睡眠不足、運動不足）	●睡眠状態 ●しぐさや表情 ●間食のきっかけは患者の意識にないことがあるため、家族にも確認する
随伴症状の有無と程度	●体重減少の程度 ●消化器症状（腹部膨満、嚥下困難、悪心・嘔吐、腹痛、背部痛、下痢、便秘、血便、タール便、黄疸など） ●動悸、息切れ、咳嗽、喀痰、浮腫、全身倦怠感 ●頭痛、眩暈など頭蓋内圧亢進の症状 ●発熱 ●不眠・幻覚・幻聴などの精神症状	●体重測定、浮腫の有無（p.162「体がむくむ」図5参照） ●胸部の聴診 ●腹部の視診、聴診、打診（p.130「便が出ない」図4、p.138「下痢をした」図3参照）、触診（図3参照）
既往歴	●消化器疾患など（表3） ●受けている治療の有無と治療の経過	●食事指導の有無
内服薬の有無	●常用薬の内容と量の変化の有無（ジギタリスなど）	

表3 食欲不振を起こすおもな疾患

消化器要因	口腔疾患	口内炎、歯肉炎、舌炎
	食道疾患	食道アカラシア、食道がん、GERD*5
	胃疾患	胃炎、胃潰瘍、胃がん
	腸疾患	十二指腸潰瘍、炎症性腸疾患、大腸がん、イレウス
	肝疾患	急性肝炎、肝硬変、肝がん
	胆道疾患	胆石症、胆嚢炎、胆管炎、胆道・胆管がん
	膵疾患	膵炎、膵がん
	腹膜疾患	腹膜炎、腹水
非消化器要因	中枢神経疾患	脳炎、髄膜炎、頭部外傷、脳血管障害、脳腫瘍
	内分泌疾患	下垂体前葉機能低下症、甲状腺機能低下症、副腎皮質機能低下症
	代謝疾患	重症糖尿病、ビタミン欠乏、亜鉛欠乏
	呼吸器疾患	COPD、気管支喘息、肺がん
	循環器疾患	うっ血性心不全
	血液疾患	貧血、白血病、悪性リンパ腫
	感染症	急性感染症、慢性感染症
	膠原病	SLE
	薬剤、中毒	抗がん薬、鎮痛薬、ジギタリス、アミノフィリン、モルヒネ、アルコール中毒
	精神・神経障害	うつ病、統合失調症、神経性やせ症／神経性無食欲症
	その他	放射線宿酔、妊娠悪阻

触診

- 腹部膨満(ぼうまん)、腹部の圧痛を確認します（図3）。
- 腹部の触診は、緊張を緩和するため膝を立てて行います。

図3 触診の方法

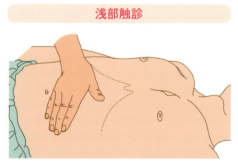

浅部触診

● 呼吸によって腹壁がもち上がるのを手掌全体で感じ、軽く触れる

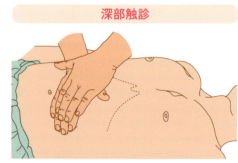

深部触診

● 片方の手は感じることに専念して、もう一方の手で上から押す

検査

- 食欲不振の検査で最初に行うのは、身体計測（身長・体重）です。
- 次に血液検査など、食欲不振の原因となる疾患のスクリーニングが行われます（表4）。
- さらに、原因となる疾患の鑑別のため腹部超音波検査、消化器内視鏡検査、胸部・腹部X線、CT[*6]、MRI[*7]などが行われます。

■表4　食欲不振時にみるおもな血液検査の基準値

項目	基準値	項目	基準値
RBC[*8]	男性430〜570×10⁴/μL、女性380〜500×10⁴/μL	TP[*14]	6.7〜8.3g/dL
Hb[*9]	男性13.5〜17.5g/dL、女性11.5〜15.0g/dL	Alb[*15]	3.8〜5.3g/dL
WBC[*10]	4,000〜8,000/μL	CRP[*16]	0.3mg/dL未満
PLT[*11]	15〜34×10⁴/μL	TC[*17]	120〜219mg/dL
BUN[*12]	8〜20mg/dL	BS[*18]	70〜109mg/dL
K[*13]	3.5〜5.0mEq/L	尿糖	陰性／100mg/日以下

やせ（体重減少）の問診・検査・観察のポイント

問診・全身状態の観察

- やせ（体重減少）の基準を表5、6に示します。
- やせ（体重減少）についての問診・全身状態の観察は、食欲不振の場合とほとんど同じですが、①どのくらいの期間でどの程度の体重減少なのか、②食欲の変化、③食事摂取量の変化、④消化器症状の有無、⑤運動量の変化、⑥体重減少をきたす疾患の既往の有無を確認します（表7）。

■表5　やせ（体重減少）の基準

標準体重(kg)＝22※×身長(m)×身長(m) の、**20％以上の減少**

※BMI（体格指数）を22とする

異常な体重減少の基準

期間	体重減少率
1か月	5％以上
3か月	7.5％以上
6か月	10％以上

体重減少率(％)＝(普段の体重−現在の体重)÷普段の体重×100

■表6　体格指数による分類（日本肥満学会2000）

分類	BMI
低体重（やせ）	18.5未満
普通体重	18.5以上25未満
肥満	25以上

BMI＝体重(kg)÷身長(m)×身長(m)

表7 やせ（体重減少）を起こすおもな疾患

消化器疾患	● **食欲不振をきたすもの**：胃炎、胃潰瘍、悪性腫瘍、肝炎、肝硬変、有痛性の口腔病変 ● **通過障害をきたすもの**：悪性腫瘍による消化管狭窄や消化管周囲の圧迫 ● **吸収障害をきたすもの**：慢性膵炎、消化管切除後、クローン病 ● **神経・筋の異常による嚥下障害をきたすもの**：脳血管障害、筋萎縮性側索硬化症
悪性腫瘍	● 炎症性サイトカインの関与などによるエネルギー消費の増大、食欲不振、味覚異常
糖尿病	● インスリン分泌能低下、インスリン抵抗性増大、糖尿病腎症の悪化
内分泌疾患	● 甲状腺や下垂体機能の低下による食欲不振
精神・神経疾患	● うつなどの気分障害による食欲不振 ● 神経性食欲不振症による食行動異常 ● 統合失調症による拒食
その他	● 感染症に伴う炎症や発熱※によるエネルギー消費の増大 ● 膠原病の炎症によるエネルギー消費の増大と嚥下障害

※体温が1℃上昇すると基礎代謝率は約7％増大する

After　診断後の基本ケアと主要な疾患（状態）別　治療・ケアのポイント

まず知っておきたい食欲不振の基本ケア

● 食欲不振は、その原因が明らかでない場合が多く、患者さんは全身倦怠感などの症状による苦痛だけでなく、「自分の体に何が起こっているのかわからない」「今後はどうなるのか」といった不安を抱えています。患者さんだけでなく家族の不安も受け止め、対処・ケアを行いながら、患者さんや家族とあせらせずに丁寧にかかわる姿勢が大切です。

栄養状態の把握とアセスメント

● 食欲不振の原因を明らかにする検査などとともに、対症療法が行われます。
● 栄養状態のアセスメントは**表8**の視点で行います。

環境・生活リズムの調整

● 患者さんを焦らせないように、落ち着いた環境をつくります。
● 病室内の換気や、臭気物などを除くといった環境整備を行います。
● 食欲不振による体力低下に伴い、ふらつきなどの転倒・転落リスクが高くなるため、安全かつ快適な病床環境をつくります。

● 患者さんの1日のスケジュールをふまえ、患者さんの全身倦怠感をみながら、活動→休憩→食事→休憩→活動というように生活リズムをつけましょう。
● 食事が進まないからといって食事の時間を長くすることは、患者さんの食欲をさらに減少させ、疲労感を与えるため注意します。
● 適度な運動は全身の機能を活性化して消化管機能を整え、摂取したエネルギーを有効に消費して排泄させることで、食事の摂取を促します。全身倦怠感が強い患者さんに対しては、状態をみながら適度な運動を促します。

食事の援助

● できるだけ経口での摂取を促し、患者さんと目標を共有しましょう。
● 患者さんの食べたいという気持ちを引き出すために、できるだけ患者さんの嗜好に合った食品、調理法や食事時間を選択します（**図4**）。その場合、栄養科やNST[*19]の協力を得ることでより食事への援助が豊かになります。
● 1回の食事はできる限り食品数を多く、少量ずつの盛り付

表8　栄養状態のアセスメント

①身体計測、血液データの変化	●体重の増減、BMIの算定 ●Hb、TP、Albなど
②フィジカルアセスメント	●バイタルサイン、口腔内環境、嚥下障害、排便などの排泄状況、悪心などの症状の有無、食事摂取動作
③食事内容	●食事摂取量、主食と副食の摂取割合、摂取カロリー、栄養のバランス、嗜好の変化
④食事時間および食事にかかる時間と1日の活動量	
⑤食欲の有無と変化	
⑥食事時の表情や言動の変化、誰と食事をするのか	
⑦使用薬剤の確認と副作用のモニタリング	

図4　食事の工夫

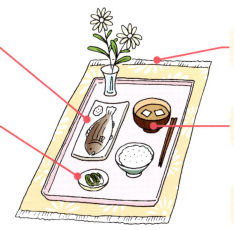

- 患者さんの気に入っている食器を使用する
- できる限り食品数を多く、少量ずつの盛り付けにする
- 口をすっきりさせるレモン、梅干しなどの酸味を取り入れる
- 食膳を美しく整えて提供する
- 温かいものは温かく、冷たいものは冷たい状態で
- 患者さんの嗜好に合った食品、調理法を選択する

けにし、無理なく食べやすいものにします。
●温かいものは温かく、冷たいものは冷たい状態で、食膳を美しく整えて提供します。
●衛生上問題がなければ、家族の協力を得て気に入っている食器を使用したり、患者さんの好みの食物を持参してもらうと、食欲を引き出すことにつながります。
●摂取カロリーの増加のためには、できるだけ高エネルギーのものを選択します。また、食品の形態は固形物にとらわれることなく、飲料なども組み合わせて取り入れることにより摂取カロリーを効果的に増加させます。
●患者さんが食事をする際は、食べられそうな食品から食べるように勧め、食べることに対する心理的負担を考慮して無理に促さないようにします。
●口当たりのよい清涼感のあるシャーベット・アイスクリームや、口をすっきりさせるレモン、梅干しなどの酸味を取り入れることも効果的です。しかし、口内炎など口腔内に潰瘍などがある場合は、刺激物となるので注意が必要です。

●患者さんが食べたい気持ちを示したら、できる限りタイミングを逃さずに食事などを提供します。
●患者さんに悪心・嘔吐がある場合、含嗽などを行い口腔内を清潔に保つことが必要です。
●腹部膨満感などの症状や誤嚥のリスクがある場合は、ギャッジアップや安楽枕などを活用して、安全かつ安楽な体位の工夫をします。

精神的ケア

●精神的ストレスが食欲不振の原因の場合、その原因を明らかにして解決に努めます。
●食欲がわかない状態は患者さんと家族の不安を増強させるため、患者さんのがんばりや思いに共感して穏やかに見守り、患者さんと家族に失望感を抱かせないように配慮します。
●患者さんが少しでも食べることに希望をもてるように、患者さんとともに食事ができることを喜び、がんばりを認め、自己効力感を促進できるように接します。

まず知っておきたいやせ（体重減少）の基本ケア

- 食欲不振のケアに準じますが、やせ（体重減少）の場合は食欲不振より全身状態への影響が強くなります。患者さんは**免疫力が低下**し、**無気力や易疲労**など身体の活動性も低下するため、**食事の援助を積極的に行います**。
- 経口摂取では十分に栄養が摂取できず、体液バランスが保持できない場合、消化管の状態に応じて**経管栄養法**や**中心静脈栄養法**が行われます。

主要な疾患（状態）別　治療・ケアのポイント

- 食欲不振、やせ（体重減少）を引き起こす疾患は多様にあります。また、食欲不振、やせ（体重減少）そのものが問題になるのではなく、身体の異常のサインとして、何らかの疾患を示すことが多い傾向があります。そのため、ベッドサイドにいる看護師の細やかな観察による患者さんの変化の把握は、適切な診断と治療に導くために最も必要なケアといえます。

悪性腫瘍

- がん治療を受ける患者さんは、化学療法や放射線療法に伴い、食欲不振による摂食障害となり、やせ（体重減少）につながることが多く、その**体重減少が余命に影響する**といわれています。よって、がん患者さんの栄養状態を保つ看護は、治療継続や患者さんのQOL[20]の維持に対して大変重要であるといえます。

味覚障害

- 化学療法を受けている患者さんの約60％は、「味がおかしい」「味が感じられない」という**味覚障害**を訴え、食欲不振を訴えることも多い傾向にあります。
- 味覚とは、甘み、塩味、うまみ、酸味、苦みの5つの基本味から構成されています。基本味はおもに舌に分布している味蕾で感じ、味覚受容体を介して神経に伝わり脳に伝達されています。一方で、辛味や舌触り、冷たさや温かさなどは味覚受容体を介さず直接に神経から大脳皮質体性感覚野と大脳皮質弁蓋部に伝わり感じています。さらに、味覚を感じるには、味の成分を運搬する唾液の分泌も必要です。
- 味覚障害は、味蕾の障害や味覚を伝達する鼓索神経・舌咽神経の障害、顔面障害だけでなく、口腔内乾燥や全身状態の悪化、亜鉛不足によっても起こることが明らかになっています。
- 味覚障害を引き起こすおもな薬剤を**表9**に示します。化学療法による味覚障害の発現時期は**早ければ2～3日後**から、多くは治療開始より**3週間後**からみられます。治療の有害事象のため避けられないものですが、できるかぎりの予防を行います。
- 口腔内の清潔を保持し、唾液腺を刺激して分泌を促します（**図5**）。
- 亜鉛を多く含む食品を積極的に摂取しましょう（**表10**）。亜鉛の1日の所要量は男性12mg、女性9mgといわれています。亜鉛を多く含む食品は、かき、牛肉、レバーなどの魚介類や肉類です。その際、クエン酸やビタミンCとともに摂ると亜鉛の吸収を促す効果があります。
- 味蕾の再生には、鉄分やビタミンB_{12}も必要であり、できるかぎりバランスのよい食事内容を検討し、食事の摂取を促

表9　味覚障害をきたすおもな薬剤

抗がん薬	
● ビンカアルカロイド系：ビンクリスチン硫酸塩、ビンデシン硫酸塩、ビンブラスチン硫酸塩
● 白金製剤：シスプラチン、カルボプラチン
● アントラサイクリン系：ドキソルビシン塩酸塩、ピラルビシン
● タキサン系：ドセタキセル水和物
● 代謝拮抗薬：メトトレキサート、フルオロウラシル
● アルキル化薬：シクロホスファミド水和物

抗がん薬以外の薬剤	
● 降圧薬：アセタゾラミド、サイアザイド系、ニフェジピン、スピロノラクトン
● 心血管系作用薬：ジルチアゼム塩酸塩、ニトログリセリン、プロプラノロール塩酸塩
● 抗てんかん薬：カルバマゼピン、フェニトイン
● 抗ヒスタミン薬：クロルフェニラミンマレイン酸塩
● 抗菌薬：アンピシリン水和物、アジスロマイシン水和物、シプロフロキサシン、クラリスロマイシン
● 抗うつ薬：アミトリプチリン塩酸塩、クロミプラミン塩酸塩
● 甲状腺治療薬：チアマゾール（メルカゾール®）、プロピルチオウラシル
● 脂質異常症（高脂血症）治療薬：フルバスタチンナトリウム
● 抗炎症薬：ヒドロコルチゾン、デキサメタゾン、ペニシラミン

佐々木常雄, 岡元るみ子編：新 がん化学療法ベスト・プラクティス. 照林社, 東京, 2012：198. より引用

図5 口腔ケアの方法

歯ブラシの持ち方
● ブラッシング圧が強すぎないよう、ペングリップで歯ブラシを持つ

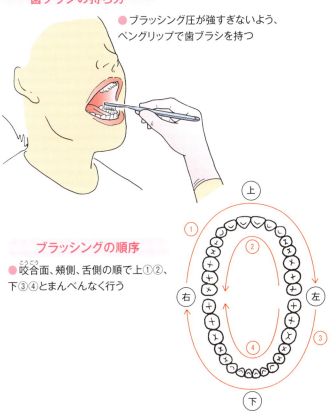

ブラッシングの順序
● 咬合(こうごう)面、頬側、舌側の順で上①②、下③④とまんべんなく行う

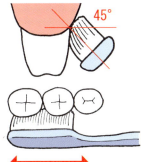

スクラビング法
● 歯ブラシを歯の表面に対し垂直にあて、小刻みに振動させる
● 歯の表面の汚れを落とす

バス法
● 歯ブラシを歯と歯肉の境目にあて、小刻みに振動させる
● 境目の汚れを落とすとともに、歯肉へのマッサージ効果がある

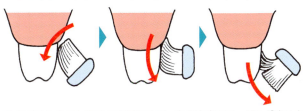

ローリング法
● 歯ブラシを歯と歯肉の境目にあて、歯の方向にローリングするようにあてる
● 歯の表面と歯肉の境目の汚れを落とす

表10 亜鉛を多く含む食品

	食品名	使用量のめやす（重量）	亜鉛含有量(mg)
魚介類	かき（むき身）	中5個（75g）	9.9
	うなぎ蒲焼	1串（100g）	2.7
	ずわいがに（缶詰）	小1/2缶（40g）	2.1
肉類	牛肉（肩ロース）	薄切り3枚（80g）	4.6
	豚レバー	小3切れ（60g）	4.1
	牛レバー	小3切れ（60g）	2.3
	豚肉（肩ロース）	薄切り3枚（80g）	2.2
卵類	卵黄	1個（20g）	0.8
	卵	1個（60g）	0.8
豆類	納豆	中1個（50g）	1.0
	凍り豆腐	1枚（15g）	0.8
	豆腐（もめん）	1/3丁（100g）	0.6
乳製品	牛乳	コップ1杯（200mL）	0.8
	プロセスチーズ	20g	0.6
種実類	カシューナッツ（フライ）	20粒（20g）	1.6
	アーモンド（フライ）	20粒（20g）	0.9
	ピーナッツ（炒り）	20粒（10g）	0.6
	ごま	大さじ1杯（20g）	0.6
穀類	スパゲッティ（乾燥）	1人分（100g）	1.5
	マカロニ（乾燥）	1人分（100g）	1.5
	もち	小2個（70g）	1.0
	ご飯	茶わん1杯（150g）	0.9
野菜類	そら豆	5粒（70g）	1.0
	とうもろこし	1/2本（100g）	1.0
	たけのこ（茹）	小鉢1杯（60g）	0.7

佐々木常雄、岡元るみ子編：新 がん化学療法ベスト・プラクティス. 照林社, 東京, 2012：201. より引用

しましょう。
● 味を感じない場合は、味付けを濃くしてみましょう。

口内炎

● 化学療法を受ける患者さんを悩ます症状として、口内炎（口腔粘膜の炎症の総称）があります。この症状は、食欲不振や食事摂取量減少の原因となり、患者さんのQOLを低下させます。

● 口内炎の原因として、口腔粘膜のターンオーバーが数日と早いため抗がん薬の影響を直接受けやすいこと、好中球減少による易感染状態からカンジタ症などの二次的な局所感染を起こしやすいことが挙げられます。

● 化学療法による口内炎は、抗がん薬投与開始後5～7日から紅斑がみられ、11～14日に潰瘍形成、通常2週間以内に改善しますが、二次感染を起こした場合は長期化する恐れがあります。

● 口内炎の好発部位は、可動粘膜である頬粘膜、舌側縁、舌腹などであり、義歯などの刺激が加わる場合、同一部位に繰り返し再発する傾向があります。また、化学療法を受ける患者さんの場合、食欲低下により唾液の分泌が低下して、口内炎を悪化させることもあります。よって、口内炎の予防と口腔内のケアが大切となります。

● 口内炎は、外観上わかりにくい場所に発生しやすいため、化学療法開始前に患者さんの口腔内を観察し、口内炎の発生リスクをアセスメントしましょう。アセスメントの視点として、食事と栄養、痛みの有無、出血の有無、舌のびらんや圧痕、唾液の分泌、粘膜の乾燥、嚥下能力、味覚の状態、身体所見などを観察します。

● 口内炎のリスクがある患者さんへの口腔ケアを表11に示します。口腔ケアを実施する際、口腔内に白色の斑点の有無を観察して、2次感染の早期発見、早期対応を行います。その場合、口内炎の評価スケール（表12）を使用すると客観的な評価ができます。

● 水や水分を積極的に多めに心がけてとるように促します。

● タバコやアルコール、刺激物（酸っぱい、辛い、熱い、ザラザラしたもの）は避けます。アイスクリームなどの冷たい食品などは飲み込みやすく、口腔内の不快感を軽減します。

表11 口内炎のリスクがある場合の口腔ケア

● やわらかい歯ブラシを用いて、少なくとも2回/日、90秒間、歯の表面全体を念入りにブラッシングする。痛みが強い場合、スポンジスワブの使用も有効
● 歯磨き時のすすぎは十分に行い、歯ブラシは清潔で乾いた場所に保管する
● 市販のうがい薬はアルコールを含んでおり、敏感な粘膜組織に炎症を起こすため、使用を避ける。医師により処方されたうがい薬を使用し、口腔内の2次感染を予防する
● 口唇を保護するため、水溶性の保湿剤を使用する

表12 口内炎の評価

グレード0	症状なし
グレード1	疼痛+/－、粘膜紅斑、潰瘍なし
グレード2	粘膜紅斑、潰瘍あり、固形食の嚥下可
グレード3	広範囲の粘膜紅斑、潰瘍あり、固形食の嚥下不可
グレード4	広範囲の口内炎のため栄養摂取不可

〈略語一覧〉
*1【BMI】body mass index：体格指数
*2【COPD】chronic obstructive pulmonary disease：慢性閉塞性肺疾患
*3【SLE】systemic lupus erythematosus：全身性エリテマトーデス
*4【ADL】activities of daily living：日常生活動作
*5【GERD】gastroesophageal reflux disease：胃食道逆流症
*6【CT】computed tomography：コンピューター断層撮影
*7【MRI】magnetic resonance imaging：磁気共鳴画像診断
*8【RBC】red blood cell count：赤血球数
*9【Hb】hemoglobin：ヘモグロビン
*10【WBC】white blood cell count：白血球数
*11【PLT】platelet：血小板
*12【BUN】blood urea nitrogen：血清尿素窒素
*13【K】potassium：カリウム
*14【TP】total protein：血清総タンパク
*15【Alb】albumin：アルブミン
*16【CRP】C-reactive protein：C反応性タンパク
*17【TC】total cholesterol：総コレステロール
*18【BS】blood sugar：血糖
*19【NST】nutrition support team：栄養サポートチーム
*20【QOL】quality of life：生活の質（生命の質）

〈文献〉
1. 小田正枝編著：プチナースBOOKS 症状別看護過程 アセスメント・看護計画がわかる. 照林社, 東京, 2014.
2. 相馬朝江編：目でみる症状のメカニズムと看護. 学研メディカル秀潤社, 東京, 2005.
3. 阿部俊子監修, 小板橋喜久代 他編：エビデンスに基づく症状別看護ケア関連図. 中央法規出版, 東京, 2013.
4. 松田明子, 永田博司, 宮島伸宜 他編：系統看護学講座 専門分野Ⅱ 消化器 成人看護学[5] 第14版. 医学書院, 東京, 2015.
5. 菱沼典子：食欲不振・不眠・便秘は病者の"三種の神器". 看護学雑誌2006；70(1)：32-37.
6. 苛原稔：食欲調節のメカニズム. 産科と婦人科2002；69(2)：129-135.
7. 吉松博信：咀嚼と食欲. 肥満研究2010；16(3)：131-135.
8. 加隈哲也：食欲調節と肥満度. Medicina 2005；42(2)：206-207.
9. 板倉弘重：味覚, 食欲のメカニズムとその障害. 栄養ー評価と治療2010；27(3)：234-238.
10. 橋本信也, 西山悦子：症状の起こるメカニズム5 食欲不振. 看護学雑誌1989；53(5)：420-423.
11. 金澤一郎, 永井良三編：今日の診断指針 第7版. 医学書院, 東京, 2015.
12. 小林由佳, 中西弘和：がん化学療法に伴う摂食障害の対策. 静脈経腸栄養2013；28(2)：627-634.
13. 福田敦子：外来がん化学療法患者の生活障害に関する研究 消化器がん患者の生活障害の実際調査. 神戸大学保健学研究2003；19：41-57.
14. 赤水尚史：がん悪液質の病態. 静脈経腸栄養2008；23(4)：607-611.
15. 宇佐美眞, 土師誠二, Paula RAVASCO 他：がん患者の栄養管理. 静脈経腸栄養2011；26(3)：917-934.
16. 茂野香おる：口腔ケア. 系統看護学講座 専門分野Ⅰ 基礎看護学[3] 基礎看護技術Ⅱ 第16版. 医学書院, 東京, 2013：189.
17. 荒尾晴恵, 田墨惠子編：スキルアップがん化学療法看護 事例から学ぶセルフケア支援の実際. 日本看護協会出版会, 東京, 2010.
18. 鈴木志津枝, 小松浩子監訳：がん看護PEPリソース 患者アウトカムを高めるケアのエビデンス. 医学書院, 東京, 2013.

症状⑦

嘔吐した

悪心・嘔吐

穴井めぐみ

- 悪心とは、いまにも嘔吐しそうな感覚をいい、心窩部、前胸部、咽頭にかけて、不快な感覚を伴う。
- 嘔吐とは、胃内容物が食道、口腔を介して排出されることで、体の防御反射であると同時に重要な症状である。

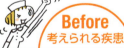

Before 考えられる疾患

- クモ膜下出血、脳梗塞、脳腫瘍、髄膜炎
- 薬物性、中毒性、感染、代謝産物、肝不全、妊娠悪阻、子癇、熱射病、電解質異常
- 貧血、高山病
- 乗り物酔い、メニエール病、中耳炎
- 咽頭炎、扁桃腺炎
- 心疾患、胃腸疾患、肝・胆・膵疾患、胸腹膜疾患、泌尿器科疾患、婦人科疾患
- 有害物質誤飲

On 観察ポイント

- バイタルサイン、意識レベル、呼吸
- 問診：発症時期、症状、環境、吐物、既往歴、心因性因子、生活歴、薬剤、飲酒、腹痛・頭痛・発熱の有無
- 視診：吐物の色・性状・におい、顔色、冷感、苦悶様表情、腹部膨満、嘔吐運動
- 聴診：腸蠕動音、金属音
- 触診：腹部膨満、圧痛・自発痛、腹壁の緊張

After 基本ケア

- 異常の早期発見
- 心理的援助
- 窒息・誤嚥防止
- 苦痛への援助
- 薬物療法
- 環境整備
- 口腔ケア
- 食事の援助
- 睡眠の援助
- 緊急時対処

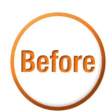

Before 症状が出現。観察・ケアの前に基本知識をチェック!

まず知っておきたい悪心・嘔吐の基本知識

- 嘔吐とは、胃内容物が食道、口腔を介して排出されることです。体の防御反射であると同時に重要な症状でもあります。
- 悪心とは「むかむかする」「吐きそう」など、いまにも嘔吐をしそうな感覚をいい、心窩部、前胸部、咽頭にかけて不快な感覚を伴います。嘔気、吐き気と同じ意味です。
- 通常は悪心が先行しますが、悪心を伴わない嘔吐もあります。
- 嘔吐中枢は延髄網様体にあり、孤束核近傍にある神経束です。網様体の第4脳室に近い脳幹にあります。
- CTZ[*1]（化学受容器引金帯）は、第4脳室の最後野にあり、嘔吐中枢と隣接した部位に存在しています。ここを介して刺激が嘔吐中枢へ伝達されます。
- CTZには神経伝達物質のドーパミンに対する受容体が豊富に存在し、嘔吐を引き起こす刺激によって遊離したドーパミンが受容体に作用して、嘔吐中枢に伝達されます。
- その他の神経伝達物質の受容体（オピオイド受容体、ヒスタミン受容体、セロトニン5-HT_3受容体[*2]）があり、血液を介して薬物、中毒物質、電解質、代謝異常などの刺激に対して、嘔吐中枢に伝達されます。
- 嘔吐の原因は、中枢性嘔吐と反射性嘔吐に大別できます（表1）。
- 嘔吐運動が起こるメカニズムを図1に示します。
  ① 延髄にある嘔吐中枢に刺激が伝わると、胃の幽門が閉鎖し、十二指腸や空腸の上部で逆蠕動が発生する。
  ② 食べた物が逆戻りを始め、胃に到達する。その際、一時的に呼吸が止まる。

■ 表1 嘔吐の原因別分類

中枢性嘔吐	直接的な刺激	● 頭蓋内圧亢進など機械的刺激：クモ膜下出血、脳梗塞、脳腫瘍、髄膜炎など
	CTZを介しての刺激	● 化学的刺激：薬物性（モルヒネ、ジギタリス、ニコチン、ヒスタミン、抗がん薬、抗菌薬）、中毒性（金属、有機物、ガス中毒）、感染（細菌毒素）、代謝産物（糖尿病性アシドーシス、尿毒症）、肝不全、妊娠悪阻、子癇、熱射病、電解質異常など ● 酸素欠乏：貧血、高山病
	大脳皮質への刺激	● 感情、連想、視覚、嗅覚などの刺激
反射性嘔吐	前庭神経の刺激	● 乗り物酔い、メニエール病、中耳炎など
	舌咽神経の刺激	● 咽頭・喉頭への機械的刺激、咽頭炎、扁桃腺炎など
	迷走神経・交感神経（内臓神経）の刺激	● 心疾患 ● 胃腸疾患（腹腔内疾患、胃炎、食道炎、胃十二指腸潰瘍、幽門狭窄、腸閉塞など） ● 肝・胆・膵疾患、胸腹膜疾患（消化管壁の過伸展、胸腹膜炎、虫垂炎、急性肝炎、急性膵炎、胆嚢炎、胆石症） ● 泌尿器科疾患（腎尿路結石） ● 婦人科疾患（子宮付属器炎、卵巣嚢腫茎捻転など） ● 有害物質誤飲

③腹腔内圧が高まると、横隔膜が下がり、腹壁の筋肉が緊張し、食べた物が戻っている胃を圧迫する。
④食道と胃の境界にある噴門括約筋が弛緩し、胃内にあった食べ物や胃液が一気に食道、口腔へ押し出される。
●嘔吐時は、一時的に呼吸が止まり、喉頭蓋は閉じているので、胃内容物は気道に行かないしくみになっています。

●嘔吐中枢の近くには、呼吸中枢、血管運動中枢、唾液中枢があります。
●嘔吐中枢が刺激されると、これらの中枢にも興奮が伝達されるため、多くは血圧変動、徐脈、頻脈、冷汗、呼吸促迫、唾液分泌亢進、脱力感、食欲不振などの随伴症状を伴います。

図1　嘔吐運動のメカニズム

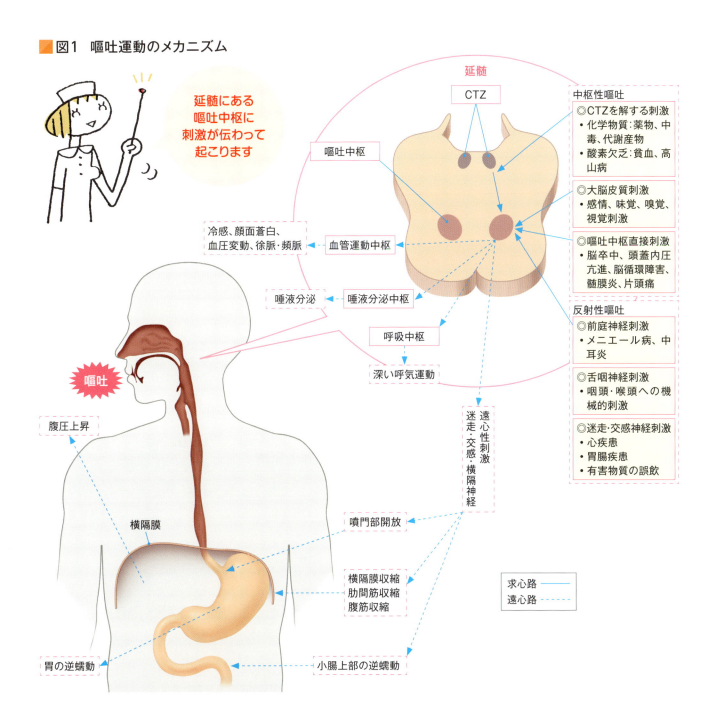

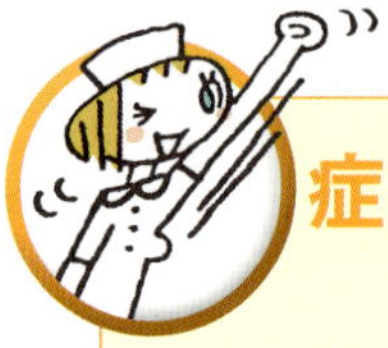

症状が出現！何の可能性があるのか、チャートですばやくチェック！

嘔吐した

- 突然の嘔吐
- 繰り返す嘔吐

繰り返す嘔吐の分岐

- **女性の場合、月経の有無、妊娠反応** → **妊娠悪阻**
- **下痢・発熱** → 生もの・刺激物摂取 → 培養検査 → **感染（細菌毒素）**
- **金属・有機物・化学物質を扱う職業や接触** → **中毒性**
- **モルヒネ、ドーパミン賦活薬、ジギタリス、ニコチン、抗がん薬、抗菌薬などの内服** → **薬物性**

症状別分岐

症状	検査	疾患
頭痛、意識レベルの低下、麻痺、瞳孔異常など	CT*3・MRI*4、血管撮影、頸部エコー	**脳出血、脳梗塞、脳腫瘍、髄膜炎など**
体重減少、拒食、興奮など	●感情の起伏、ストレス ●不快な環境：味覚、臭気、音、光景など	**心因性** ●うつ、拒食症など
眼痛、頭痛、視野狭窄など	眼圧上昇	**緑内障**
胸痛・背部激痛、ショック症状、浮腫、呼吸困難など	心電図、血液検査、血管撮影、腹部X線検査、心エコー	**心筋梗塞、心不全**
悪心、腹痛、腹部膨満、腸蠕動音減弱、便秘など	CT・MRI、腹部エコー、腹部X線検査、血液検査	嘔吐時間
めまい、耳鳴、耳閉塞感、難聴など	前庭機能検査	**内耳炎、メニエール病、乗り物酔い**
特徴的な口臭など	代謝異常 → 血液検査	**糖尿病性ケトアシドーシス、尿毒症など**

嘔吐時間

- **食事と無関係** ●胃がん
- **食後数時間** → 吐物性状
- **食直後** ●胃炎 ●食道炎
- **早朝** ●尿毒症 ●慢性アルコール中毒

吐物性状

- **血液・コーヒー様残渣** ●出血性潰瘍 ●食道静脈瘤破裂
- **糞便臭** ●下位小腸・大腸閉塞
- **胆汁を含む食物残渣** ●総胆管開口部より下の閉塞
- **大量の食物残渣** ●幽門狭窄
- **酸臭・胃液多量** ●胃・十二指腸潰瘍

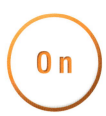

On まず何を見る？ 問診・検査・観察のポイント

問診

- 表2の事項について、患者さんに確認します。
- 腹痛、頭痛、発熱の有無で、原因を推測できます（表3）。

表2 問診事項（誘因・原因の把握）

発症時期・症状の起こり方	いつからなのか、発症は急か・徐々か、発症後軽快したか・悪化しているか、時間、回数、どのような吐き方だったか、食事との関連はあったか、食事で生ものや刺激物の摂取はなかったか、化学物質・金属・有機物との接触はなかったか、最終排便はいつか
前駆症状	悪心、瞳孔散大、顔面蒼白（そうはく）、唾液分泌亢進など
随伴症状	頭痛、意識レベル低下、胸部症状、腹部症状、めまい、発熱、食欲不振、呼吸促迫、心悸亢進（しんきこうしん）、精神的な動揺はなかったか、下痢・便秘、脱水症状
周囲の環境	不快な味覚、音、におい、光景
吐物	性状・色調・便臭の有無、回数
既往歴	心疾患、脳疾患、消化器疾患、耳鼻科疾患、便秘、腎疾患、月経・妊娠の有無、拒食症、骨盤腔内の手術歴、海外渡航歴
心因性因子	ストレス、悩み、感情の起伏（不安、恐怖、怒り）
生活歴	睡眠状況、ストレスや悩み
薬剤	内服薬・頓服薬（とんぷくやく）の有無（特に非ステロイド抗炎症薬、抗菌薬）、化学物質を取り扱う職業かどうか
嗜好（しこう）	飲酒の有無

表3 悪心・嘔吐と症状観察からみた疾患の鑑別

腹痛がない	腹痛がある
● 頭痛がある 脳腫瘍、脳出血、クモ膜下出血、髄膜炎、脳炎、高山病 ● 頭痛がない 心因性（ストレス、うつ病、ヒステリー）、乗り物酔い、メニエール病、中耳炎、前庭神経障害、糖尿病ケトアシドーシス、尿毒症、薬物中毒、アルコール中毒、妊娠悪阻	● 発熱がある 細菌性食中毒、消化管穿孔（せんこう）、虫垂炎、胆嚢炎、急性肝炎、腹膜炎 ● 発熱がない 急性胃粘膜病変、幽門狭窄、腸閉塞、胆石発作、尿管結石、膵炎、子宮外妊娠、卵巣嚢腫茎捻転

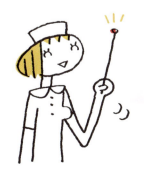

嘔吐に対する治療の有無や内容、また、検査・治療に対する患者さんの反応なども確認しましょう

視診

- 吐物の色、性状、においをみます（表4）。
- 顔色や、冷汗、苦悶様表情、腹部膨満の有無、嘔吐運動を観察します。

表4 随伴症状、吐物の色・性状から考えられる疾患

	随伴症状・吐物性状	考えられる疾患
随伴症状	悪心・腹痛・腹部症状	反射性嘔吐が疑われる
	突然の嘔吐	中枢性嘔吐が疑われる
	下痢・発熱	毒素型食中毒 ※食後24時間感染型食中毒
	頭痛、意識障害、視力障害など	頭蓋内圧亢進、脳腫瘍、脳出血、髄膜炎
	めまい、耳鳴	メニエール病
	眼痛	緑内障
早朝の嘔吐		尿毒症、妊娠、慢性アルコール中毒
食直後の嘔吐		胃炎、食道炎
食後数時間の嘔吐	酸臭、胃液多量	胃・十二指腸潰瘍
	大量の食物残渣	幽門狭窄
	胆汁を含む食物残渣	総胆管開口部より下の閉塞
	糞便臭	下位小腸・大腸の閉塞
	血液、コーヒー様残渣	出血性潰瘍、がん、食道静脈瘤破裂など
食事とは無関係の嘔吐		胃がん

聴診

- 腸蠕動音の有無、金属音の有無を確認します。
- 腹部の聴診は聴診器の膜面を使います（p.96「おなかが痛い」図4参照）。
- 腸蠕動音は絞扼性イレウスの場合は減弱するか、消失します。閉塞性イレウスの場合は金属音が聴取されます。麻痺性イレウスの場合は消失します。

触診

- 腹部膨満、腹部の圧痛・自発痛、腹壁の緊張の有無を確認します。
- 腹部に限らず触診はすべて、特に寒いときは手を温めて行います。冷たい手で触れると反射的に腹壁の緊張が亢進することがあります（p.130「便が出ない」**図4**参照）。
- 腹壁の緊張を緩和するために膝を立てた姿勢で行います。
- 触診時は会話ができる場合は会話をするなどして、患者さんの気持ちをそらして行います。
- 腹壁に軽く手掌全体を当てて、腹壁の緊張を確認します。腹膜に炎症がある場合は腹壁の緊張が亢進します。
- ブルンベルグ徴候とは腹部を圧迫するときより、手を離すときに強く響くような疼痛がある場合をいいます。
- 疼痛があるかどうかなどは患者さんの表情の変化にも注意します。

バイタルサイン

- 血圧変動、脈拍、呼吸促拍、発熱の有無、意識レベルを確認します。
- 血圧の低下や頻脈がある場合はショックを疑います。血圧や脈圧の上昇、徐脈の場合は頭蓋内圧亢進を疑います。
- 呼吸困難やチアノーゼ、肺副雑音などがある場合は誤嚥性肺炎を疑います。
- クスマウル呼吸の場合は糖尿病アシドーシスを疑います。

小児の場合の観察項目

- 年齢（月齢、発育歴）
- 意識障害、けいれんの有無
- 新生児では生後何時間の発症か
- 突然の発症かどうか
- 新生児・乳児では授乳との関連、排気の有無
- 機嫌の良し悪し
- 大泉門（だいせんもん）の状態
- 頭の周囲径

検査

- 吐物の検査：潜血反応、細菌学的検査
- 血液検査：Na^{*5}、K^{*6}、Cl^{*7}、HCO_3^{-*8} などの電解質検査、一般・生化学検査
- 尿の生化学検査
- 薬物血中濃度
- 胸腹部X線検査、CT・MRI検査
- 眼底検査、眼圧検査
- 脳・心血管撮影

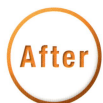 診断後の基本ケアと主要な疾患（状態）別 治療・ケアのポイント

まず知っておきたい悪心・嘔吐の基本ケア

異常の早期発見

- 悪心・嘔吐の成り行きを予測し、**異常の早期発見**に努め、緊急時に備えます。
- 特に**小児**や**高齢者**は、繰り返す嘔吐によって**脱水**を起こしやすいので注意が必要です。
- **吐物誤嚥**による窒息や誤嚥性肺炎の予防の対処も必要です。
- 以下の徴候に注意が必要です。
  - 随伴症状の悪化
  - 吐物による窒息・誤嚥性肺炎
  - 大量の胃液喪失に伴う水分と塩酸の喪失による脱水
  - 代謝性アルカローシス、低カリウム・低クロール血症（テタニー、昏睡）
  - 低栄養状態
  - ショックなど

心理的援助

- 心因性として、感情、視覚、聴覚、嗅覚、味覚などの刺激により嘔吐を誘発するため、心理状態のアセスメントや心理的援助を行います。
- 診察結果およびそれに対する反応、治療への期待、本人・家族の苦痛や不安、日常生活への影響などの観察を行い、新たなストレスになっていないかどうかの観察を行います。

窒息・誤嚥防止

- 吐物による窒息や誤嚥を防止します。
- **気道確保**、誤嚥を予防するため、**側臥位**で顔を横に向けます（このとき膝を深く曲げると腹部の緊張が緩和されて楽です）。仰臥位でも、顔を横に向けます（**図2**）。
- いずれの場合も、必要時は**口腔内吸引**を行います。

苦痛への援助

- 繰り返す嘔吐により、体力を消耗し、全身倦怠感をきたすこともあるので注意します。
- つらい悪心・嘔吐の体験は、悪心・嘔吐に対して**恐怖**や**不安**を抱かせます。また、それらの情動が嘔吐の誘発につながります。そのため、患者さんの恐怖や不安の声に耳を傾けます。**声かけ**や原因・病状・検査などへの説明を行い、疾患や治療への理解を促し、不安軽減に向けた援助を行います。
- 心身の緊張を緩和するために、漸進的筋弛緩法*9（p.206「眠れない」**図4参照**）などにより**リラクセーション**を図ったり、**気分転換**としてテレビ・ラジオ・音楽・DVD映画鑑賞などを勧めたりします。意識をほかに転換させることが症状緩和につながることがあります。
- **胃部冷罨法**として、保冷剤あるいは氷嚢をタオルなどで覆い、胃部に貼用します。蠕動運動を抑制する、胃粘膜に分布する末梢神経への刺激を緩和させるなどの効果があります。

図2 側臥位、仰臥位

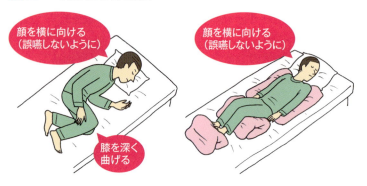

図3 指圧の部位

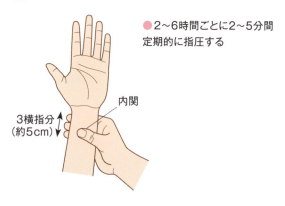

表5　制吐薬の種類とその作用機序

一般名			作用部位					副作用
			嘔吐中枢	CTZ	大脳皮質	末梢神経	不明	
抗ヒスタミン薬	ジフェンヒドラミン塩酸塩		○	○	○			鎮静
	プロメタジン塩酸塩		○	○	○			
ドーパミン拮抗薬	フェノチアジン系	クロルプロマジン塩酸塩		○				
		プロクロルペラジンメシル酸塩		○				
		ペルフェナジン		○				
	非フェノチアジン系	ハロペリドール		○				
		ドロペリドール		○				
		メトクロプラミド		○				
		ドンペリドン		○				
セロトニン受容体拮抗薬	グラニセトロン塩酸塩			○		○		
	オンダンセトロン塩酸塩水和物			○		○		
NK_1受容体拮抗薬	アプレピタント			○				
その他	ステロイド							焦燥、気分変化
	ジアゼパム				○		○	鎮静
	ロラゼパム					○		鎮静

● **ファーラー位**や身体をしめつけない衣類により、腹部の緊張を緩和します。
● 氷水やレモン水などによる**含嗽（うがい）**も、爽快感を得ることができます。
● 手関節の皮膚のヒダより、3横指分離れた内関屈筋の腱の間（内関の位置）を2〜6時間ごとに2〜5分間定期的に**指圧**します。悪心が出現したときに、ここをぐっと押すと効果があるといわれています（図3）。

薬物療法の援助

● 薬剤による予防的対応、迅速対応として、**制吐薬**が処方されます（表5）。高度催吐リスクの抗がん薬（表6）に対してはNK_1受容体[*10]拮抗薬が投与されます。
● 薬剤の作用・副作用を正しく理解したうえで与薬します。
● **自己管理**ができるよう指導し、自己管理ができているかどうかを確認します。
● 嘔吐は有害物を体外に吐き出すという生体の防衛反応でもあるので、原因に応じて適切に制吐薬を使用します。

環境整備

● **環境整備**を行い、嘔吐の誘因を取り除きます。

表6　おもな催吐性抗がん薬
（経静脈的投与による嘔吐リスク）

高度リスク（＞90％）

● シスプラチン（ブリプラチン®／シスプラチン：CDDP）
● シクロホスファミド≧1,500mg/m²（エンドキサン®：CPA、CPM、CY）
● ダカルバジン（ダカルバジン：DTIC）
● メクロレタミン（国内未承認）
● ストレプトゾシン（ザノサー®：STZ）
● カルムスチン＞250mg/m²（国内未承認）

中等度リスク（30〜90％）

● アクチノマイシンD（コスメゲン®：Act-D）
● オキサリプラチン（エルプラット®：L-OHP）
● シタラビン＞200mg/m²（キロサイド®：Ara-C）
● カルボプラチン（パラプラチン®：CBDCA）
● イホスファミド（イホマイド®：IFM）
● シクロホスファミド＜1,500mg/m²（エンドキサン®：CPA、CPM、CY）
● ドキソルビシン（アドリアシン®：DXR、ADM）
● ダウノルビシン（ダウノマイシン®：DNR）
● エピルビシン（ファルモルビシン®：EPI）
● イダルビシン（イダマイシン®：IDR）
● イリノテカン（トポテシン®／カンプト®：CPT-11）

- 吐物をすみやかに片づけ、においが残らないようにします。
- 吐物が付着した寝衣やリネン類は交換します。
- 排泄物や点滴薬剤、同室者の食事のにおいなどが誘因となることもあります。室内の換気を行ったり、空気清浄機などを使用します。
- 照明を落とし、静かな環境を提供します。
- 味覚、嗅覚、視覚的に快適になるよう環境を整えます。

口腔ケア

- 吐物による不快感だけではなく、口臭も大脳皮質を刺激することがあります。
- 嘔吐後なるべく早くに口腔ケアを行い、口腔内に吐物が残っていないかどうか観察します。
- 含嗽水を誤嚥しないよう、顔を横に向けて行います。
- 咽頭刺激が嘔吐を誘発することがあるので、口腔ケアの際は、咽頭や口蓋を刺激しないように行います。
- 氷片を口に含むと爽快感が得られ、また、水分補給も兼ねることができます。

食事の援助

- 悪心・嘔吐による食欲不振や、摂取できた食物が嘔吐により再び排出されて栄養低下になる可能性があります。食事が摂取できるよう工夫が必要です。
- 消化管粘膜が敏感になっているため、消化のよいもの（粥、麺類、プリン・ゼリーなど）、あっさりした冷たいもの（水気の多い果物、アイスクリーム、酢のものなど）、電解質を多く含むもの（果物など）を勧めます。
- においが強いもの、脂肪分が多いものなど、刺激の強いものは避けましょう。
- 食べられるときに、患者さんの好きなものを用意するとよいでしょう。
- 温かいものは温かい状態で、冷たいものは冷たい状態で食べられるようにします。
- 禁食の場合は指示に沿い、禁食が守られるように説明し、理解を促します。
- 生活臭（タバコ、香水、芳香剤、ペット、排気ガス、汗など）によっても嘔吐が起こることがあるので注意しましょう。
- 一度にたくさん食べるのは避けましょう。数回に分けて食べるか間食を取り入れましょう。
- 盛り付けにも工夫しましょう。山盛りとなった料理をみただけで悪心を誘うことがあります。小さめの食器に小さく盛り付けてみましょう。食べきれたことが達成感となることもあります。

睡眠の援助

- 嘔吐を繰り返すことで、質的にも量的にも睡眠が確保できないことが多くみられます。
- 体力的に消耗していることが多いので、睡眠・休息は必要です。環境整備やリラクセーションを行い、入眠を促します。
- 入眠前に足浴など行うことも効果があります。
- 必要に応じて、鎮静薬などを使用します。

緊急時対処

- 嘔吐時の緊急時対処として、ただちに人を呼ぶ、気道を確保する、必要時には吐物を吸引する、心電図モニターやパルスオキシメーターを装着する、静脈路を確保する、緊急薬剤の準備をする、などがあります。
- これらは迅速に行います。

主要な疾患（状態）別　治療・ケアのポイント

- 悪心・嘔吐の原因を明らかにし、原因に対する治療を行います。
  - **薬物療法**：制吐薬、鎮静薬
  - **輸液療法**：水・電解質補正、脱水予防
  - **食事療法**：絶食、分割食、消化のよい食物摂取
  - **消化管減圧**：胃管挿入、イレウス管挿入　など
- 必要時には、脳神経外科、産婦人科、外科、内科、耳鼻科など、適切な診療科と連携をとります。

ショックまたはプレショックの症状がある場合

- 胸痛や背部痛を伴う場合は、心筋梗塞、解離性大動脈瘤などの可能性があります。
- うっ血性心不全を起こすと、消化管粘膜の浮腫や肝臓のうっ血が起こり、消化管や肝疾患と同じ機序で嘔吐中枢を刺激し、嘔吐の原因が追加されます。
- 腹痛や筋性防御（p.138「下痢をした」図3参照）がある場

合は、急性腹症の可能性があります。ともに緊急を要します。
- **治療のポイント**：一次救命処置（気道確保、人工呼吸、胸骨圧迫）、血管確保・輸液、薬物療法、酸素吸入、ショック体位をとらせるなどと同時に原因精査を行います。
- **ケアのポイント**：医師への連絡、意識レベル・ショック症状（顔色・冷汗・血圧低下・頻脈など）・随伴症状（循環器疾患か、急性腹症か、その他かを判断する）・水分出納の確認、安楽な体位、保温、プライバシー保護、チューブ類抜去・転落などの事故防止、感染予防、声かけやタッチングなど不安への援助、家族への配慮などを行います。

頭蓋内圧亢進が疑われる場合

- 悪心を伴わず、急激に胃内容物を噴出することが多くみられます。
- 脳血管障害、脳腫瘍などの可能性があり、すぐに頭蓋内圧を減圧しなければ、**脳ヘルニア**を起こす危険があります。
- 治療が遅れると予後に影響するため、迅速な観察、判断、対処が必要です。
- 強烈な頭痛、血圧上昇、脈圧増大、徐脈、意識レベルの低下、麻痺、瞳孔左右差などの観察を行います。
- 意識レベルが低下している場合は、吐物を誤嚥する危険性がありますので、**気道の確保**を行います。
- **治療のポイント**
①保存療法：1）頭蓋内圧降下薬（利尿薬：D-マンニトール、グリセオール®、フロセミドなど）の静脈内投与を行います。血漿浸透圧を高めて、脳組織から水分を除くことが目的です。ただし、効果は一時的で使用後に頭蓋内圧が上昇すること（反跳作用）があります。2）副腎皮質ホルモン薬（デキサメタゾン、プレドニゾロンなど）を、脳浮腫軽減目的に使用します。耐糖能異常、ムーンフェイス、易感染などの副作用に注意します。
②酸素療法：低酸素の状態では脳血流が増加し、血管を拡張させます。酸素投与によって脳血流の低下を図ります。
③外科的療法：頭蓋内圧占拠性病変の摘出手術、外減圧術、内減圧術、脳室ドレナージ、脳室－腹腔シャント術（V-Pシャント術）などが行われます。
- **ケアのポイント**：意識レベル、バイタルサイン、瞳孔の大きさや左右差、運動麻痺の有無、けいれんの有無など神経学的徴候の変化、水分出納などを観察し、脳ヘルニア徴候がある場合はただちに医師へ連絡、気道の確保、排泄管理、体温管理、合併症予防（呼吸器合併症、感染、褥瘡・関節拘縮予防）、チューブ類抜去・転落などの事故防止、プライバシー保護、声かけやタッチングなどの不安への援助、家族への配慮などを行います。

抗がん薬による嘔吐

- 抗がん薬の作用により、消化管粘膜に分布する腸クロム親和細胞（**EC細胞**[*11]）が刺激され、**セロトニン（5-HT）**が産生されます。
- セロトニン（5-HT）は、消化管粘膜にあるセロトニン受容体の1つである**5-HT$_3$受容体**を介して迷走神経の求心路を経て、直接あるいは**CTZ**を経て**嘔吐中枢を刺激**し、嘔吐を引き起こします。
- 血中の抗がん薬がCTZのドーパミン受容体、セロトニン5-HT$_3$受容体に直接刺激を与えることで、嘔吐中枢に作用します。
- 痛みの神経伝達物質であるサブスタンスPが迷走神経求心路の脳幹における中枢側終末や迷走神経求心路にあるNK$_1$受容体に結合して、嘔吐を誘発します。
- がん化学療法による悪心・嘔吐は、発生時期により3つに大別されます。

> ①**急性嘔吐**：抗がん薬投与開始後1～2時間程度の短時間～24時間に発生。
> ②**遅発性嘔吐**：抗がん薬投与後24～48時間経過して発生。5日間程度持続。
> ③**予測性嘔吐**：抗がん薬投与の前日程度から発生。過去の抗がん薬投与時に悪心・嘔吐の対応が不十分で、患者さんが以前に受けた治療時の**不快な経験**や**記憶の影響**で治療に対する恐怖や不安感を抱いている場合にみられる。

- 一度、抗がん薬による悪心・嘔吐を経験すると、その経験が条件づけられ、次回の抗がん薬投与時に過剰に悪心・嘔吐を引き起こすことがあるので、**早期に予防**、**症状緩和**を行う必要があります。
- **ケアのポイント**：苦痛を最小限にする対策（環境整備・食事・安楽・気分転換など）、症状の自己管理への支援（治療前の十分なオリエンテーション、症状が察知できることやがまんせずに伝達できることなど）、精神的支援などを行います。

腸閉塞（イレウス）による嘔吐

- 腸閉塞は何らかの原因で腸管内容物の通過障害が起こり、腸内容物が腸内腔に充満することによって多様な症状をきた

す病態をいいます。
● 腹痛、腹部膨満、排ガス・排便の停止、嘔吐などの症状が出現します。
● 腸閉塞による嘔吐の特徴として、胆汁を含まない場合は、幽門狭窄かファーター乳頭部より上部の閉塞が疑われます。胆汁を含み透明であれば、上部小腸の閉塞が疑われます。便臭があり、吐物が混濁していれば、下部の閉塞が疑われます。
● 初期には胃内容物や胆汁を含みますが、晩期には腸管にうっ滞した内容物が細菌の作用で腐敗し、便臭を帯びることがあります。
● **ケアのポイント**：電解質異常・脱水の観察と予防のために、特に嘔吐回数が多い場合は観察を強化します。また、口腔内を清潔にし、吐物の臭気への対応、心理的支援などを行います。

〈略語一覧〉
*1【CTZ】chemoreceptor trigger zone：化学受容器引金帯
*2【セロトニン5-HT_3受容体】serotonin, 5-hydroxytryptamine 3 receptor
*3【CT】computed tomography：コンピューター断層撮影
*4【MRI】magnetic resonance imaging：磁気共鳴画像診断
*5【Na】sodium：ナトリウム
*6【K】potassium：カリウム
*7【Cl】chloride：クロール
*8【HCO_3^-】bicarbonate ion：炭酸水素イオン（重炭酸イオン）
*9【漸進的筋弛緩法】筋肉の緊張と弛緩を繰り返すことでリラックスするリラクセーション法。
*10【NK_1受容体】neurokinin$_1$ receptor
*11【EC細胞】enterochromaffin cells

〈文献〉
1. 日本癌治療学会編：制吐薬適正使用ガイドライン第2版. 金原出版, 東京, 2015.
2. 日本がん看護学会, がん看護技術開発特別委員会編：外来がん化学療法看護の手引き 第1版. 日本がん看護学会, 東京, 2010：資料6.
3. 長場直子, 本村茂樹編：がん看護セレクション がん化学療法. 学研メディカル秀潤社, 東京, 2012：39-41, 133-140.
4. 高木永永子監修：NEW看護過程に沿った対症看護 病態生理と看護のポイント 第4版. 学研メディカル秀潤社, 東京, 2010.
5. 安田聖栄, 角田直枝監修：新ナーシングレクチャー 消化器系の症状・疾患の理解と看護. 中央法規出版, 東京, 2012：23-24, 72-75.
6. 阿部俊子監修：改訂版エビデンスに基づく症状別看護ケア関連図. 中央法規出版, 東京, 2013：58-65.
7. 井上智子, 稲瀬直彦編：緊急度・重症度からみた症状別看護過程＋病態関連図. 医学書院, 2014：704-720.

症状⑧

黄疸が出た

黄疸

小田正枝

- 黄疸は、何らかの原因によって、血液中のビリルビンが増加し、皮膚、粘膜、眼球結膜、尿が黄色くなった状態をいう。
- 潜在性黄疸（血清総ビリルビン1.0～2.0mg/dL）では皮膚や粘膜が黄色くなることはないが、顕性黄疸（同2.0mg/dL以上）では皮膚や粘膜、眼球結膜が黄色くなる。

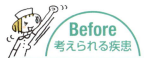

Before 考えられる疾患
- 高シャントビリルビン血症
- 体質性黄疸
- 溶血性貧血
- 肝内胆汁うっ滞
- 肝外胆汁うっ滞（胆石、胆嚢炎など）
- 肝細胞性黄疸（肝炎、肝硬変など）

On 観察ポイント
- 問診：発症時期、症状、既往歴、薬剤、嗜好、旅行歴、尿・便の色など
- 視診：眼球結膜、皮膚症状
- 触診：脾臓、肝臓、腹部膨満、痛み

After 基本ケア
- 安静
- 食事療法
- 瘙痒感の軽減
- 排泄の調整

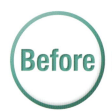

Before 症状が出現。観察・ケアの前に基本知識をチェック!

まず知っておきたい黄疸の基本知識

- 黄疸（おうだん）は、何らかの原因によって、血液中のビリルビンが増加し（**高ビリルビン血症**）、皮膚、粘膜、眼球結膜、尿が黄色くなった状態をいいます。
- ビリルビンは、赤血球を構成する物質の1つで、胆汁（たんじゅう）に含まれる色素です（"胆汁→便"以外に、尿としても排泄されます）（図1）。
- 健康時では血清総ビリルビンは1.0mg/dL以下です。1.0～2.0mg/dLでは、皮膚や粘膜が黄色くなることはなく、**潜在性黄疸**（せんざいせい）といいます。2.0mg以上では、皮膚や粘膜、眼球結膜が黄色くなり、**顕性黄疸**（けんせい）といいます。

〈血清ビリルビンの基準値〉
- 総ビリルビン（T-Bil[*1]）：0.3～1.2mg/dL
- 直接ビリルビン（D-Bil[*2]）：0.4mg/dL以下
- 間接ビリルビン（I-Bil[*3]）：0.8mg/dL以下

- 黄疸は原因別に、**肝前性黄疸、肝細胞性黄疸、肝後性黄疸（肝内胆汁うっ滞性黄疸、肝外胆汁うっ滞性黄疸）、体質性黄疸**に分けられます（図1）。

〈黄疸の原因別分類〉
- **肝前性黄疸**→肝臓に入る前の血液がすでに高ビリルビン血症、間接ビリルビンが上昇。**溶血性貧血**（ようけつせい）
- **肝細胞性黄疸**→肝臓そのものに問題がある、間接または直接ビリルビン（おもに直接）が上昇。**肝炎、肝硬変**
- **肝後性黄疸**→肝臓でつくられた胆汁の流れがせき止められている、直接ビリルビンが上昇。**肝内胆汁うっ滞性黄疸、肝外胆汁うっ滞性黄疸（閉塞性黄疸）**（へいそくせい）

- 「だるい」「疲れやすい」などの訴えがある患者さんは、まず黄疸を疑いましょう。**尿の色**が濃くなかったか、**眼球結膜**が黄色くなっていないかを観察し、尿の色が黄色い場合は尿検査を行います。
- 眼球結膜は黄疸が比較的早く出現します。ただし、一口に眼球結膜といっても健康時の色には個人差があります。普段から患者さんの健康時の眼球結膜の色をみておきましょう。そうすると、黄疸かどうか瞬時に見抜くことができます。

図1 ビリルビン代謝のステップと黄疸の分類

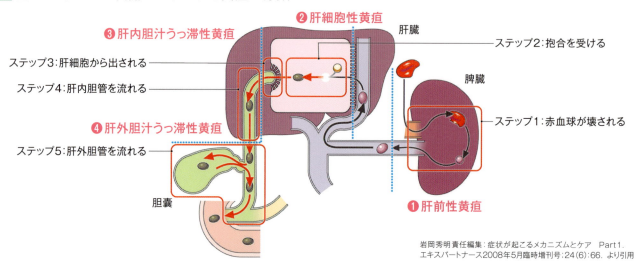

岩岡秀明責任編集：症状が起こるメカニズムとケア Part1．エキスパートナース2008年5月臨時増刊号：24(6):66. より引用

症状が出現！ 何の可能性があるのか、チャートですばやくチェック！

```
黄疸が出た：
「だるい」などの訴えがある
         │
         ▼
    眼球結膜を確認
    ┌────┴────┐
 健康時と同じ   黄色い
    │          │
    ▼          ▼
  潜在性黄疸   顕在性黄疸
    │          │
    ▼          ▼
念のため血液検査、  尿や便の色を患者に確認、尿検査、
経過観察         便検査、血液検査の実施
              ┌──────┴──────┐
         間接ビリルビンの上昇    直接ビリルビンの上昇
           ┌──┴──┐         ┌──┴──┐
        溶血なし 溶血あり    肝細胞障害：   肝細胞障害：
                            軽～中度      中～高度
                              │
                        ┌─────┴─────┐
                    胆道系酵素の    胆道系酵素の
                    上昇（軽度～中等度） 上昇あり（高度）
                      ┌──┴──┐
                   肝内胆管拡張 肝内胆管拡張
                      なし       あり
```

高シャント ビリルビン血症	**体質性黄疸**	**溶血性貧血**	**体質性黄疸**	**肝内胆汁うっ滞**	**肝外胆汁うっ滞**	**肝細胞性黄疸**
●原発性	●クリグラー・ナジャー症候群	●先天性・遺伝性球状赤血球症	●デュビン・ジョンソン症候群	●薬剤性	●胆石	●ウイルス性・薬剤性・アルコール性肝炎
●二次性	●ジルベール症候群	●後天性・自己免疫性黄疸	●ローター症候群	●ウイルス性	●胆嚢炎	●肝硬変
●再生不良性貧血性				●妊娠性	●胆管がん	●肝がん
				●原発性胆汁性肝硬変	●胆嚢がん	など
				など	●膵がん	
					など	

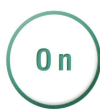

まず何を見る？ 問診・検査・観察のポイント

問診

- **表1**の事項について患者さんに確認していきます。
- 特に尿の色が普段より黄色くなかったか患者さんに確認しましょう。尿の色に変化があれば尿検査を実施します（**図2**）。
- 便の色は、灰白色になることがあります。

■ 表1　問診事項

発症時期	黄疸がいつから発症したか、これまでに肝機能の異常を指摘されたことがあるか	既往歴	黄疸や肝疾患の既往があるか、輸血・手術・麻酔歴はあるか
前駆症状・随伴症状	尿や便の色に変化があるか、感冒様症状や消化器症状があるか、発熱や疼痛があるか、食欲不振や体重減少があるか、瘙痒感などの皮膚症状があるか	薬剤	現在内服している薬剤があるか、3か月以内に内服した薬剤があるか、ビタミン剤などの健康食品を摂取していたか
		嗜好等	飲酒量、刺青、薬剤の打ち回し、性的活動の確認
		旅行歴	海外渡航歴があるか

■ 図2　ビリルビン尿

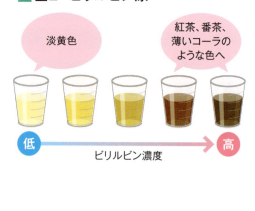

淡黄色 → 紅茶、番茶、薄いコーラのような色へ

低 ← ビリルビン濃度 → 高

視診

- 眼球結膜の黄染の有無をみます。観察のしかたは**図3**を参照してください。
- 皮膚の色をみます。皮膚の色も個人差があるため、普段の皮膚の色合いと異なるか確認しましょう。手掌の色は、食事内容や糖尿病、高度貧血などでも黄色みがかってみえることがあります。自然光を取り入れた部屋で観察します。
- その他の皮膚症状をみます。クモ状血管腫、手掌紅斑、女性化乳房、腹壁静脈怒張（メズサの頭）、瘙痒感などがみられることがあります。

■ 図3　眼球結膜の観察

観察の手順
1. 患者に左前下方を見てもらう。
2. 検者の左母指で患者の上眼瞼を右上方に引き上げ、B～Aの部分を観察する。
3. 図のA、Bの部分では、Bのほうが黄色みが強くなっている。普段から健康な人の眼球結膜を観察していると、黄疸の患者では、黄色みがBからAの方向へ向かってくるのがわかる。

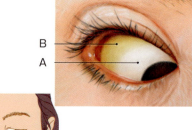

触診

- 肝臓・脾臓の腫大、腹部膨満・腹水、圧痛・自発痛の有無を確認します。
- 左季肋部で脾腫大が、剣状突起下で肝腫大が触れる場合、肝硬変が考えられます（図4、5）。
- 右季肋部の強い圧痛や自発痛がある場合、胆嚢炎や胆管炎が考えられます。

■ 図4 脾臓の触診

- トラウベ三角を打診し濁音が聴かれた場合に触診を行う。左手を背部に回して脾臓の後ろを支持しながら右手を左肋骨下縁に置いて脾臓のほうへ押し、触診する。触れる場合は脾腫大が、圧痛があれば炎症が疑われる

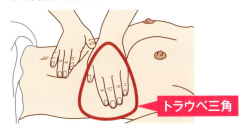

トラウベ三角

■ 図5 肝臓の触診

- ❹❺のような触診法がある。患者に深呼吸をしてもらうと同時に横隔膜が下がり肝臓も下がるので、腫大があれば肝臓に触れる。触れた場合は、辺縁の性状、表面の性状・硬度、圧痛の有無をアセスメントする

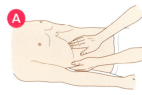

- 肝臓は直角部分を右上にした直角三角形で、腹腔の右上に位置する
- 患者の右側に立ち、左手を患者の背側第11・12肋骨のあたりに置き、右手は右肋骨縁に平行に置く
- 右手指を熊手のように曲げ、右肋骨弓下にひっかけるように置く

検査（表2）

- 尿検査でウロビリノーゲン・ビリルビンを、便検査で灰白色便の有無をみます。
- 血液検査で総ビリルビンの上昇がみられた場合、直接ビリルビンと間接ビリルビンのどちらが上昇しているか、ほかに肝機能の異常があるか、さらに検査します。
- ビリルビンの上昇だけでなく、ほかの肝機能異常がある場合は、腹部の超音波検査、CT検査、MRI検査などを行います。
- AST[*4]・ALT[*5]の上昇がある場合、各種ウイルス検査などを行い、肝生検を行う場合もあります。

■ 表2 黄疸の分類と検査所見

	血清直接ビリルビン	血清間接ビリルビン	尿中ビリルビン	ウロビリノーゲン		血清アルカリ性ホスファターゼ
				尿	糞便	
1. 溶血性黄疸	→	↑	(−)	↑	↑↑	→
2. 体質性黄疸 Crigler-Najjar症候群	→	↑↑↑	(−)	→	→	→
Gilber症候群	→	↑	(−)	→	→	→
Dubin-Johnson症候群	↑	→	(+)	→	→	→
Rotor症候群	↑	→	(+)	→	→	→
3. 肝細胞性黄疸	↑↑	↑	(+)	↑	↓	→
4. 肝内肝汁うっ滞	↑↑	↑	(+)	↓	↓	↑
5. 肝外閉塞性黄疸 部分的	↑	→	(+)	↓	↓	↑
完全	↑↑	→	(+)	↓	↓	↑↑↑

島田宣浩編：看護内科学 第2版. 医歯薬出版, 東京, 1993：388. より引用

After 診断後の基本ケアと主要な疾患（状態）別 治療・ケアのポイント

まず知っておきたい黄疸の基本ケア

安静療法
- 黄疸が顕著な時期には、肝細胞を庇護し修復を促進するために、肝血流量を減少させないことが必要です。そのため、できるだけ臥床で安静を保持します。
- 腹部膨満などがある場合は、膝の下に枕を入れるなど、腹部の緊張を和らげる安楽な体位の工夫と定期的な体位変換を行います。

食事療法（表3、4、5）
- 糖質や良質なタンパク質は肝細胞の修復に必要です。良質な脂質もエネルギー源となります。糖質、タンパク質、脂質、各種ビタミンなど、栄養バランスのよい食事をとれるよう指導が必要です。
- ただし、肝性脳症の恐れがある場合は、タンパク質の摂取を制限します。
- 肝臓への負担を軽減するために、禁酒・禁煙とします。
- 食欲不振を伴う場合は、分割食とし、食べたいときに食べられるものを摂取できるようにします。

瘙痒感の軽減
- やわらかく皮膚への刺激が少ない衣類、通気性・吸湿性のよい衣類を選択します。
- 皮膚粘膜の清潔を保持します。メンタ・オリーブ油、重曹水などを使用した清拭は瘙痒感を軽減するとされています。
- 掻いて皮膚を傷つけることがないように、爪を短く切り、手指を清潔に保ちます。肝障害があると抵抗力の低下や出血傾向があるため、感染や出血の原因とならないようにします。

排便・排尿の調整
- 胆汁の排泄障害や安静によって便秘になりやすく、便秘はビリルビンの再吸収を促進し、高ビリルビン血症を増強させるほか、肝性脳症の助長因子でもあり、予防が必要です。
- 排便習慣の確立や水分摂取の促進・食事内容の工夫や腹部を"の"の字マッサージする（p.131「便が出ない」図5参照）など、便秘を予防できるよう援助します。必要時、医師の指示により緩下薬を使用します。
- 特に制限がない限り、水分を摂取するようにし、排尿を促進することでビリルビンの排出に努めます。

表3 肝疾患の食事療法のポイント
- 肝細胞再生のためのタンパク質・ビタミンを十分にとる。
- 脂肪は肝臓に負担をかけるのでとりすぎないように注意。
- 肝硬変の非代償期には、タンパク質は分岐鎖アミノ酸に富む魚肉、鶏肉、乳製品を主体とする。
- 腹水・浮腫がみられる場合は、塩分制限、水分制限を行う。

表4 タンパク質・ビタミンを多く含む食品

タンパク質を多く含む食品	ビタミンを多く含む食品
● 卵　　● 大豆製品 ● 鶏肉　● 牛乳 ● 赤身肉　● チーズ ● 白身魚	● コマツナ　● ニンジンなどの緑黄色野菜 ● カボチャ ● イモ類 ● 果物

表5 肝疾患の献立例

朝	● トースト ● トマトとチーズのサラダ（トマト、モッツァレラチーズ、パセリ、オリーブ油少量） ● プレーンオムレツ	● グレープフルーツ ● 牛乳
昼	● ご飯 ● サワラの塩焼き ● ダイコンおろし ● 野菜含め煮（サトイモ、レンコン、ニンジン）	● 豆腐冷奴 ● イチゴミルク
夕	● ご飯 ● 肉だんごの野菜あんかけ（鶏ひき肉、ショウガ汁、鶏卵、タケノコ、シイタケ、チンゲン菜、ニンジン） ● 味噌汁（豆腐、ワカメ）	● キュウリとキャベツの塩もみ ● ババロア

主要な疾患（状態）別　治療・ケアのポイント

溶血性貧血（肝前性黄疸）

●赤血球の破壊が亢進したために起こる貧血の総称で、遺伝性・後天性に分けられます。
●**遺伝性**：異常ヘモグロビン症、サラセミア、赤血球酵素異常症、遺伝性球状赤血球症など。
●**後天性**：自己免疫性溶血性貧血、発作性夜間血色素尿症、赤血球破砕症候群など。
●血液検査で、間接ビリルビンの増加のほか、ヘモグロビン減少、網状赤血球増加、便・尿中のウロビリノーゲン増加などがみられます。
●治療には、①副腎皮質ステロイド薬、②脾臓摘出術、③免疫抑制薬があります。副腎皮質ステロイド薬の有用性が高く、第一選択となります。そのため、副作用や合併症には注意が必要です（表6）。

肝細胞性黄疸

●急性肝炎、慢性肝炎、肝硬変などによって肝細胞が障害されて起こります。
●原因には、ウイルス（A型・B型・C型・E型・D型肝炎ウイルス、EB[*6]ウイルス、サイトメガロウイルス、単純ヘルペスウイルス）感染、アルコール、薬剤、自己免疫性、ウィルソン病などがあります。
●血液検査では、直接ビリルビンの増加のほか、AST・ALT・LDH[*7]などの肝酵素の上昇がみられます。ALP[*8]・γ-GTP[*9]などの胆道系酵素の上昇もみられる場合がありますが、肝酵素の上昇のほうが顕著です。
●安静・食事療法が重要となります（p.88「まず知っておきたい黄疸の基本ケア」参照）。
●肝細胞の回復を促すためには高エネルギー食が勧められますが、カロリーや糖質・タンパク質・脂質のバランスは、疾患や状態を考慮して決められます。
●急性肝炎の場合は安静・食事療法が主体ですが、B型・C型肝炎では抗ウイルス薬やインターフェロンによる治療、自己免疫性肝炎では副腎皮質ステロイド薬による治療が行われます。
●ウイルス性肝炎の場合、手指・器械・器具の消毒や汚物の処理に注意し、ほかの患者さんや医療従事者への感染を防止する必要があります。
●肝硬変で黄疸が出現している場合は終末期であるため、対症療法が中心となります。
●劇症肝炎の場合、集中治療室（ICU）管理にて、血漿交換や血液ろ過透析を行うことがあります。肝機能低下に加え、このような治療を行うことは、出血傾向や易感染性を助長します。重症感染を防ぐために、口腔ケアや保清、褥瘡予防、カテーテル管理などを注意して行います。

表6　副腎皮質ステロイド薬のおもな副作用

重大な副作用	軽度な副作用
●副腎不全・離脱症候群	●満月様顔貌（ムーンフェイス）
●消化性潰瘍	●肥満
●感染症の悪化	●浮腫
●糖尿病の誘発・増悪	●多毛
●骨粗鬆症、大腿骨頭壊死	●白内障
●精神障害（うつ状態など）	●緑内障
●高血圧症	●脂質異常症

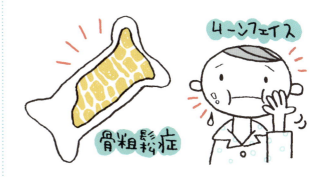

胆汁うっ滞性黄疸（肝後性黄疸）

●肝臓から出てくる直接ビリルビンが胆管で詰まり、うっ滞することで起こる黄疸で、肝内の胆管が詰まるか、肝外の胆管が詰まるかで、肝内と肝外に分けられます。
●**肝内胆汁うっ滞性黄疸**：ウイルス性肝炎、アルコール性肝炎、薬剤性肝炎、原発性胆汁性肝硬変、原発性硬化性胆管炎など。
●**肝外胆汁うっ滞性黄疸（閉塞性黄疸）**：総胆管結石、慢性膵炎、原発性硬化性胆管炎、膵がん、胆管がん、胆嚢がん、十二指腸乳頭部がんなど。
●血液検査では、直接ビリルビンの増加のほか、肝酵素よりもALP・γ-GTPなどの胆道系酵素の上昇がみられます。
●画像検査では、肝炎・肝硬変などの肝内胆汁うっ滞性では胆管の異常はみられませんが、肝外胆汁うっ滞性では肝内胆

管・総胆管の狭窄・拡張・胆管内異常影などがみられます。
- 閉塞性黄疸では、経皮経肝胆道ドレナージ（PTBD*10）や内視鏡的経鼻胆道ドレナージ（ENBD*11）を行い、胆汁を排泄します。
- ドレナージを行っている際には感染に注意し、排液バッグにたまる胆汁の量や色、流出状態を経時的に確認し、無菌操作でドレーン管理を行います。また、ドレーンに閉塞がないか観察し、必要時ミルキングを行うほか、ドレーンの抜去には注意します（図6、7）。
- 内視鏡的処置を行った場合、術後の合併症（膵炎）に注意し、腹痛の有無や程度を観察します。
- 胆石の場合、ドレナージ後に砕石術を行います。
- がんの場合、進行度により外科的療法・化学療法・放射線療法などを行います。
- 原発性胆汁性肝硬変などでは、利胆作用のある肝・胆・消化機能改善薬（ウルソデオキシコール酸）を用います。しかし、完全胆道閉塞がある患者さんには症状が増悪する恐れがあるため禁忌です。

図6 ミルキングの例

❶ 片手でドレーン挿入部に近いほうを持つ。このとき、ミルキングによる力でドレーン挿入部に力が加わり、事故（自己）抜去が起こらないようにし、排液移動は管内の液の動きで確認する。
❷ もう一方の手で鉗子やミルキングローラーを持ち、ドレーンをはさみ込んで手前に引いた後、ドレーンを持っていた手を離す。こうすることで、ドレーン内腔の復元力により貯留物の排出が促される。
❸ これを繰り返す。

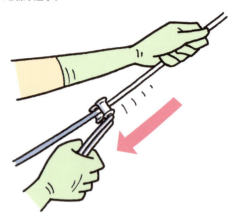

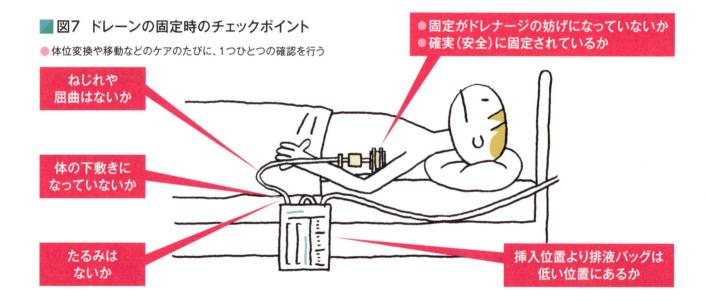

図7 ドレーンの固定時のチェックポイント
- 体位変換や移動などのケアのたびに、1つひとつの確認を行う

- ねじれや屈曲はないか
- 体の下敷きになっていないか
- たるみはないか
- 固定がドレナージの妨げになっていないか
- 確実（安全）に固定されているか
- 挿入位置より排液バッグは低い位置にあるか

〈略語一覧〉
*1【T-Bil】total bilirubin：総ビリルビン
*2【D-Bil】direct bilirubin：直接ビリルビン
*3【I-Bil】indirect bilirubin：間接ビリルビン
*4【AST】aspartate aminotransferase：アスパラギン酸アミノトランスフェラーゼ
*5【ALT】alanine aminotransferase：アラニンアミノトランスフェラーゼ
*6【EB】Epstein-Barr：エプスタイン・バー
*7【LDH】lactate dehydrogenase：乳酸脱水素酵素
*8【ALP】alkaline phosphatase：アルカリホスファターゼ
*9【γ-GTP】γ-glutamyl transpeptidase：γ-グルタミル・トランスペプチダーゼ
*10【PTBD】percutaneous transhepatic biliary drainage：経皮経肝胆道ドレナージ
*11【ENBD】endoscopic naso biliary drainage：内視鏡的経鼻胆道ドレナージ

〈文献〉
1. 齋藤宜彦：看護学生必修シリーズ 改訂版 症状からみる病態生理の基本. 照林社, 東京：2009.
2. 岩岡秀明責任編集：症状が起こるメカニズムとケア Part1. エキスパートナース2008年5月増刊号：24（6）.
3. 田中マキ子監修・執筆, 中谷信江 執筆：実習プロセスに沿った疾患別看護過程 肝硬変. プチナース2004年12月号：13（5）.
4. 竹末芳生, 藤野智子編：術後ケアとドレーン管理のすべて. 照林社, 東京：2016.
5. 矢富裕：今日の臨床検査2013-2014. 南江堂, 東京, 2013.
6. 島田宣浩編：看護内科学第2版. 医歯薬出版, 東京, 1993.
7. 日野原重明監修：看護のための最新医学講座5 第2版. 中山書店, 東京, 2005.
8. 小田正枝監修：疾患別看護過程 肝がん. プチナース 2009：18（5）：47-63.

症状⑨

おなかが痛い

腹痛

安藤敬子

- 腹痛とは、腹部で何かが起こっていることを示す。
- 例えば、腹部臓器の伸展や抵抗に対する過度な収縮、腹膜や横隔膜などの炎症や機械的刺激などが原因で起こる。

Before 考えられる疾患

- 急性膵炎、胃食道逆流症、胆管炎、胆嚢炎、消化性潰瘍、腸閉塞、胃腸炎、急性虫垂炎、憩室炎、絞扼性イレウス、急性腸間膜動脈閉塞症、過敏性腸症候群、虚血性大腸炎、炎症性腸疾患、腹膜炎
- 心筋梗塞、心筋虚血
- 子宮外妊娠
- 尿管結石　　　　　　　　　など

On 観察ポイント

- **問診**：病歴、痛みの部位・程度、随伴症状、誘因、既往歴、使用している内服薬
- **視診**：姿勢、顔色、冷汗、表情、腹部の形状、皮膚の変化
- **聴診**：腸蠕動音
- **触診**（痛みなどの症状が強い時は実施しない）
- **打診**：鼓音・濁音（痛みなどの症状が強い時は実施しない）

After 基本ケア

- 原因の明確化
- 下痢・嘔吐時のケア
- 痛みのケア

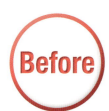

Before 症状が出現。観察・ケアの前に基本知識をチェック！

まず知っておきたい腹痛の基本知識

● 腹痛は、おなかのなかで何かが起こっていることを示しています。例えば、腹部臓器の伸展や抵抗に対する**過度な収縮**、腹膜や横隔膜などの**炎症**や**機械的刺激**などが原因で起こります。

● 一口に「おなかが痛い」といっても、患者さんによって多様な表現方法があります。どのように表現すればよいか、医学的な用語を確認しておきましょう（**表1**）。

● もし判断が難しければ、勝手に言葉をつくるより患者さんが訴える表現をそのまま記載します。

● 痛みは、原因によって**内臓痛、体性痛、関連痛**に分類されます（**図1、図2、表2**）。

> **内臓痛**：腹部臓器や臓側腹膜に由来する。腹部臓器には、自律神経系に支配され、C線維と呼ばれる神経が含まれる。C線維は、伝達速度が遅いため、漠然とした、局在のあいまいな、鈍くうずくような痛みとなる。胃や腸などの管腔臓器が引き伸ばされたり拡張したり、抵抗に打ち勝とうとして過度に収縮することが原因である。これが強くなると**疝痛**と呼ばれ、管腔臓器が閉塞していることを示す。臓側腹膜の神経支配は両側性であるため、正中線上での疼痛を感じる。
>
> **体性痛**：持続した刺し込むような痛み。壁側腹膜、腸間膜、横隔膜辺縁部などの炎症や機械的刺激が脊髄神経によって脳に伝達されることで起こる。
>
> **関連痛**：障害臓器と同じ脊髄レベルから神経が分布しているため、内臓のある部分に生じた刺激が脊髄に伝達されることで、痛みとして感じ、内臓ではない部位が痛む現象。例えば、胆嚢疾患による痛みの場合、多くは右背部痛、膵炎や脾臓破裂の場合、左肩周辺の痛み、背部の痛みは大動脈瘤破裂を示唆する。

● 腹痛が起こるおもな疾患は、**消化器系疾患、心血管系疾患、婦人科系疾患、泌尿生殖器系疾患**などです。総合的に検討するために、検査データを用いて多角的に判断することが大切です。

● 腹痛だけではなく、併せて起こっている症状も観察します。例えば、嘔吐や下痢があれば消化不良や感染症などが、暗赤色の出血があれば胃潰瘍などの消化管粘膜の炎症が推測されます。

● 腹痛の原因は、急に痛みがきたか、痛みの性質（鋭い、鈍いなど）、随伴症状、放散痛、位置、痛みを強くする因子、時間の経過に伴う症状の変化を把握することによって推定できます。

● 特に**緊急**を要する疾患として、**急性虫垂炎、絞扼性イレウス、消化管穿孔、急性胆嚢炎**・胆管炎、急性壊死性膵炎、子宮外妊娠破裂、卵巣嚢腫茎捻転、S状結腸軸捻転、心筋梗塞が挙げられます。

● 上記の診断がついた場合は、すぐに処置をしないと命を落とす危険性もあります。

■ **表1　痛みの表現方法**

鈍痛	鈍い痛み
疝痛	激しい発作性の間欠的腹痛。腹部内臓の諸疾患に伴う症候で、胆石症発作・腎結石発作・腸閉塞などに際して現れる。ごく軽いものからショック症状を伴う激しいものまでさまざまである
自発痛	何も原因や誘因がないのにズキズキと感じる痛み
圧痛	圧迫によって発生する痛み

■表2　腹痛の分類

	内臓痛	体性痛（壁側痛）	関連痛（放散痛）
発生機序	管腔臓器のれん縮性収縮や実質性臓器の腫脹による皮膜の伸展、虚血、化学的刺激	壁側腹膜・腸間膜・横隔膜の炎症	体性知覚神経への刺激
発生時期	病気の初期に発生	病気の進行後に発生	内臓痛の増悪期
部位	腹部正中に対称性に生じ、痛みの部位ははっきりしない	炎症臓器の近傍。局在は明瞭	刺激を受けた体性知覚神経の支配領域の皮膚・筋肉（ヘッドの過敏帯）
性状	鈍痛、疝痛、周期的	強い痛み、持続性	限局性の鋭い痛み
自律神経症状	しばしばあり（嘔吐や発汗）	一般的には無	
体動や体位での影響	あまりない	体動で悪化することがある	

■図1　腹痛の緊急を要するサイン

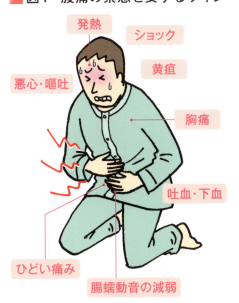

発熱／ショック／黄疸／悪心・嘔吐／胸痛／吐血・下血／ひどい痛み／腸蠕動音の減弱

■図2　関連痛と放散痛

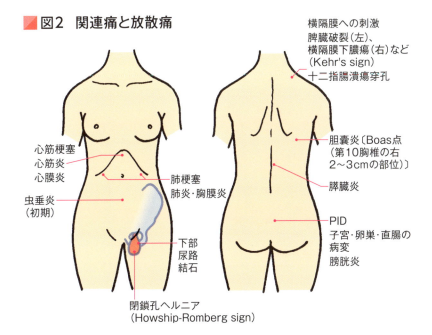

心筋梗塞／心筋炎／心膜炎
虫垂炎（初期）
肺梗塞／肺炎・胸膜炎
下部尿路結石
閉鎖孔ヘルニア（Howship-Romberg sign）
横隔膜への刺激　脾臓破裂（左）、横隔膜下膿瘍（右）など（Kehr's sign）
十二指腸潰瘍穿孔
胆嚢炎〔Boas点（第10胸椎の右2～3cmの部位）〕
膵臓炎
PID　子宮・卵巣・直腸の病変　膀胱炎

症状が出現！ 何の可能性があるのか、チャートですばやくチェック！

おなかが痛い

痛みの部位、程度、予測される原因を確認
特有の痛み（痛みの持続時間、種類）の有無の観察
その他の症状（下血、血尿、性器出血など）や検査結果

- **心窩部痛（しんかぶ）**
  胃、十二指腸、膵臓

- **心窩部・右上腹部痛**
  胆道系、肝臓、胃、十二指腸

- **臍周囲痛（さいしゅういつう）**
  小腸、虫垂、遠位大腸

- **恥骨上・下腹部痛**
  直腸、大腸、膀胱（ぼうこう）、子宮

刺し込むような臍周囲の疼痛：**腸閉塞**
臍周囲の鈍痛：**胃腸炎**
臍周囲の不快感：**悪心・嘔吐**
右下腹部痛に局在化した圧痛：**急性虫垂炎**

発熱、上腹部痛、黄疸（おうだん）（シャルコーの3徴候）：**胆管炎**
持続性の右上腹部痛、右肩甲骨下部の放散痛：**胆嚢炎**（たんのうえん）
上腹部痛、悪心・嘔吐、食事と関連した痛み：**消化性潰瘍**（かいよう）

上腹部から背部へと続く放散痛：**急性膵炎**
鈍い心窩部の不快感：**心筋梗塞または心筋虚血**
心窩部・胸やけ：**胃食道逆流症**

- 出血なし → その他の症状
- 出血あり → 下血／性器出血
- 特有の痛みあり：**反跳痛**（はんちょうつう）→ **腹膜炎**

性器出血 → **子宮外妊娠**

下血 → **虚血性大腸炎／炎症性腸疾患**

下痢、発熱：**憩室炎**
腹膜刺激症状：**絞扼性イレウス**
激しい腹痛：**急性腸間膜動脈閉塞症**
下痢、便秘など：**過敏性腸症候群**

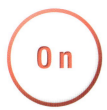

まず何を見る？ 問診・検査・観察のポイント

問診

- 腹痛の原因は大きく分けて、消化器系疾患、心血管系疾患、婦人科系疾患、泌尿生殖器系疾患、腹膜炎などが考えられます。
- それぞれ症状が異なるため、**患者さん自身の言葉**で、いつから（どのようなタイミングで）、どこが、どのように痛むか、ほかに症状はないか（**随伴症状**）、原因と推測できることはなかったか（**誘因**）、既往歴や服用している薬はないか、などを確認することが必要です。
- 患者さんから情報を得る際は、**関連痛**である可能性も加味します。例えば、**十二指腸や膵臓**を原因とする痛みは**背部**に放散することがあり、**胆道系**の痛みは**右肩**や**右胸部背側**に放散することもあります（図3）。

図3 腹痛の部位と考えられる疾患

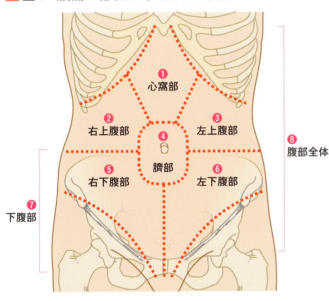

❶ **心窩部**：食道炎、胃潰瘍、急性胃粘膜病変、急性胆嚢炎、胆嚢疾患、機能性胃腸症（胃炎）、過敏性腸症候群、心筋梗塞、膵炎、膵臓がん、急性虫垂炎初期
❷ **右上腹部**：急性胆嚢炎、急性胆管炎、胆石症、膵炎、腎疝痛、十二指腸潰瘍、肝膿瘍・肝周囲炎、肋骨骨折、肋軟骨炎、肺炎、胸膜炎、過敏性腸症候群
❸ **左上腹部**：脾臓梗塞、脾臓破裂、肋骨骨折、肋軟骨炎、肺炎、胸膜炎、過敏性腸症候群
❹ **臍部**：虫垂炎、大腸憩室炎、末端回腸炎、尿管結石、鼠径ヘルニア、過敏性腸症候群、盲腸軸捻症、卵巣疾患
❺ **右下腹部**：虫垂炎、急性腸炎、腸閉塞、腸間膜虚血、クローン病、腹部動脈瘤、過敏性腸症候群
❻ **左下腹部**：大腸憩室炎、尿管結石、鼠径ヘルニア、過敏性腸症候群、S状結腸軸捻転、卵巣疾患
❼ **下腹部**：卵巣腫瘍茎捻転、卵巣嚢腫破裂、急性付属器炎、急性骨盤腹膜炎、卵巣出血、月経困難症、子宮内膜症、子宮外妊娠、膀胱炎
❽ **腹部全体**：汎発性腹膜炎、腸閉塞、腸間膜動脈血栓症　大動脈瘤破裂、急性腸炎、過敏性腸症候群

塚本容子，石川倫子，福田広美編著：ナースが症状をマネジメントする！ 症状別アセスメント．メヂカルフレンド社，東京，2016：248．より引用

視診

- 痛みの程度を知るためにも、全体の**外観を観察**することが必要です。
- 例えば、腹痛のためにおなかを押さえたり、さすっていたりすることがあります。もっとひどいと、歩くことも体を起こすこともできず、**前屈姿勢**になっていたり、体をバタバタと動かし激しい**苦悶**を伴っていることがあります。さらにひどいと、痛みによるショックで意識を失うこともあります。
- 全身の観察としては、**顔色**や**冷汗**、苦痛の**表情**などが、症状の重篤度を観察する指標になります。
- 呼吸に伴う腹壁の運動の観察を行います。運動が制限されている場合は、腹壁の筋が硬直（**腹壁の筋性防御**）を起こしていることがあります。また、**腹部の形状**（膨隆や腹水の有無など）や、黄染、静脈の拡張などの**皮膚の変化**を観察します。

聴診（図4）

- 消化管の重要な情報を得るための技術です。**腸蠕動音**（ちょうぜんどうおん）の亢進や減弱、消失を聞き分けることが必要です。
- 腸蠕動音の高度の亢進（**金属音**）は腸閉塞、消失は**麻痺性イレウス**を示唆しています。もちろん、画像やその他の症状から得られる情報と合わせて診断することが必要です。

図4　腹部の4区分と聴診

❶ 右上腹部
❷ 左上腹部
❸ 右下腹部
❹ 左下腹部

● 右下腹部（❸）に聴診器の膜面を当てて1分間測定する。聞こえない場合は、時計回りに残りの3か所を1分間ずつ聴取する

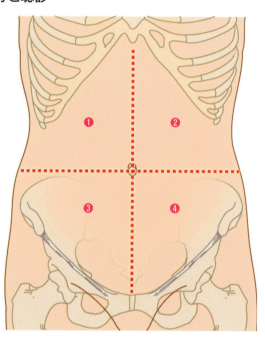

触診

- 触診の際は、手を温め、痛みが少ない部位から痛みがある部位へ、やさしく少しずつ手をずらしながら痛みの観察を行います。
- 冷たい手でさわったり、痛みがある部位に直接的に深い触診をしたりすることは、患者さんの痛みを増強するだけでなく、安全・安楽を妨げるので注意が必要です。
- 片方の手掌を軽く腹部に当て、腹部の部位と圧痛の程度、反跳痛（ブルンベルグ徴候）の有無、筋性防御、表層の臓器や腫瘤（しゅりゅう）を観察します（p.138「下痢をした」図3参照）。
- 軽い咳や打診で**反跳痛**があるときは**腹膜炎**を示唆しています。反跳痛とは、患者さんに「押したときと離したときでは、どちらが痛いですか」と質問し、腹部を圧迫していた手をすばやく離したときに増悪（ぞうあく）する痛みです。

打診

- 患者さんの状況によって、可能であれば、腸管内のガスの状況を把握するため打診を行います。
- **鼓音（こおん）と濁音の分布**を確認します。通常は腸内ガスによって鼓音が占める割合が多く、便や水分による濁音部分も散在します（p.138「下痢をした」図2参照）。
- 腹部が隆起している部分で鼓音を示す場合は、**腸閉塞**が示唆されます。

検査

- **血液検査**を行い、感染を起こしているかどうか、臓器に障害があるかどうかなどを判断します。
- 確定診断のために、**X線**や**CT**[*1]などの画像検査、**心電図**などの生理検査を行います。障害部位を明確にし、適切な治療を行うためです（**表3**）。

■ 表3 状態を知るための検査

検査	検査項目	内容
血液検査	血球数算定	● 炎症反応：WBC ● 貧血：RBC、Hb、Ht
	生化学検査	● 腎機能：尿素窒素、クレアチニン ● 肝機能：血清トランスアミナーゼ（ALT[*2]/AST[*3]）、T-Bill ● 膵臓の状態：アミラーゼ、リパーゼ
	免疫学的検査	● 炎症反応：CRP[*4]
	血液ガス分析	● アシドーシスの確認
尿検査	一般尿検査	● 糖尿病性ケトアシドーシスや腎疾患の確認
	尿妊娠反応	● 妊娠による腹痛の確認
X線検査	腹部X線検査	● 鏡面像形成（ニボー像）の確認（腸閉塞） ● 石灰化像の確認（胆道系結石、尿路結石、膵石灰化）
	胸部X線検査	● 消化管穿孔のときのfree airの確認
超音波検査	腹部超音波検査	● 胆嚢、胆管、腎臓疾患、腹水貯留の有無の確認
CT	腹部CT	● 腹部の詳細が確認できる
その他	腹腔穿刺	● 腹水があるときは性状や成分を知ることができる 　**血性**：がん性腹膜炎、絞扼性イレウス 　（血液が採取できるときは、臓器破裂、子宮外妊娠） ● 便臭：下部消化管穿孔の疑い
	心電図	● 上腹部痛の訴えで心筋梗塞の可能性

ニボー像は
p.100 図5を
みてね。国試にも
出題されました

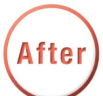

After 診断後の基本ケアと主要な疾患(状態)別 治療・ケアのポイント

まず知っておきたい腹痛の基本ケア

原因を明らかにする

- まず、痛みの出現のしかた、出血や嘔吐などの症状、その他、バイタルサインなどを確認し、腹部の出血に伴うショック症状がないかどうかを確認します。
- 症状や検査によって、原因を明らかにしていきます。
- 腹痛を起こす原因疾患により、看護ケアや処置が異なります。間違った対処は症状を悪化させることもあるので、注意が必要です。

下痢や嘔吐時のケア

- 感染症による下痢や嘔吐は感染源の排除のために必要な反応ですが、一方で輸液や経口摂取による脱水予防も必要です。場合によっては、**整腸薬**での腸内細菌のコントロールを行うこともあります。
- 抗菌薬や化学療法などで起こる下痢や嘔吐は、薬剤の副作用です。腸内細菌の調整や胃腸の粘膜の保護を行うとともに、栄養や水分補給が必要になります。
- 下痢や嘔吐による電解質バランス異常が起こる可能性もあるので、血液検査データの確認が必要です。

痛みのケア

- 心窩部の痛みは、さまざまな理由で出現します。痛みの原因が**心臓**なのか、**胃**などの消化器なのかの追究が必要です。**がん性疼痛**に対しては痛み止めだけでは効果がなく、**医療用麻薬**（オピオイド）の使用も検討されます。
- 胃の痛みの原因は、潰瘍のように**食事と関係**するものがあります。**空腹時**の痛みなのか、**食後**の痛みなのかを把握しましょう。
- 胃粘膜の欠損による痛みには、痛み止めだけではなく**胃粘膜保護薬**を内服します。
- 便秘や下痢などによる腹痛には、**温罨法**（おんあんぽう）が奏効することもあります。痛みより温かさや皮膚感覚の伝達のほうが速いため、温めたり皮膚をさすったりすることで、痛みが緩和します。また、温罨法による皮膚への刺激に患者さんが心地よさを感じる効果もあります。
- 温罨法は、炎症性の疾患では症状悪化の原因になることもあります。また、深部熱傷などを起こすこともありますので、患者さんの状況をよくアセスメントし、正確な判断が必要です。

主要な疾患(状態)別 治療・ケアのポイント

腹膜炎

- 腹膜の**急性**あるいは**慢性**の**炎症性疾患**で、種々の原因で起こります。
- おもな原因は、**胃・十二指腸潰瘍、消化管のがん、イレウス**や**胆嚢炎**によって起こる穿孔、**急性膵炎**によって起こる壊死や卵管の膿瘍形成です。
- 虫垂炎穿孔による腹膜炎は、炎症が進行すると壊死を起こして破裂し、内容物を腹膜腔に放出したときに起こります。
- 消化管の手術後に起こる**縫合不全**、内視鏡における**穿孔（医原性穿孔）**もあります。
- 起因菌は大腸菌などです。大腸穿孔による**糞便性腹膜炎**（ふんべんせいふくまくえん）は予後不良です。
- **急性腹膜炎**の症状は、激痛が腹部全体に広がり、のどの渇き、悪心・嘔吐、発熱、腸閉塞症状がみられることがあります。症状が重いと、ショック状態や死亡の危険性も高まります。
- **限局性腹膜炎**では、炎症部位の痛み、発熱、**悪寒戦慄**（おかんせんりつ）などの症状がみられます。
- 慢性腹膜炎の**結核性腹膜炎**の症状は、発熱、腹痛、寝汗、おなかの張りなどです。

治療

- 腹膜炎では、**緊急手術**を行う必要があります。薬だけで治すことはできません。
- 手術によって感染源を除去し、排膿を行うとともに、原因菌に奏効する抗菌薬を選択・投与します。
- 急性腹膜炎は、発症から手術までの時間に比例して死亡率が増加するといわれています。特に乳児や高齢者は重症化しやすいため、**早期発見・早期治療**が必要です。

観察ポイント

- 一般的には、強い腹痛、嘔吐、発熱、白血球数の増加が認められます。
- 触診で**圧痛**や**反跳痛**、筋性防御などの**筋緊張**、聴診では**腸蠕動音の低下**を認めます。
- 高齢者や全身状態がよくない患者さんの場合、症状の出現が明らかではなく、軽い腹痛のみを訴えることがあります。その後、急激に進行した状態で、症状が出現することもあります。
- **菌血症**や**敗血症**を起こすと悪寒戦慄を伴う**弛張熱**や**脱水**を起こします。また、多臓器不全に移行する可能性もあり、十分な観察と早期治療が必要です。

ケア

- 急性腹膜炎では激しい腹痛や嘔吐などの症状が強く出現します。苦痛の緩和、不安の軽減を図るとともに、症状の観察を行うなど、生命の危機に対するケアが必要です。

イレウス

- 何らかの原因で腸管内の内容物が**通過障害**によって停滞し、さまざまな症状を引き起こした状態です。
- 原因により、機械的イレウスと機能的イレウスに分類されます（表4）。
- **機械的イレウス**とは、腸管の内腔が器質的病変によって狭窄または閉塞を起こした状態です。循環障害の有無により、**閉塞性イレウス**と**絞扼性イレウス**に分類されます。
- **機能的イレウス**は、**麻痺性イレウスとけいれん性イレウス**に分類されます。支配する神経の障害や開腹手術後に起こります。
- 最も強い症状が出現するのは、絞扼性イレウスです。非常に激烈な痛みを伴い、激しい嘔吐や頻脈を呈し、顔面蒼白になったり、重篤な状態では血圧の低下やショック症状を呈します。

治療

- 治療は、イレウスの状態によって内科的治療か外科的治療を選択します。
- **内科的治療**の原則は、**減圧・輸液管理・感染予防**といわれています。
- 経鼻的に胃管やイレウス管を挿入し、胃内容物を吸引して減圧を実施します。嘔吐などの症状が出現したり禁食になったりするので、電解質や栄養は輸液で管理します。
- 麻痺性イレウスやけいれん性イレウスに対しては、それぞれに適した薬物療法が行われます。
- **外科的治療**は、絞扼性イレウスや、内科的治療により効果が見込めない場合に行われます。

観察ポイント

- イレウスの身体症状は、腹痛、嘔吐、腹部膨満、排泄がないなどです。
- **触診**や**聴診**でも徴候や状態を判断できます。例えば、聴診

表4　イレウスの分類

分類		特徴・原因
機械的イレウス	閉塞性イレウス	● 血行障害を伴わない ● 原因：先天性、異物、腸管壁の器質的変化（瘢痕、腫瘍、癒着、屈曲、索状物、圧迫）などによる機械的閉塞
	絞扼性イレウス	● 血行障害を伴う ● 原因：腸重積、腸軸捻転症、腸管結節形成、腹腔内腸嵌頓、ヘルニア嵌頓などによる腸管への血流障害
機能的イレウス	麻痺性イレウス	● 腸蠕動運動の減弱・消失 ● 原因：薬剤（向精神薬など）、感染（腹膜炎）、代謝異常などによる腸管運動の麻痺
	けいれん性イレウス	● 腸管一部の持続的けいれん ● 原因：ヒステリーなどによる神経性、鉛やニコチンの中毒、腸間膜血管の閉塞による腸管のけいれん

では**金属音**が聴取されます。これは腸内容物が狭窄部位を通過するときの音です。
●問診や聴診などで得られる情報のほかに、**腹部単純Ｘ線検査（立位）**を行います。これによって、腸管内に貯留したガスと液体の間に線を引いたような**ニボー像（鏡面形成像）**（図5）がみられ、確定診断がつきます。

ケア

●まずは、腹痛や症状が消失または緩和されることを目標とします。保存的な治療であれば、イレウス管を用いて減圧を図り、脱水症状や電解質異常がないことを目標にします。また、外科的治療の場合は、閉塞の原因を除去する目的で、手術を行います。緊急手術を受ける患者さんの心理的援助のみならず、付き添っている家族にも落ち着いた態度で接し、安心感を与えるよう援助することが大切です。

クローン病

●消化管のすべて（口から肛門まで）の部位に起こる**炎症性病変**です。
●**遺伝性**の疾患であることはわかっていますが、その他の原因はわかっていません。
●消化管内側の粘膜が炎症を起こすため、ほとんどの患者さんに**腹痛**や**下痢**の症状が出現します。
●消化管の機能の低下または喪失による栄養状態の悪化に加え、炎症部位や潰瘍を起こした部位から血清タンパク質の喪失や出血も起こり、さらに栄養状態が悪化します。
●10～20歳代の**若年者**に多く発症し、わが国での男女比は2：1で**男性**に多く発症します。
●厚生労働省が定める**難治性特定疾患**です。**寛解と再発**を繰り返し、完治することが難しい疾患なので、治療は寛解期間の延長が目標となります。
●患者さんは定期的な受診をし、**セルフモニタリング**を行っていく必要があります。
●家族にも協力を求め、食事などの管理を続けることが必要です。
●食事は、単に栄養補給という意味だけではありません。食事によってコミュニケーションを図ったり、食によって欲求を満たされたりすることもあります。
●食事摂取ができない状況が患者さんに及ぼす影響についても、考えていかなければなりません。

治療

●食事を経口的に摂取できる場合は、高エネルギーでバランスのとれた食事をとってもらいます。
●病変部位によって異なりますが、下痢を起こさないためにも摂取する食品を選ぶことが大切です。てんぷらなどの高脂肪の食事は避け、また、**低残渣食**を勧めます。
●消化管を安静にしたい場合は絶食し、**中心静脈栄養**による高カロリー輸液を実施します。
●消化管の消化吸収能が期待できる状態ならば、**経腸栄養法**を行います。
●治療は、内科的治療として**5-アミノサリチル酸製剤**や**副腎皮質ステロイド薬**を内服しますが、穿孔や膿瘍などを形成し、内服薬でのコントロールが困難な場合は**外科的治療**を行います。

観察ポイント

●内視鏡検査、腹部Ｘ線検査で形状の変化を確認します。内視鏡では、状態を肉眼的に確認して、診断を行います。
●症状の出現や血液検査データをもとに、患部の状態や栄養状態を含め、全身状態の把握が必要です。

ケア

●急性期は、粘血便や下痢、腹痛などの症状が出現し、苦痛を伴うことが多く、また、仕事や学業にも支障をきたすことが多くあります。医療スタッフだけではなく、家族や教師など、多くの人たちのサポートも検討する必要があります。回復期においても、脂質や刺激の多い食品を避けるなど、食事や体調のコントロールが重要で、挫折することもあります。

図5　ニボー像
●腸管内のガスと液体が段差のある液面を形成している

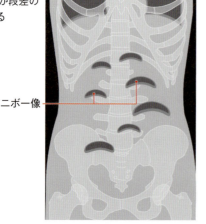

腹部単純Ｘ線検査イメージ（立位）

指導を行う一方で、心理的な援助を継続的に行っていくことも必要な介入になります。

急性胆嚢炎

- 何らかの原因で胆嚢内の胆汁がうっ滞し、細菌感染を伴って発症します。
- 原因は**胆石症**が多く、そのほかに、**外傷、手術、糖尿病**などによる易感染性が挙げられます。
- 主症状は、**右季肋部の疼痛（疝痛）や悪心・嘔吐、発熱や悪寒戦慄**です。特に急性胆嚢炎では上腹部痛、発熱、黄疸（シャルコーの3徴候）がみられます。
- 適切な治療を施さなければ、胆嚢炎発症から12時間以内で約50％の患者さんが腸内細菌に感染するといわれています。
- 重症化すると、胆汁うっ滞によって黄疸や腹膜炎を起こすだけでなく、敗血症などを起こし、エンドトキシンショックに陥るなど、危険な状態になることもあります。
- 上記の症状のほか、触診で圧痛を訴えたり、マーフィー徴候*5がみられたりします。
- 合併症として、ミリッチ症候群*6や、胆汁性腹膜炎、急性閉塞性化膿性胆管炎、急性膵炎などがあります。

治療

- 軽度から中等度では保存的治療を行います。経皮経肝胆嚢ドレナージ（PTGBD*7）を行うか、3〜4日以内に手術的治療を行うことを検討します。
- 急性胆嚢炎は、胆嚢摘出術を前提とし、初期治療を行います。
- 黄疸が認められたり全身状態が悪い場合はPTGBDを行い、症状の軽減を行います。
- 重篤な局所合併症（胆汁性腹膜炎、胆嚢・肝膿瘍など）や胆嚢捻転症、気腫性胆嚢炎、壊疽性胆嚢炎、化膿性胆嚢炎があれば、緊急手術を行います。手術は、**腹腔鏡下胆嚢摘出術**（図6）、または開腹胆嚢摘出術を施行します。
- 胆石が誘因の場合は経口胆石溶解療法を行うこともありますが、あまり多く実施されている療法ではありません。
- 胆石が単発の2cm以下の純コレステロール石であれば、体外衝撃波結石破砕術（ESWL*8）が行われることもあります。
- 対症療法として、鎮痛薬の内服や、炎症を抑制するための抗菌薬の静脈内注射を行います。

観察ポイント

- 発熱、悪心・嘔吐と、悪寒戦慄、右季肋部痛、圧痛、マー

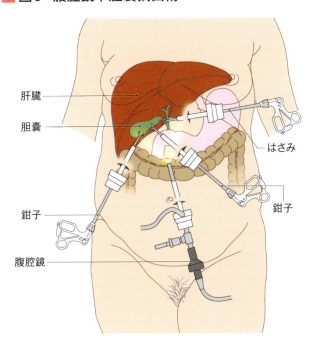

図6　腹腔鏡下胆嚢摘出術

フィー徴候などの症状が出現します。
- 合併症として黄疸、瘻孔、胆汁性腹膜炎などの重篤な状態になることもあります。
- 触診などのフィジカルアセスメントだけではなく、腹部超音波や腹部造影CT、MRI胆管膵管造影などの画像診断、血液検査データにおける**急性胆嚢炎の重症度判断基準**があるので、そのような指標をもとに観察を行います。
- 血液検査では、白血球数の増加、CRP、ALP*9、LAP*10、γ-GTP*11の各値の上昇を伴うことがあります。
- 炎症が肝臓に波及した場合はAST・ALT値の上昇、黄疸を認める場合はT-Bil*12値も上昇します。

急性膵炎

- アルコール多飲や胆石、胆管結石による感染胆汁の逆流が原因で、膵臓の自己消化が起こるため発生します。
- 重症化すると出血壊死が起こり、腹腔内出血、腹膜炎さらには多臓器不全を起こし予後不良です。
- 急激な上腹部痛で発症することが多く、特に脂肪分の多い食事や過食、飲酒後に起こりやすいことがわかっています。
- 仰臥位で上腹部痛は増強し、座位前屈で軽減するのが特徴です。しばしば背部痛も認められます。
- 悪心・嘔吐を伴うことが多く、進行すると発熱もあります。
- 腫大した膵臓が胆管を圧迫した結果、閉塞性黄疸が起こったり、重症例ではショック、意識障害を呈することもあります。

治療

- 原因を取り除ければ予後は良好ですが、重症の場合はショックや播種性血管内凝固症候群（DIC*13）、多臓器不全となり死亡率も30%に達するほど予後は不良です。
- 絶飲食とし十分な補液を行い、ベッド上安静で過ごします。
- 痛みに対する鎮痛薬や抗菌薬、膵酵素阻害薬などを投与します。
- 急激に状態が悪化する可能性があるため、バイタルサインなどの全身状態の観察が重要です。
- 全身状態の観察、痛みがある部位、強さ、持続時間、疾患に伴う症状の観察を行います。また、血液検査などの臨床検査、画像診断などの結果を確認します。
- 痛みを生じた部位の観察は、放散痛などもあることを理解しておきましょう。
- 全身状態の観察では、バイタルサインとその経時的変化、意識状態、ショック症状があるときは循環動態の変化や冷や汗、顔面蒼白などを確認します。
- 急性期では、呼吸不全、腎不全、播種性血管内凝固症候群（DIC）、感染、ショック状態などのさまざまな状態を念頭に、全身状態の観察を行います。
- 症状が強く、頻回な観察が必要になるため、患者さんも不安に感じます。症状に関する訴えだけでなく、表情や言動などについてもみていきましょう。

ケア

- 疼痛緩和を行い、安楽で安全な環境を整えます。
- 安静が保てるような環境づくりとともに、患者さんの不安や苦痛を軽減できるようにはたらきかけます。
- バイタルサインの測定などを行い、異常の早期発見に努めます。
- 退院に向けて、再発予防のために禁酒や食生活に関する生活指導を行います。

潰瘍性大腸炎

- 潰瘍性大腸炎は、大腸の粘膜にびらんや潰瘍ができる炎症性疾患です。原因は明らかになっておらず、遺伝的要素と食生活などの要因が絡み合っていると考えられています。
- 年々、患者数が増え、10万人あたり100人程度の発症です。
- 発症年齢は若年者から高齢者まで、男女比は1:1で性別の差はありません。
- 原則的には内科的治療を行い、症状の改善や消失の寛解が認められます。しかし、再発する場合も多く、ごく一部の患者さんに大腸がんを合併する場合もあります。

治療

- 内科的治療を行いますが、内科的な治療が無効な場合や、副作用などで内科的治療が行えない場合、大量出血、穿孔、がんまたはその疑いがある場合は外科的治療を行います。

観察ポイント

- おもな症状は、粘血便、血性下痢、腹痛、発熱、貧血などです。

ケア

- 全身状態の観察、腹部症状、排泄回数や排泄物の観察、検査データ、内視鏡などで状態の観察を行います。
- 長期間の治療や食事などの制限があることから、病気や日常生活上の留意点などについての知識が必要で、患者さんや家族への支援が必要です。
- 寛解と再燃を繰り返すため、身体的・精神的苦痛を感じることがあり、精神的なケアも必要になります。

〈略語一覧〉
*1【CT】computed tomography：コンピューター断層撮影
*2【ALT】alanine aminotransferase：アラニンアミノトランスフェラーゼ
*3【AST】aspartate aminotransferase：アスパラギン酸アミノトランスフェラーゼ
*4【CRP】C-reactive protein：C反応性タンパク
*5【マーフィー徴候】患者の右季肋部を押さえながら深呼吸をしてもらうと痛みのために最後まで深呼吸ができない状態のこと。
*6【ミリッチ症候群（Mirizzi）】結石が胆嚢管や胆嚢頸部に嵌頓し総胆管を圧迫する
*7【PTGBD】percutaneous transhepatic gallbladder drainage：経皮経肝胆嚢ドレナージ
*8【ESWL】extracorporeal shock wave lithotripsy：体外衝撃波結石破砕術
*9【ALP】alkaline phosphatase：アルカリホスファターゼ
*10【LAP】leucine aminopeptidase：ロイシンアミノペプチダーゼ
*11【γ-GTP】γ-glutamyl transpeptidase：γ-グルタミル・トランスペプチダーゼ
*12【T-Bil】total bilirubin：総ビリルビン
*13【DIC】disseminated intravascular coagulation syndrome：播種性血管内凝固症候群

〈文献〉
1. 松田明子, 永田博司, 宮島伸宣 他：系統看護学講座 専門分野Ⅱ 成人看護学[5] 消化器 第14版. 医学書院, 東京, 2015.
2. 奈良信雄：ナースの内科学 改訂9版. 中外医学社, 東京, 2013.
3. 塚本容子, 石川倫子, 福田広美編著：ナースが症状をマネジメントする 症状別アセスメント. メヂカルフレンド社, 東京, 2016.
4. 井清司, BEAM（Bunkodo Essential & Advanced Mook）編集委員会：腹部救急対応マニュアル 症例から学ぶ, 急性腹症初期対応のアルゴリズム. 文光堂, 東京, 2011.

症状⑩

尿が出ない・尿が多い

乏尿・尿閉・多尿

古川秀敏

- 乏尿とは尿量が400mL/日以下の状態であり、腎前性乏尿・腎性乏尿・腎後性乏尿に分けられる。
- 尿閉とは、膀胱内に尿が存在するにもかかわらず、排尿できないことをいい、腎臓での尿の生成は正常であるため乏尿・無尿とは区別される。
- 多尿とは尿量が2,500mL/日以上の状態であり、水利尿と浸透圧利尿に大きく分けられる。

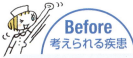

Before 考えられる疾患

【乏尿・尿閉】
- 下部尿路閉塞、神経因性膀胱、抗コリン薬、膀胱留置カテーテル閉塞による尿閉
- 腎前性・腎性・腎後性乏尿

【多尿】
- 中枢性尿崩症
- 腎性尿崩症
- 心因性多尿
- 糖尿病、ナトリウム利尿、D-マンニトール点滴

On 観察ポイント

- 問診：尿量、排尿回数、随伴症状、既往歴、ストレス、食事・水分摂取量、嗜好、内服薬
- 視診：尿の色・性状・におい、脱水、浮腫、下腹部の膨隆、膀胱留置カテーテルの閉塞
- 触診：浮腫、下腹部の膨隆
- 打診：叩打痛

After 基本ケア

【尿閉】
- 膀胱留置カテーテルの挿入

【乏尿・無尿】
- 安静療法
- 導尿・経皮的膀胱瘻
- 輸液・輸血
- 薬物療法
- タンパク質・水分・塩分の制限

【多尿】
- 輸液療法
- 薬物療法
- 原因疾患の治療

Before 症状が出現。観察・ケアの前に基本知識をチェック!

まず知っておきたい尿量の基本知識

- 成人の1日の尿量は500〜2,000mLであれば正常とされ、一般には1,000〜1,500mLとされています(表1)。
- 尿量は、水分摂取量、食事量や食事の内容、薬剤の使用、年齢、アルコールやコーヒーなどの嗜好品などの影響を受け、個人差もあります。
- 尿には体内で産生された不要物を排泄する働きがあり(図1)、1日に産生される体内代謝物を排泄するには1日に400〜500mLの尿量が必要となります。
- 1日の尿量が400mL以下の場合を乏尿といいます。乏尿になると体内代謝物が排泄されずに体内に貯留し、高窒素血症などが出現します。
- 乏尿には、①体液の減少、心拍出量の減少、出血などの尿を生成する前段階に原因がある腎前性乏尿、②尿細管壊死、糸球体疾患、間質性腎炎など尿の生成に原因がある腎性乏尿、③上部尿路の閉塞などによる腎後性乏尿があります(図2、表2)。
- 乏尿の原因別割合は、腎前性50％、腎性35％、腎後性15％とされています。
- 1日の尿量が100mL以下の場合を無尿といいます。

■表1 尿量による呼称(分類)

多尿	2,500mL以上
正常	500〜2,000mL
乏尿	400mL以下
無尿	100mL以下

■図1 尿の生成

● 必要なものは体内に再吸収され、不要なものは尿中に分泌され体外へ排泄される

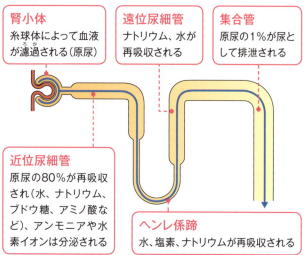

- 腎小体：糸球体によって血液が濾過される(原尿)
- 遠位尿細管：ナトリウム、水が再吸収される
- 集合管：原尿の1%が尿として排泄される
- 近位尿細管：原尿の80%が再吸収され(水、ナトリウム、ブドウ糖、アミノ酸など)、アンモニアや水素イオンは分泌される
- ヘンレ係蹄：水、塩素、ナトリウムが再吸収される

■図2 乏尿の種類とそのしくみ

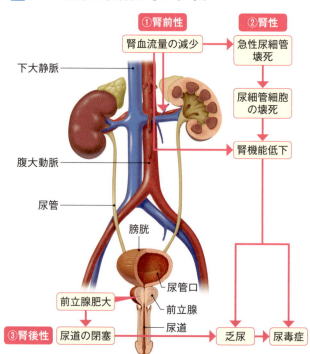

- 無尿は、腎皮質壊死、急性糸球体腎炎極期、腎後性腎不全、両側腎動脈閉塞などの特殊な場合に起こります。
- 膀胱内に尿が存在するにもかかわらず、排尿できないことを**尿閉**といいます。腎臓での尿の生成は正常ですので、乏尿・無尿と尿閉は区別されます。
- **1日の尿量が2,500mL以上**の場合を**多尿**といいます。10L以上に達する場合もあります。
- 多尿では、溶媒(水)が多い**水利尿**、溶質が多い**浸透圧利尿**に大きく分けられます。
- 水利尿の代表的疾患は尿崩症や心因性多尿、浸透圧利尿の代表的疾患は糖尿病です(**表3**)。
- 尿回数が異常に多いことを**頻尿**といい、一般に排尿回数が**4～8回/日よりも多い**ことをいいます。
- 一般に健常者では夜間の尿量や排尿回数は減少しますが、夜間の排尿回数が多くなる状態を**夜間頻尿**といい、夜間の排尿量が増加する状態を**夜間多尿**といいます。

表2 乏尿の種類とその原因

	おもな原因・誘因	メカニズムと特徴
腎前性乏尿	**循環不全による乏尿** ● 水分摂取不良 ● 大量発汗 ● 高度の下痢や嘔吐 ● 脱水 ● 出血 ● 熱傷 ● 心不全、心拍出量低下 ● ショック ● 低アルブミン(Alb[*1])血症	● 左の原因により全身の循環血液量が減少し、腎血流量が低下する。糸球体濾過量が低下することにより尿の生成量が減少し、乏尿となる ● 循環血液量を補うため、水分、ナトリウム(Na[*2])の再吸収が促進される。その結果、尿比重は高比重となり、Naの少ない尿となる
腎性乏尿	**尿細管の壊死による乏尿** ● 出血、熱傷、ショックなどに伴う循環不全による腎虚血 ● 腎毒性物質による急性腎不全 ▶ 非ステロイド抗炎症薬、抗菌薬、抗がん薬・造影剤などの薬剤、水銀・リンなどの元素、エチレングリコール・パラコートなどの毒物、ミオグロビンなどの内因性物質 ● 感染による急性腎不全 ● アレルギーによる急性腎不全	● 尿細管上皮細胞の壊死により、尿細管の機能が障害され、尿濃縮およびNa再吸収機能が低下し、等張尿、尿中のNa濃度が高値になる ● 尿細管におけるHCO$_3^{-}$[*3]再吸収またはH^{+}[*4]分泌が障害されアシドーシスをきたす
腎性乏尿	**原発性腎疾患の末期による乏尿** ● 糸球体腎炎、慢性腎盂腎炎、腎硬化症など	● 左の疾患により糸球体や腎臓の機能が低下し、乏尿となる
腎性乏尿	**間質性腎炎による乏尿** ● 急性腎盂腎炎 ● 抗菌薬、非ステロイド抗炎症薬、その他の薬物の過敏反応 ● 白血病、リンパ腫などによる細胞浸潤	● 左の疾患による尿細管の周囲組織である間質の炎症から、腎機能が低下し、乏尿となる
腎後性乏尿	**上部尿路の閉塞** ● 尿路結石 ● 尿路腫瘍 ● 前立腺肥大症 ● 前立腺腫瘍	尿管の結石、腫瘍、周囲からの浸潤、圧迫などで尿管が閉塞し、尿の流れが妨げられる。この状態が持続することにより腎機能が障害され、乏尿となる

表3 多尿の原因となる疾患と病態

1. 水利尿

1) 抗利尿ホルモン分泌低下
- 中枢性尿崩症
  - 特発性
  - 先天性、家族性
  - 続発性(外傷、脳腫瘍、感染、脳血管障害、サルコイドーシス、リンパ腫、白血病など)
- 抗利尿ホルモン分泌低下をもたらす薬剤(オピオイド拮抗薬、α$_2$受容体刺激薬など)
- 寒冷利尿

2) 抗利尿ホルモンの腎での反応性低下
- 腎性尿崩症
  - 遺伝性(アクアポリン2欠損症、抗利尿ホルモン受容体異常)
  - 後天性(高カルシウム〈Ca[*5]〉血症、低カリウム〈K[*6]〉血症、鎌状赤血球症、シェーグレン症候群や多発性嚢胞腎など)
  - 薬剤(炭酸リチウム、アムホテリシンB、デメクロサイリンなど)

3) 抗利尿ホルモン分解酵素増加
- 妊娠中に胎盤で産生が増加することがある

4) 心因性多尿

2. 浸透圧利尿

1) 電解質
- 生理食塩液投与
- 利尿薬
- 腎不全、慢性間質性腎病変
- 低アルドステロン症
- ナトリウム利尿ペプチド増加時

2) 非電解質
- 浸透圧性物質(D-マンニトール、血管造影剤など)
- 糖尿病
- 腎性糖尿
- 尿素(急性腎障害回復期、腎移植後利尿、高タンパク食、経管栄養、高カロリー輸液など)

日本臨床検査医学会ガイドライン作成委員会編:多尿・頻尿. 臨床検査のガイドラインJSLM2015. 日本臨床検査医学会, 東京, 2015:195. より引用

症状が出現！何の可能性があるのか、チャートですばやくチェック！

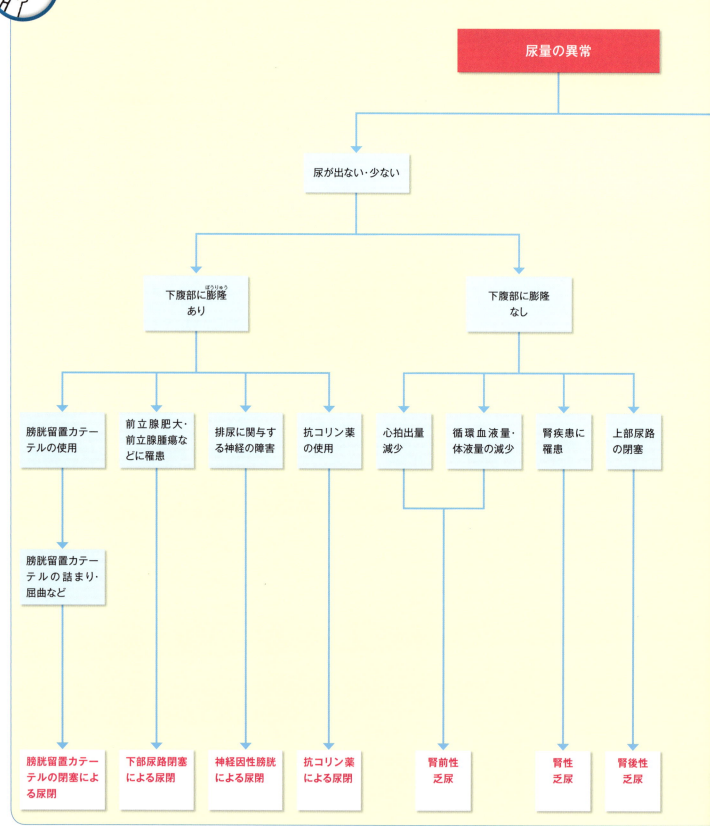

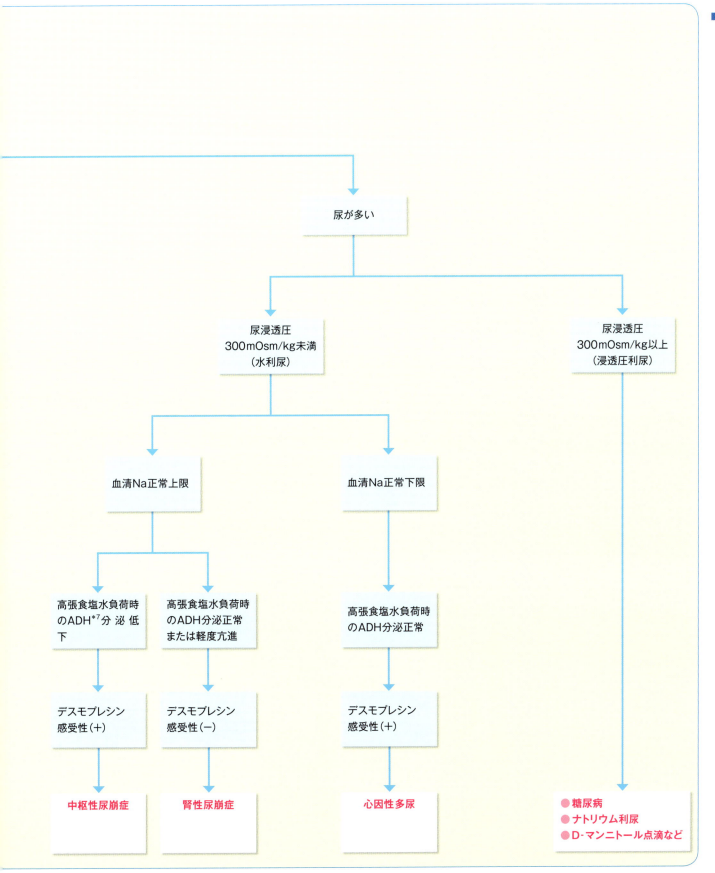

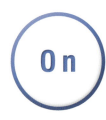 **まず何を見る？ 問診・検査・観察のポイント**

●尿が出ない場合、尿閉なのか、乏尿・無尿なのかを鑑別することが重要となります。
●多尿では水利尿なのか、浸透圧利尿なのかを鑑別することが重要となります。

乏尿の問診・検査・観察のポイント

問診
●**普段の尿量、排尿回数**を聴取します。
●**現在の尿量、排尿回数**を聴取します。
●浮腫、体重増加、呼吸困難、頭痛、意識障害、腰背部痛、悪心・嘔吐、下痢、倦怠感、尿意の有無、下腹部の張り、恥骨上部痛など**乏尿に伴う症状**を問診します。
●糸球体疾患、尿路疾患、脳神経系疾患などの**既往**を問診します。
●年齢、ストレスの有無、食事摂取量と食事内容、水分摂取量、アルコールなどの嗜好品、内服薬や薬剤の使用など、乏尿に関連する項目も聴取します。
●前立腺肥大症では、飲酒、抗コリン薬の使用により尿閉が生じる場合があります。

視診
●**尿の色、性状、におい**を観察します。
●ツルゴール（つまみ試験、p.150「脱水がある」図4参照）や皮膚の張り具合などから、**脱水や浮腫の具合**を確認します。
●下腹部を視診し、膨隆がないか確認します（図3）。
●膀胱留置カテーテルを使用している場合、カテーテルの屈曲や詰まりがないかを確認します。

■ 図3 下腹部の膨隆

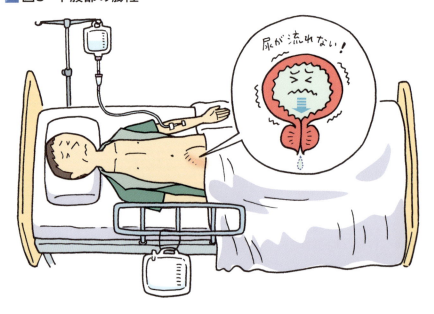

触診

- 触診により浮腫の程度を確認します（p.162「体がむくむ」図5参照）。
- 下腹部を触診し、膨隆がないかを確認します。膨隆があれば、尿閉が疑われます。

打診

- 肋骨脊柱角（CVA*8）の部分に手掌をあて、手掌を叩打し、叩打痛があるかどうか調べます。腎盂腎炎や水腎症などで叩打痛がみられます（図4）。

図4　腎臓の叩打法

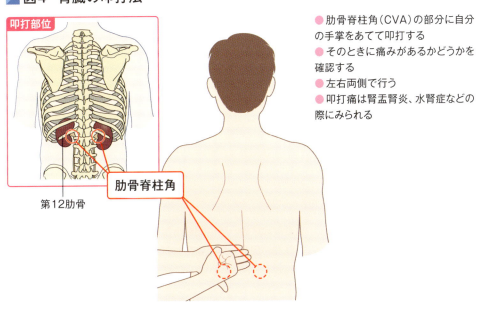

- 肋骨脊柱角（CVA）の部分に自分の手掌をあてて叩打する
- そのときに痛みがあるかどうかを確認する
- 左右両側で行う
- 叩打痛は腎盂腎炎、水腎症などの際にみられる

検査

- バイタルサイン、体重、中心静脈圧（CVP*9）などを測定し、循環血液量や体液量の不足を判断します。
- 尿量、尿比重、尿の色、臭気、尿沈渣、尿生化学検査（Na、K、クロール［Cl*10］、Ca、尿糖、尿タンパク、クレアチニン［Cr*11］など）により、腎機能の評価や疑われる腎疾患を判断します。
- 血清生化学検査（Na、K、Cl、Ca、BUN*12、血糖、血清総タンパク［TP*13］、血清Cr）などにより腎機能の評価を行います。
- ヘモグロビン量（Hb*14）、ヘマトクリット値（Ht*15）、白血球数（WBC*16）などから循環血液量や体液量の不足や感染の有無を判断します。
- 腹部エコーにより、膀胱の拡張、腎臓の大きさ、腎盂や腎杯および尿管の拡張具合を判断します。膀胱の拡張があれば、尿閉を疑います。腎盂や腎杯および尿管の拡張が認められれば腎後性乏尿を疑います。
- 単純腹部CT*17検査、腹部単純X線撮影、静脈性尿路造影などで、結石や腎盂や腎杯および尿管の拡張具合を判断します。
- 血液循環の関与が疑われる場合、心エコーや心電図で心機能を確認します。

- 超音波による測定装置（ブラッダースキャン システム BVI 6100、図5）を使って、膀胱容量のほか膀胱内に残る尿（残尿）の量を測定できる。残尿量を測るために導尿を行うことは患者さんへの負担が大きく、また、導尿による尿路感染症を誘発する危険があります。ブラッダースキャン システム BVI 6100は超音波を使用するため、患者さんへの負担は非常に少ないものとなっています。

図5　膀胱用超音波画像診断装置 ブラッダースキャン システム BVI 6100

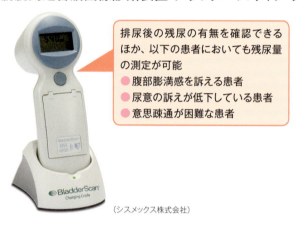

排尿後の残尿の有無を確認できるほか、以下の患者においても残尿量の測定が可能
- 腹部膨満感を訴える患者
- 尿意の訴えが低下している患者
- 意思疎通が困難な患者

（シスメックス株式会社）

多尿の問診・検査・観察のポイント

問診
- **普段の尿量、排尿回数**を聴取します。
- **現在の尿量、排尿回数**を聴取します。
- 口渇、食欲不振、悪心・嘔吐、飲水量、便秘、全身倦怠感、疲労感など**多尿に伴う症状**を問診します。
- 食事内容と量、ストレスの度合い、運動量、利尿薬など内服薬や薬剤の使用、アルコールなどの嗜好品など多尿に関連する項目も聴取します。
- 脳腫瘍、脳炎、頭部外傷など脳疾患、糖尿病、腎疾患などの既往について聴取します。

視診
- ツルゴールや皮膚の張り具合などから、脱水の具合を確認します（p.150「脱水がある」図4参照）。

検査
- バイタルサイン、体重、中心静脈圧（CVP）などを測定し、循環血液量や体液量の不足具合を判断します。
- 尿比重、血液検査（血球数、Ht、Hbなど）、血液生化学検査（Na、K、Ca、BUN、Cr、血糖）、ADH（抗利尿ホルモン）、血漿浸透圧、アンジオテンシン変換酵素（ACE）などから体液や電解質の状況、腎臓の障害の具合、利尿に関するホルモンなどを確認します。
- 尿浸透圧、尿試験紙法、高張食塩水負荷試験などから多尿の原因を判断します。

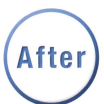

After 診断後の基本ケアと主要な疾患(状態)別 治療・ケアのポイント

まず知っておきたい乏尿・尿閉の基本ケア

安静療法
- **安静**にし、**保温**することで腎血流量の減少を予防します。

導尿・経皮的膀胱瘻
- 尿閉の場合には、膀胱内の尿を排出させるために**導尿**を行います。導尿が難しい場合、**経皮的膀胱瘻**により、膀胱内の尿を排出します。早期に尿路を確保することで腎機能の障害を予防できます。
- 上部尿管結石による腎後性乏尿の場合には、尿管ステントを挿入する場合があります。

輸液・輸血
- 腎前性乏尿の場合、循環血液量や体液量の不足を**輸液**や**輸血**により補います。イン-アウトバランス(水分出納バランス)、電解質のバランス、バイタルサイン、意識状態、浮腫の有無などを観察します。
- 輸血の場合、さまざまな副作用を生じる場合があり、全身の観察が必要になります。特に、腎機能が低下している人では、腎臓によるカリウムの排泄が障害されているため、輸血による高カリウム血症をきたす場合があります。高カリウム血症では死に至る危険もあり、十分な注意が必要です。

■表4 乏尿で用いられるおもな利尿薬

分類	一般名(商品名)	特徴	副作用・禁忌
ループ利尿薬	● フロセミド(ラシックス®) ● アゾセミド(ダイアート®) ● ブメタニド(ルネトロン®) ● ピレタニド(アレリックス®) ● トラセミド(ルプラック®)	● 利尿薬の第1選択 ● 強力な利尿作用がある ● 腎障害時にも適する ● 尿細管に作用する	● **副作用**：低K血症、低Cl症候群、アルカローシス、胃腸障害、聴力障害、顆粒球減少症、紫斑症、高尿酸血症、耐糖能低下、過敏症 ● **禁忌**：無尿、高窒素血症、低Na・K血症、肝性昏睡、過敏症、血圧低下
サイアザイド系・類似利尿薬	● ヒドロクロロチアジド ● トリクロルメチアジド(フルイトラン®) ● メフルシド(バイカロン®) ● インダパミド(ナトリックス®)	● 遠位尿細管に作用する ● 血圧降下作用があり、降圧薬として使用される	● **副作用**：高尿酸血症、耐糖能低下、顆粒球減少症、皮膚炎、アルカローシス、高Ca血症、低Na・Mg[*18]・K血症、過敏症 ● **禁忌**：重症腎不全、肝不全、無尿、低Na・K血症
カリウム保持性利尿薬	● スピロノラクトン(アルダクトン®A) ● カンレノ酸カリウム(ソルダクトン®) ● トリアムテレン(トリテレン®) ● エプレレノン(セララ®)	● 遠位尿細管に作用する ● 利尿効果は弱い ● ほかの利尿薬の電解質代謝異常の補正に用いる	● **副作用**：高K血症、低Na血症、BUN上昇、悪心・嘔吐、食思不振、全身倦怠感 ● **禁忌**：無尿、急性腎不全、高K血症、ミトタンおよびタクロリムス水和物との併用
浸透圧利尿薬	● D-マンニトール(マンニットール) ● 濃グリセリン(グリセオール®)	● 糸球体でろ過されても再吸収されず、尿細管内浸透圧が増加し、水・Naの再吸収が抑制される	● **副作用**：急性腎不全、高K血症、低Na血症、代謝性アシドーシス、脱水、悪心 ● **禁忌**：急性頭蓋内出血
バソプレシン拮抗薬	● トルバプタン(サムスカ®)	● バソプレシンと拮抗して水の再吸収を抑制し、Naなどの電解質に影響しない ● ループ利尿薬やサイアザイド系利尿薬では体液貯留のコントロールが困難な患者が適応	● **副作用**：口渇、BUN上昇、血中尿酸上昇、腎不全、血栓塞栓症、高Na血症、橋中心髄鞘崩壊症、肝障害 ● **禁忌**：無尿、口渇を感じない、水分摂取困難、高Na血症、妊婦

薬物療法

- 体内に貯留している水分を排出するために、**利尿薬**が使用されます（p.111**表4**）。心機能の低下のために腎血流量が低下している場合は、**強心薬**も使用される場合があります。
- 原因疾患（乏尿の原因となっている疾患）を治療します。原因となる疾患はさまざまですので、その疾患に合わせた治療を行います。

タンパク質の制限

- 腎臓の疾患による乏尿の場合、タンパク分解産物である尿素やクレアチニンの排泄ができなくなります。したがって、**タンパク質の摂取を制限**し、尿素やクレアチニンなどの蓄積を防ぎます。

水分の制限

- 心不全など心機能の低下している患者さんでは、水分のとりすぎは浮腫を生じさせたり、悪化させたりする場合があります。これを防ぐ目的で水分の制限がされる場合があります。

塩分制限

- ナトリウムの摂取は浮腫を増強・血圧を上昇させ、心臓や腎臓の負担を増加させる場合があります。心臓や腎臓の負担軽減のためにナトリウムの摂取を制限する場合があります。

まず知っておきたい多尿の基本ケア

輸液療法

- 多尿により喪失した**水分、電解質の補正**を行います。

薬物療法

- 中枢性多尿症の治療にはデスモプレシン・スプレーまたは点鼻薬による**補充療法**を行います（**表5**）。口渇の有無、尿量、排尿回数も確認し、定期受診時に血清ナトリウム濃度を測定しながら治療を行っていきます。また、水分のとりすぎによる水中毒にも注意します。

原因疾患の治療

- 糖尿病、脳疾患などによる多尿の場合は、原因となる疾患の治療を行います。

表5　多尿に用いられるおもな薬

分類	一般名（商品名）	特徴	副作用・禁忌
下垂体後葉ホルモン	バソプレシン（ピトレシン®）	●遠位尿細管における水の再吸収を促進し、尿量を減少させる ●下垂体性尿崩症に適応	●**副作用**：ショック、横紋筋融解症、心不全、心拍動停止、精神錯乱、昏睡、水中毒、中枢性神経障害、無尿、心室頻拍 ●**禁忌**：冠動脈硬化症、心不全、喘息、妊娠中毒症、偏頭痛、てんかん、血中窒素貯留のある慢性腎炎
	デスモプレシン酢酸塩水和物（デスモプレシン）	●バソプレシンV_2受容体に作用し、尿量を減少させる ●中枢性尿崩症の第1選択	●**副作用**：脳浮腫、昏睡、けいれんを伴う水中毒、浮腫、低Na血症、悪心、顔面蒼白 ●**禁忌**：デスモプレシン・スプレー10協和の場合に低Na血症

主要な疾患（状態）別　治療・ケアのポイント

尿閉

- 尿閉の場合は、**すみやかに尿路を確保する**ことや**閉塞を解除**し、排尿を促すことが求められます。
- 膀胱留置カテーテルの挿入を試みます。カテーテルの挿入が困難な場合などは、恥骨上穿刺による経皮的膀胱瘻の造設が行われます。
- 尿閉を放置していると、水腎症、腎後性の腎不全などを起こす恐れがあります。

腎前性乏尿

- **腎血流量を増加させる**ことで尿量の増加が期待されます。
- 減少した循環血液量や体液量を補う目的で、**等張液の輸液**や**輸血**を行います。
- 心不全、心筋梗塞など心機能の低下に伴う乏尿では、原因となる心疾患の治療も行います。体液の貯留や心臓の負荷を減らすために**利尿薬**の使用や、心機能の低下に対し**強心薬**が使用される場合があります。強心薬のドーパミンを、2～5μg/kg/分の低用量で使用すると、腎血管が拡張し腎血流が増加することで、利尿が促されます。
- 著しい尿毒症や心不全、肺水腫、高カリウム血症など緊急性の高い場合は、透析などの血液浄化療法が用いられます。

腎性乏尿

- 腎性乏尿は、糸球体疾患、間質性腎炎などの腎障害によって生じます。
- 糸球体疾患では糸球体がさまざまな機序により障害され、タンパク尿、血尿、糸球体濾過の低下、ナトリウムと水の貯留などを呈します。糸球体疾患の多くは免疫的機序により発症します。病因としてレンサ球菌、肺炎球菌などの細菌のほかウイルス、寄生虫などがありますが、レンサ球菌によるものが80～90％を占めます。
- 糸球体疾患の治療では、免疫抑制作用を期待した**ステロイド薬**や**免疫抑制薬**の使用、水、ナトリウムの貯留による高血圧に対する**降圧薬**や**利尿薬**の使用や**ナトリウム制限食**、糸球体の障害の進行を防ぐためのタンパク質を制限した**食事療法**があります。
- 腎盂腎炎は腎実質、腎盂、腎杯にまで及んだ細菌感染症をいいます。ニューキノロン、セフェム系ペニシリン系などの**抗菌薬**を投与します。

腎後性乏尿

- 腎後性乏尿の原因である上部尿路結石は、腎臓や尿管にできる結石をいいます。わが国における尿路結石の約96％を占めています。腎結石では症状が軽いことが多く、尿管では激痛を伴うことがあります。
- 疼痛対策、飲水による自然排出の促進やサイアザイド系利尿薬、クエン酸製剤などの**薬物療法**のほか、自然排出が困難な場合は**体外衝撃波結石破砕術**（ESWL[*19]）、**経皮的腎破石術**などを行い治療します。
- 急性の水腎症や腎機能の低下がみられる場合、**尿管ステント**などを使用し尿路を確保します。

中枢性尿崩症

- 腎臓で水再吸収を促進する抗利尿ホルモン（ADH）の分泌不足によって、大量の尿を排出する疾患です。
- ADH不足による多尿と、多尿によって生じる高張性脱水のための口渇、多飲、粘膜の乾燥などがみられます。
- 治療には**デスモプレシン**の**点鼻療法**を行います。
- デスモプレシンの治療開始時には過剰な水分摂取による**水中毒**にならないように指導することが重要です。

腎性尿崩症

- 腎性尿崩症とは腎臓の抗利尿ホルモンに対する反応性の低下によって生じる多尿をいい、先天性と後天性とがあります。
- 先天性尿崩症では、生後間もなくから多尿、多飲がみられます。その他、嘔吐、発熱、食欲低下、発育不全や便秘などによって気づかれる場合もあります。1日の排尿量が5Lを超える例もあります。遺伝子異常に基づく疾患のため、根治療法はありません。**デスモプレシン、インドメタシン、ヒドロクロロチアジド**の投与が行われています。
- 後天性尿崩症の原因には低カリウム血症、高カルシウム血症、慢性腎盂腎炎やリチウム、デメチルクロルテトラサイクリン塩酸塩などの薬剤によるものが挙げられます。多尿の程度は軽度です。治療では**原因を除去**することが優先されます。

心因性多尿

- 中枢性尿崩症との鑑別が必要な疾患です。心因性多尿では、**先に多飲があり、その後に多尿**がみられます。中枢性尿崩症とは多飲と多尿の現れる順序が異なります。

〈略語一覧〉
*1【Alb】albumin:アルブミン
*2【Na】sodium:ナトリウム
*3【HCO_3^-】bicarbonate ion:炭酸水素イオン(重炭酸イオン)
*4【H^+】hydrogen ion:水素イオン
*5【Ca】calcium:カルシウム
*6【K】potassium:カリウム
*7【ADH】antidiuretic hormone:抗利尿ホルモン
*8【CVA】costovertebral angle:肋骨脊柱角
*9【CVP】central venous pressure:中心静脈圧
*10【Cl】chloride:クロール
*11【Cr】creatinine:クレアチニン
*12【BUN】blood urea nitrogen:血清尿素窒素
*13【TP】total protein:血清総タンパク
*14【Hb】hemoglobin:ヘモグロビン
*15【Ht】hematocrit:ヘマトクリット
*16【WBC】white blood cell count:白血球数
*17【CT】computed tomography:コンピューター断層撮影
*18【Mg】magnesium:マグネシウム
*19【ESWL】extracorporeal shock wave lithotripsy:体外衝撃波結石破砕術

〈文献〉
1. 佐藤千史,井上智子編:急性腎不全,人体の構造と機能からみた病態生理ビジュアルマップ 3 代謝疾患／内分泌疾患／血液・造血器疾患／腎・泌尿器疾患.医学書院,東京,2011:136-137.
2. 高木永子監修:看護過程に沿った対症看護 病態生理と看護のポイント 第4版.学研メディカル秀潤社,東京,2010:294-303.
3. 日本臨床検査医学会ガイドライン作成委員会編:多尿・頻尿.臨床検査のガイドラインJSLM2015.日本臨床検査医学会,東京,2015:195.
4. 医療情報科学研究所編:病気がみえるvol.8 腎・泌尿器 第2版.メディックメディア,東京,2014:44-48,122-133,202-209,238-243.
5. 髙久史麿,尾形悦郎,黒川清 他:新臨床内科学 第9版.医学書院,東京,2009.

資料 臨床でよく使われる計量単位

長さ	メートル	m	nm(ナノメートル)	物質量	モル	mol	nmol(ナノモル)
			μm(マイクロメートル)				μmol(マイクロモル)
			mm(ミリメートル)				mmol(ミリモル)
面積	平方メートル	m^2	$μm^2$(平方マイクロメートル)	質量・濃度	キログラム毎リットル*	kg/L	ng/L(ナノグラム毎リットル)
			mm^2(平方ミリメートル)				μg/L(マイクログラム毎リットル)
体積	立方メートル	m^3	$μm^3$(立方マイクロメートル)				mg/L(ミリグラム毎リットル)
			mm^3(立方ミリメートル)				g/L(グラム毎リットル)
			cm^3(立方センチメートル)	モル濃度	モル毎リットル	mol/L	nmol/L(ナノモル毎リットル)
			dm^3(立方デシメートル)				μmol/L(マイクロモル毎リットル)
	リットル	L	fL(フェムトリットル)				mmol/L(ミリモル毎リットル)
			pL(ピコリットル)	圧力・分圧	トル	Torr	Torr(トル)
			nL(ナノリットル)		水銀柱メートル	mHg	mmHg(水銀柱ミリメートル)
			μL(マイクロリットル)		水柱メートル	mH_2O	cmH_2O(水柱センチメートル)
			mL(ミリリットル)	密度	キログラム毎リットル	kg/L	mg/L(ミリグラム毎リットル)
			dL(デシリットル)				g/L(グラム毎リットル)
質量	キログラム	kg	pg(ピコグラム)				
			ng(ナノグラム)				
			μg(マイクログラム)				
			mg(ミリグラム)				
			g(グラム)				

*「毎」は「パー」と呼ぶことが多い.例:キログラム・パー・リットル

症状⑪
尿に血が混じった

血尿

古川秀敏

- 血尿とは、尿に多くの赤血球が混じることをいう。
- 最も多くみられる尿の異常で、腎臓の障害や腎疾患、尿路からの出血などを示唆する。
- 目で見て明らかに血液が混じっていると判断できる「肉眼的血尿」と判断できない「顕微鏡的血尿」がある。

Before 考えられる疾患
- 糸球体疾患、尿細管・間質性疾患（尿細管間質性腎炎、腎盂腎炎、腎細胞がん）
- 血友病、血栓性血小板減少性紫斑病、DIC
- ナットクラッカー現象、腎動静脈瘻、腎梗塞
- 尿路結石、外傷、感染症、尿路上皮がん、出血性膀胱炎

On 観察ポイント
- 問診：排尿時痛、残尿感、病歴、随伴症状、既往歴、妊娠
- 視診：皮膚、尿の色調
- 体温

After 基本ケア
- 安静療法
- 薬物療法
- 膀胱留置カテーテル法
- 輸血療法
- 外科的療法

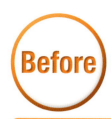

Before 症状が出現。観察・ケアの前に基本知識をチェック！

まず知っておきたい血尿の基本知識

- 尿に多くの**赤血球**が混じることを血尿といいます。
- 血尿は最も多くみられる尿の異常ですが、**症状がない**場合も多くみられます。
- 血尿の出現は**腎臓の障害**、**腎疾患**や**尿路からの出血**などを示唆します。
- 血尿には、目でみて明らかに血液が混じっていると判断できる**肉眼的血尿**と、血液が混じっていると判断できない**顕微鏡的血尿**があります。
- 400倍拡大の**顕微鏡下で1視野に赤血球を5個以上認める**ことができれば、顕微鏡的血尿となります。
- **尿1Lに1mL以上の血液が混じる**と肉眼的血尿になります。
- 正常な尿の色は淡黄色で透明ですが、血尿の色は、鮮血色、淡紅色、コーラ色、麦茶色などさまざまです。
- 肉眼的血尿と間違いやすい尿として濃縮尿（橙色）、ビタミン剤の服用時の尿（濃黄色）、ビリルビン尿（黄褐色）やミオグロビン尿（赤色～赤褐色）などがあります。
- 血尿かどうかのスクリーニングは**試験紙法（尿潜血）**によって行われます。正常な尿では陰性（試験紙の色は変わりません）を示しますが、血尿があると試験紙が赤血球の**ヘモグロビン**に反応し色が変わります（**図1**）。
- 激しい運動後、外傷後など尿潜血反応が陽性となる場合があります。
- 尿潜血反応では、赤血球から遊離したヘモグロビンやミオグロビンなどにも反応し偽陽性（試験紙の色が変わる）を示す場合があります。一方、**アスコルビン酸（ビタミンC）**の服用によって**偽陰性**（**血尿があるにもかかわらず尿潜血反応が陰性を示す**）を示すことがあります（**表1**）。

図1　試験紙法

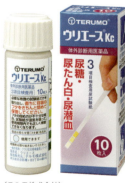

（テルモ株式会社）

- 試験紙には潜血のほか尿糖、ビリルビン、比重、pH*1、尿タンパクなどさまざまな項目を検査できるものもある
- 尿に試験紙を浸し、すぐに引き上げる
- 試験紙についた余分な尿は尿容器の辺縁やティッシュで取り除く
- 判定時間にしたがって試験紙の色と試験紙の容器の色調表と比較し判断する
- 潜血の偽陽性反応を起こしやすいため、検査前（24時間程度）のビタミンCの服用は避けるよう指導する

表1　試験紙法による尿潜血反応の偽陽性と偽陰性

偽陽性 （血尿がないのに 尿潜血反応が陽性）	偽陰性 （血尿があるのに 尿潜血反応が陰性）
● ヘモグロビン尿 ● ミオグロビン尿 ● 低張尿 ● 膿尿 ● 細菌尿 ● アルカリ尿 ● 精液の大量混入 ● 過酸化水素、次亜塩素酸の存在 ● 月経血の混入 　など	● アスコルビン酸（ビタミンC）の服用 ● 高比重尿（高度のタンパク尿、造影剤） 　など

症状が出現！ 何の可能性があるのか、チャートですばやくチェック！

血尿

```
尿に血が混じった
    ↓
尿沈渣検査
    ↓
赤血球の計数
    ├─ 4個/HPF*2以下 → 試験紙法による偽陽性
    │                  ●ヘモグロビン尿
    │                  ●ミオグロビン尿
    └─ 5個/HPF以上
            ↓
        変形赤血球またはタンパク尿
            ↓
        リスクファクター※
        ├─ なし
        │    ↓
        │  ●腎膀胱超音波検査
        │  ●尿細胞診
        │    ├─ 所見なし → 異常なし
        │    └─ 所見あり
        │         ↓
        │       CT*3、場合によってはMRI*4
        │       もしくはCTU*5かMRU*6
        │         ├─ 所見なし
        │         │    ├─ 3年以上継続 → 腎実質性疾患の可能性
        │         │    └─ 継続が3年未満 → 定期的な精査
        │         └─ 所見あり → 悪性腫瘍、尿路結石、腎嚢胞、その他
        └─ あり
             ↓
           ●腎膀胱超音波検査
           ●尿細胞診
           ●膀胱鏡（適応あり）
             ↓
           尿タンパク、尿中変形赤血球、赤血球円柱、
           血圧、血液生化学検査（CH50*7、C3*8、
           C4*9、IgG*10、IgA*11）
             ├─ 所見あり → 確定診断（腎生検含む） → 腎実質性疾患
             └─ 所見なし → 異常なし
```

※リスクファクター
- 40歳以上の男性
- 喫煙歴
- 化学薬品曝露
- 肉眼的血尿
- 泌尿器科系疾患
- 排尿刺激症状
- 尿路感染の既往
- 鎮痛薬多用
- 骨盤放射線照射既往
- シクロホスファミド治療歴

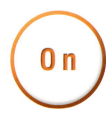 まず何を見る？ 問診・検査・観察のポイント

問診

- 血尿の原因には、**腎実質**（糸球体、尿細管、間質）性疾患、血管病変、**尿路系疾患**や外傷、全身性**血液凝固異常**などがあります（図2）。問診により原因となる疾患を推測します。
- 排尿時痛の有無、残尿感の有無、血尿の出現時期（排尿初期、排尿終末期、排尿中ずっと）、腰背部疼痛、排尿困難、発熱、咽頭痛、血圧低下、意識状態など血尿に伴う症状について確認します。
- 出血性疾患、腎疾患、痛風、播種性血管内凝固症候群（DIC[*12]）、血友病、白血病などの**出血性疾患**や尿路感染症、尿路結石、前立腺腫瘍、尿路上皮がんなど**泌尿器科疾患の既往**や**治療歴**を確認します。
- 女性では**妊娠**しているかどうかを確認します。妊娠によって**拡張した子宮**が大動脈を圧迫し、腎臓の充血が起こり血尿を認める場合があります。
- 尿路上皮がんを疑うときは、**職業歴**や**治療歴**にも注意し、チャートに示した**リスクファクター**（40歳以上の男性、喫煙歴、化学薬品曝露など）についても問診します。

図2 血尿の原因

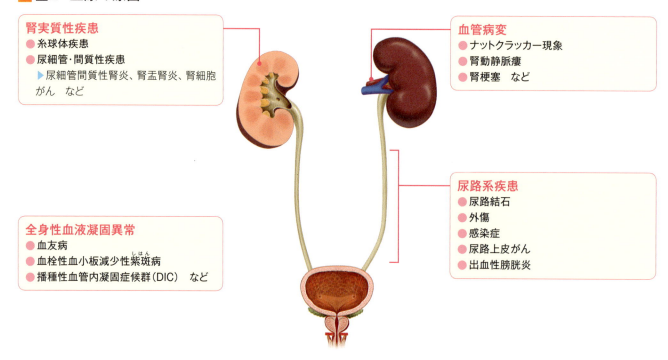

視診

- 皮膚の状態を観察し、**点状出血**や**紫斑**などといった**出血傾向**を示していないか確認します。
- **尿の色調**を確認します（図3）。

図3　肉眼的血尿と顕微鏡的血尿

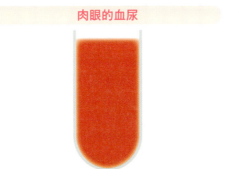

肉眼的血尿
- 肉眼的に見て、血が混じっているのがわかる状態
- 鮮紅色、赤色、赤ワイン色、肉汁様紅色など

顕微鏡的血尿
- 薄い赤い色でやや混濁していて、尿沈渣しなければ血尿とわからない状態

検査

- 肉眼的血尿において、排尿のいつの時期に血尿がみられているかを判断する方法として**2杯分尿試験**（**トンプソン試験**）があります。これは2つのコップを用意し、1つ目のコップに最初の100～150mLをとり、残りの尿を2つ目のコップにとるという方法です。排尿の初期、終末期、あるいは排尿している期間ずっと出血しているかということが判断でき、出血部位が特定できます（表2）。
- **尿沈渣**とは尿10mLを遠心分離によって得られた沈殿成分をいいます。この沈殿成分の中に赤血球がないか確認します。400倍拡大の顕微鏡で観察したときに、**1視野に5個以上の赤血球**が確認できれば血尿（顕微鏡的血尿）となります（表3）。
- **尿比重**、**尿潜血**、**尿タンパク**などを確認します。尿潜血も顕微鏡で血尿が確認できます。
- 膀胱超音波検査や腎膀胱超音波検査のほか、必要に応じて尿細胞診、膀胱鏡検査を行います。
- 膀胱超音波検査や腎膀胱超音波検査、尿細胞診、膀胱鏡検査などに異常所見があった場合、**悪性腫瘍**、**尿路結石**、**腎嚢胞**などの存在が予測されます。
- 血液検査（血球数、ヘマトクリット〈Ht[*13]〉、ヘモグロビン〈Hb[*14]〉など）、凝固系試験などから貧血の程度や出血のしやすさなどを判断します。

表2　2杯分尿試験（トンプソン試験）

第1尿	第2尿	出血部位
血尿	透明尿	前部尿道
透明尿	血尿	後部尿道～膀胱頸部
血尿	血尿	膀胱～上部尿路、尿道

表3　尿沈渣の基準値

赤血球	1視野に5個以内
白血球	1視野に5個以内
上皮細胞	1視野に少数
円柱	1視野に0個
結晶	1視野に少量

基準値は、西崎祐史,渡邊千登世：とんでもなく役立つ検査値の読み方. 照林社, 2013：14. より引用

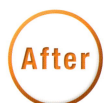# After 診断後の基本ケアと主要な疾患(状態)別 治療・ケアのポイント

まず知っておきたい血尿の基本ケア

安静療法
●肉眼的血尿を認める場合、激しい運動は避けて**安静**にします。

薬物療法
●出血に対する**止血薬**や、原因疾患が**感染症である場合は抗菌薬**などが投与されます。

膀胱留置カテーテル法
●出血性膀胱炎では、出血による**膀胱タンポナーデの予防**のために多孔式の膀胱留置カテーテルを挿入し(**図4**)、膀胱持続灌流(生理食塩水で持続灌流する)により、膀胱内の凝血塊を洗浄し除去する方法がとられる場合があります。

輸血療法
●出血により貧血を示した場合は、輸血が行われる場合があります。輸血を行うとさまざまな**副作用**を生じる場合があるので、**全身的な観察**が必要になります(**表4**)。
●腎機能の低下している患者さんでは**高カリウム血症**に気をつける必要があります。高カリウム血症は死に至る場合もありますので、十分な注意が必要です。

■表4 輸血の副作用と対処法

	原因	症状	発症時期	対処法
即時型溶血性反応	ABO不適合	痛み(胸内苦悶、血管痛、腹痛)、顔面蒼白、嘔吐、けいれん、低血圧、褐色尿	開始後5〜15分	●輸血の中止 ●輸液ルートの確保 ●乳酸リンゲルあるいは生理食塩液の点滴 ●導尿と尿量測定 ●ショック対応の準備
遅発性溶血性反応	不規則抗体による溶血性貧血	Hb減少、微熱	輸血後10〜14日	●医師に報告 ●輸血の中止 ●クーリング ●輸液ルートの確保
発熱性非溶血性反応	同種抗体産生、さまざまな抗体、抗原、サイトカインなど	発熱、頭痛、咳、悪心・嘔吐	開始直後〜12時間	
アレルギー反応	血漿タンパク(IgAやハプトグロビン)欠損患者で、過去の輸血などにより当該タンパクに対する抗体が産生されている場合	発疹、蕁麻疹、悪寒、全身倦怠感	輸血中〜輸血後数時間以内	●輸血の中止 ●医師に報告
輸血関連アナフィラキシー反応		呼吸困難、全身紅潮、血管浮腫(顔面浮腫、喉頭浮腫など)、蕁麻疹	開始直後	●輸血の中止 ●輸液ルートの確保 ●ショック治療 ●心肺蘇生の準備 ●医師に報告
輸血関連急性肺障害	抗白血球抗体、抗好中球抗体、脂質	寒気、発熱、呼吸困難、喀痰を伴わない咳、低血圧、低酸素血症	輸血後6時間	●有効な治療法はない(一部ステロイド有効例あり)
移植片対宿主病	血液製剤中のリンパ球による免疫反応	発熱、皮膚炎(紅皮症)、下痢、下血、肝障害	輸血後1〜2週間後	●無菌操作 ●感染症に対する治療 ●供血者リンパ球の排除

図4 膀胱留置カテーテルの挿入

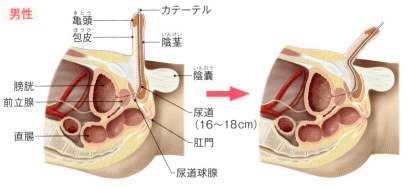
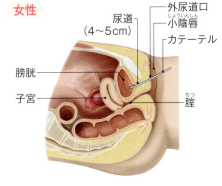

❶腹壁に対し陰茎を直角に保持することで、尿道は尿道球腺開口部まで直線となる。

❷やや抵抗を感じる部分（尿道球腺開口部）の屈曲部分を通過させるために、陰茎を大腿側に傾ける。

外科的療法

● 尿路結石において、結石が大きく自然排石が困難な場合や、疼痛コントロールが不良、1か月間に排石がみられない、水腎症や腎機能低下、感染症などを伴う場合は**経皮的腎砕石術（PNL**[*16]**）**などの外科的療法が行われます。

主要な疾患（状態）別　治療・ケアのポイント

● 血尿の原因には、**腎実質**（糸球体、尿細管、間質）性疾患によるもの、血管病変によるもの、**尿路**の疾患や外傷によるもの、全身の**血液凝固異常**によるものがあります（**図2**）。

糸球体疾患

● 糸球体疾患では**糸球体がさまざまな機序により障害**され、**タンパク尿**、**血尿**、糸球体濾過（GFR[*17]）の低下、ナトリウム（Na[*18]）と水の貯留などを呈します。糸球体疾患の多くは免疫的機序により発症します。

● 糸球体疾患の病因として**レンサ球菌**、肺炎球菌などの**細菌**や**ウイルス**、**寄生虫**などがありますが、レンサ球菌によるものが80～90％を占めます。

● 糸球体疾患の治療では、免疫抑制作用を期待した**ステロイド薬**や**免疫抑制薬**の使用、水・Naの貯留による高血圧に対する**降圧薬・利尿薬**の使用やNa制限食、糸球体の障害の進行を防ぐためのタンパク質を制限した**食事療法**があります（**図5**）。

● バイタルサイン、尿量、尿の性状、排尿回数、自覚症状、浮腫の状況などを観察します。

● 薬剤を使用している場合、薬効や副作用を観察します。ステロイドを使用する際は、易感染性、骨粗鬆症などの副作用がありますので、注意深い観察が必要です。

● 塩分制限や低タンパク食などの食事療法や、腎血流量の減少により腎に負担がかかることを避けるために活動制限の指示が出ている場合は、指示を守れるような支援が必要となります。

尿細管・間質性疾患

● 尿細管や尿細管を取り巻く間質の疾患には、**尿細管間質性腎炎**、**腎盂腎炎**、**腎細胞がん**などがあります。

尿細管間質性腎炎

● 尿細管間質性腎炎の原因はさまざまですが、多くの場合は**感染に対する免疫の応答**や**アレルギー反応**がかかわっているとされます。疾患の原因をとり除くことで治療を行い、感染によるものであれば抗菌薬を使用します。

● 尿細管間質性腎炎の原因には薬剤によるものもあり、その場合は使用している薬剤の投与を中止します。

図5 糸球体疾患の病態生理と治療

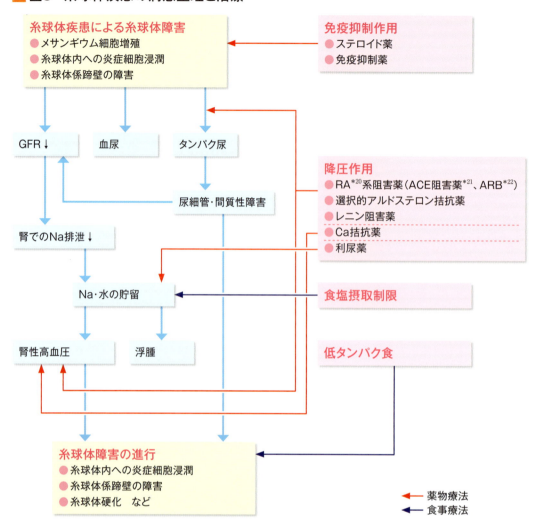

→ 薬物療法
→ 食事療法

腎盂腎炎

- 腎盂腎炎は**腎実質、腎盂、腎杯**にまで及んだ細菌感染症をいい、性的活動期の女性に好発します。**発熱、悪寒、戦慄、腰背部痛**などの症状がみられ、肋骨脊柱角（CVA[*19]）の叩打痛を認めます（p.109「尿が出ない・尿が多い」図4参照）。
- 原因菌は**大腸菌**であることが多く、**尿道から上行性**に感染が起こります。ニューキノロン系、セフェム系、ペニシリン系などの**抗菌薬**を投与します。
- 腎盂腎炎では、バイタルサイン、尿量、尿の性状、排尿回数、排尿痛、自覚症状などを観察します。薬剤を使用している場合は、薬効や副作用の有無を観察します。

腎細胞がん

- 腎細胞がんは男女比2～3：1と**男性**に多く発症します。**発熱、体重減少、食欲不振、貧血**などの症状がみられます。
- **赤血球沈降速度の亢進**や**CRP**[*23]**の上昇、血清タンパク分画の異常**（α_2グロブリンの上昇）、**免疫酸性タンパク（IAP**[*24]**）の上昇**がみられると、進展した腎腫瘍の場合が多いとされています。
- 治療は**外科的摘出術**が基本となり、近年では腹腔鏡下での手術も行われています。免疫療法としてインターフェロン、インターロイキン2が使われる場合もあります。
- 腎細胞がんの根治的腎摘除術の場合、術後、腎臓は1つになりますが、機能的には問題のないことが多いことを伝えます。術後は早期離床を促します。腎臓の予備力が低い患者さんでは、腎機能が低下する場合があります。尿量、浮腫、呼吸状態などもあわせて観察します。

図6　ナットクラッカー現象

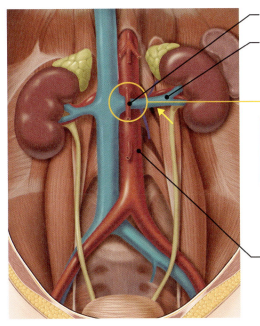

- 上腸間膜動脈
- 左腎静脈
- 腹部大動脈

左腎静脈が腹部大動脈と上腸間膜動脈とに挟まれ、その先の腎静脈（矢印部）の圧が上昇する

血管病変

● 血管病変には**ナットクラッカー現象**、**腎動静脈瘻**、**腎梗塞**などがあります。

● ナットクラッカー現象は、左腎静脈が腹部大動脈と上腸間膜動脈とに挟まれ、静脈圧が上昇した状態をいいます（**図6**）。肉眼的血尿や高度の顕微鏡的血尿がみられます。

● 腎動静脈瘻は、肉眼的血尿、高血圧などによって発見されます。経カテーテル的塞栓術が治療として行われます。

● 腎梗塞は腎動脈の主幹部やその分枝が閉塞し、**血流が途絶えることにより腎組織が壊死**に陥ることをいいます。大きな梗塞の場合、急激に生じる側腹部痛や背部痛があり尿路結石症との鑑別が必要となります。

● 腎梗塞の治療は、その原因により血栓溶解療法や抗凝固療法、経皮経管的血管形成術が行われます。

● 腎動静脈瘻では、バイタルサイン、尿量、尿の性状、排尿回数、腹部の拍動性疼痛の有無などを観察します。

● 腎梗塞では、バイタルサイン、悪心・嘔吐、側腹部痛の有無などを観察します。腎梗塞の原因として心房細動など、心疾患があります。これらの疾患の治療も必要です。抗凝固薬が使用されている場合は出血に気を付け、ワルファリンカリウム使用時には拮抗作用のある食品（納豆、クロレラ、青汁など）を避ける指導も必要になります。

尿路系疾患

● 血尿をきたす尿路系疾患には、**尿路結石**、外傷、感染症、尿路上皮がん、**出血性膀胱炎**などがあります。

● 尿成分の一部が析出・結晶化し、腎臓、尿管、膀胱、尿道といった尿路内で形成された石のような構造物を**結石**といい、**男性**に好発します。腎盂尿管移行部、腸骨動脈交叉部、尿管膀胱移行部といった狭窄した場所に結石が嵌頓を起こしやすく、嵌頓が起こった場合、尿流が妨げられ**激烈な痛み**（疝痛発作）が生じます。結石の成分はシュウ酸カルシウム、リン酸カルシウム、リン酸マグネシウム・アンモニウム、尿酸、シスチンなどです。結石が小さい場合（10mm未満）は、水分摂取、運動などで自然排出を促します。自然排出が困難な場合は**体外衝撃波結石破砕術**（ESWL[*25]）、**経皮的腎砕石術（PNL）**などを行い治療します。

● 尿路結石の場合、尿量、尿の性状、排尿回数、結石の自然排出の有無、自覚症状、疼痛の程度、疼痛の部位などの観察を行います。疼痛があるため、安楽な姿勢の工夫を行います。結石の自然排出を促すために1日に2,000〜3,000mLの水分を摂取するよう指導します。結石破砕療法後は、砕石片による尿路の閉塞がないか排尿困難、発熱、頻尿、血尿、下腹部の膨隆、疼痛などを観察します。

● 出血性膀胱炎は膀胱粘膜から出血する非細菌性の膀胱炎です。多くは抗がん薬などの薬剤によるものです。

全身性血液凝固異常

●血友病や血栓性血小板減少性紫斑病、播種性血管内凝固症候群（DIC）など、血液凝固系が異常をきたした場合にも血尿がみられます。

●血友病は**X染色体の遺伝子異常**がある母親から出生した**男児**に発症します（伴性劣性遺伝：母親はX遺伝子を2本もつので、2本のうちどれかが正常に機能していれば発症はしません）。出血時に凝固因子製剤を輸注し、止血します。

●血栓性血小板減少性紫斑病は**血小板の減少**、赤血球の破壊による**溶血性貧血**、頭痛、せん妄、意識障害といった**精神神経症状**、血尿、タンパク尿などの**腎機能障害**、**発熱**の5つの徴候を示します。原因は**von Willebrand因子切断酵素**の活性低下です。後天的に生じたvon Willebrand因子切断酵素の抗体（インヒビター）を取り除くため、血漿交換療法が行われます。

●血友病では、血尿のほか皮膚の出血斑、歩行障害や跛行、関節の腫脹などがないか観察します。出血が考えられる場合、血液凝固因子を補充します。自宅で血液凝固因子が補充できるように患者さん自身または家族によって注射ができるよう指導する場合があります。

●血栓性血小板減少性紫斑病では、血尿のほか、紫斑、鼻出血、歯肉出血などがないか観察します。バイタルサインのほか頭痛、意識障害、運動麻痺など精神神経症状も観察します。

〈略語一覧〉
*1【pH】potential of hydrogen：水素イオン指数
*2【HPF】high power field：400倍に拡大にした顕微鏡における1視野のこと
*3【CT】computed tomography：コンピューター断層撮影
*4【MRI】magnetic resonance imaging：磁気共鳴画像診断
*5【CTU】computed tomography urography：CT尿路造影
*6【MRU】magnetic resonance urography：MR尿路画像
*7【CH50】50% hemolytic unit of complement：補体50%溶血単位
*8【C3】complement 3：補体第3成分
*9【C4】complement 4：補体第4成分
*10【IgG】immunoglobulin G：免疫グロブリンG
*11【IgA】immunoglobulin A：免疫グロブリンA
*12【DIC】disseminated intravascular coagulation syndrome：播種性血管内凝固症候群
*13【Ht】hematocrit：ヘマトクリット
*14【Hb】hemoglobin：ヘモグロビン
*15【HLA】human leukocyte antigen：ヒト白血球抗原
*16【PNL】percutaneous nephro lithotripsy：経皮的腎砕石術
*17【GFR】glomerular filtration rate：糸球体濾過率
*18【Na】sodium：ナトリウム
*19【CVA】costovertebral angle：肋骨脊柱角
*20【RA】renin-angiotensin：レニン・アンジオテンシン系
*21【ACE阻害薬】angiotensin converting enzyme inhibitor：アンジオテンシン変換酵素阻害薬
*22【ARB】angiotensin Ⅱ receptor blocker：アンジオテンシンⅡ受容体拮抗薬
*23【CRP】C-reactive protein：C反応性タンパク
*24【IAP】immunosuppressive acidic protein：免疫酸性タンパク
*25【ESWL】extracorporeal shock wave lithotripsy：体外衝撃波結石破砕術

〈文献〉
1. 血尿診断ガイドライン編集委員会編：血尿診断ガイドライン2013．ライフサイエンス出版，東京，2013．
   http://www.jsn.or.jp/guideline/pdf/hug1 2013.pdf（2016.6.30.アクセス）
2. 髙木永子監修：看護過程に沿った対症看護 病態生理と看護のポイント 第4版．学研メディカル秀潤社，東京，2010：313-330．
3. 日本臨床検査医学会ガイドライン作成委員会編：蛋白尿・血尿．臨床検査のガイドラインJSLM2015，日本臨床検査医学会，東京，2015：188-193．
4. 医療情報科学研究所編：病気がみえるVol.5 血液．メディックメディア，東京，2008：164-167．
5. 医療情報科学研究所編：病気がみえるVol.8 腎・泌尿器 第2版．メディックメディア，東京，2014．
6. 髙久史麿，尾形悦郎，黒川清 他：新臨床内科学 第9版．医学書院，東京，2009：955-956，1018，1020．
7. 髙木康編：改訂版 看護に生かす検査マニュアル．医学芸術社，東京，2006：68-73．

症状⑫

便が出ない
（おなかが張る）

便秘

下舞紀美代

- 便秘とは、腸内腔の狭窄や腸運動機能の低下により、腸内容物の停滞が遷延し、糞便の水分が過剰に吸収されて硬い便になり排便困難が生じた状態である。
- 原因により、おもに「弛緩性便秘」「けいれん性便秘」「器質性便秘」に分類される。

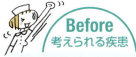

Before 考えられる疾患
- 悪性腫瘍
- クローン病、潰瘍性大腸炎
- 腸管癒着（開腹術後）
- ヒルシュスプルング病
- S状結腸過長症
- 代謝性障害
- 過敏性腸症候群
- ストレス
- 食事量・食物繊維の摂取不足
- 運動不足
- 加齢、経産婦、臥床者

On 観察ポイント
- **問診**：排便状態（回数、間隔、時刻、便の量・性状、怒責、残便感、テネスムス）、経緯、食事、運動、ストレス、既往歴、薬剤、随伴症状
- **視診**：腹部の膨隆、緊張
- **聴診**：腸蠕動音
- **触診**：S状結腸

After 基本ケア
- 排便習慣の調整
- 食事・運動習慣の見直し
- 腹部マッサージ、温罨法
- 排便環境の調整
- 精神的援助

Before 症状が出現。観察・ケアの前に基本知識をチェック！

まず知っておきたい便秘の基本知識

- 便秘は、**腸内腔の狭窄**や**腸運動機能の低下**により、腸内容物の停滞が遷延し、糞便の水分が過剰に吸収されて硬い便になり**排便困難**が生じた状態です。
- 小腸は、消化管の運動により、胃から送られた内容物を消化し移送します。
- 腸液、膵液、胆汁の働きによって化学的分解が行われ、**小腸粘膜の吸収細胞から栄養素を吸収**します。
- 小腸には食物、唾液、胃液、膵液、胆汁、腸液など消化液を含む水分が1日約9,000mL流入します。
- **大腸**は、小腸で消化・吸収されなかった食物残渣から**水分を吸収して糞便を形成**する役割があります（図1）。
- 大腸からは、粘膜を傷つけないように糞便を円滑に移送するために粘液が分泌されます。
- 小腸や大腸の働きは**自律神経系**に支配され、**交感神経系**は消化管の運動を**抑制**して括約筋を緊張させ、**副交感神経系**は消化管の平滑筋の運動を**活発**にし、括約筋を弛緩させ、消化液の分泌を亢進させます。
- 消化管には、**筋層間神経叢（アウエルバッハ神経叢）**と**粘膜下神経叢（マイスネル神経叢）**という自律神経系の一部である壁在自律神経細胞群があります。
- 大腸の運動は、ふだんは弱いのですが、食事を摂取すると、横行結腸からS状結腸にかけて、**胃－結腸反射**と呼ばれる強い蠕動が起こります。
- 腸の内容物は、ふだんはS状結腸にとどまっていますが、この大蠕動や便自体の重さにより直腸へ押しやられます。
- 直腸内圧亢進による刺激は、**便意**の出現と同時に、2つの排便反射を引き起こします。1つは**直腸内反射**（局所反射）で、もう1つは**脊髄反射**です。
- 直腸内圧が40～50mmHg以上になると、直腸壁の**骨盤神経**が刺激され、その興奮が**第2～4仙髄（S_2～S_4）**にある**下位排便中枢**に伝えられ、**延髄・視床下部**に存在する**上位排便中枢**を経て大脳皮質の感覚領域に入り、便意を感じます（図2）。
- 便秘は、**発症と経過による分類**と**原因による分類**があります。
- 発症と経過による分類では、消化管の狭窄や閉塞によって急に便が消化管内に停滞する場合を**急性**便秘、原因疾患がなく慢性的な経過をたどる便秘を**慢性**便秘と分類します。
- 原因による分類では、**機能性**便秘（**弛緩性**便秘、**けいれん性**便秘に分けられる）と**器質性**便秘に分類されます（表1、図3）。器質性便秘は腫瘍や炎症による腸管運動の減弱、及び狭窄に伴う通過障害によって起こります。

図1 糞便の形成

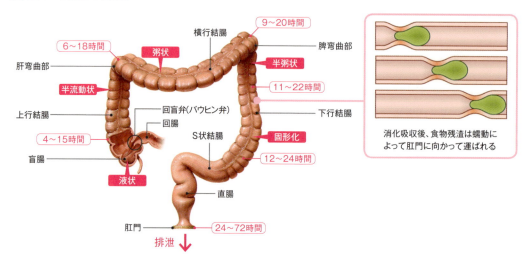

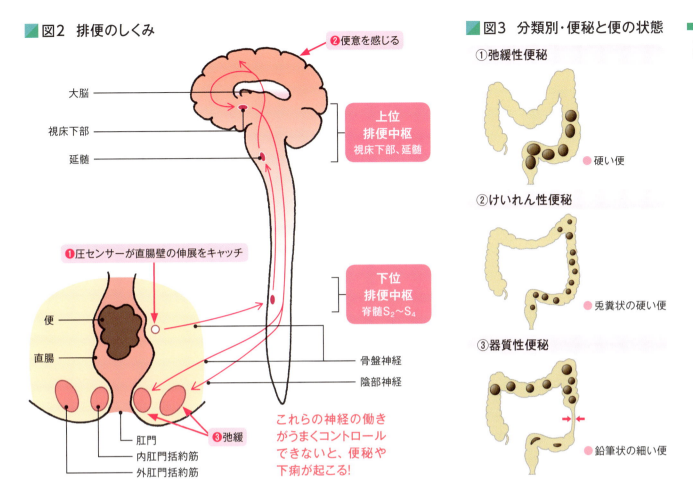

■ 図2 排便のしくみ

■ 図3 分類別・便秘と便の状態

■ 表1 便秘の原因による分類

分類		原因	病態
機能性便秘	弛緩性便秘（図3-①）	● 食事量・食物繊維の摂取不足	腸内容物が少ないと、胃－結腸反射や排便反射が弱まる
		● 運動不足	血液の循環や大腸の運動が低下する
		● 加齢・経産婦・臥床者	腹筋が弱まり、いきみが低下する
	けいれん性便秘（図3-②）	● 精神的ストレス ● 過敏性大腸症候群	緊張などのストレスによって自律神経が失調し、下部大腸がけいれん性に収縮し、直腸への便の輸送が妨げられる
器質性便秘（図3-③）		● 大腸がん・直腸がん・子宮筋腫などの腫瘍 ● クローン病・潰瘍性大腸炎などの炎症疾患 ● 開腹術後の腸管癒着	腫瘍、瘢痕、癒着などにより、腸管が狭窄し、通過障害が起こる
		● ヒルシュスプルング病（先天性巨大結腸症）	先天性の神経叢の欠損により排便反射が弱まり、腸の蠕動運動が低下すると、欠損部の上部に便やガスがたまり、巨大結腸となる
		● S状結腸過長症	S状結腸が長すぎて腸内容物が通過するまでに時間がかかり、硬い便となる
		● 代謝性障害（脱水・全身衰弱）	腸管の血流不足、腸の蠕動運動低下、排便力低下により通過障害が起こる

症状が出現！ 何の可能性があるのか、チャートですばやくチェック！

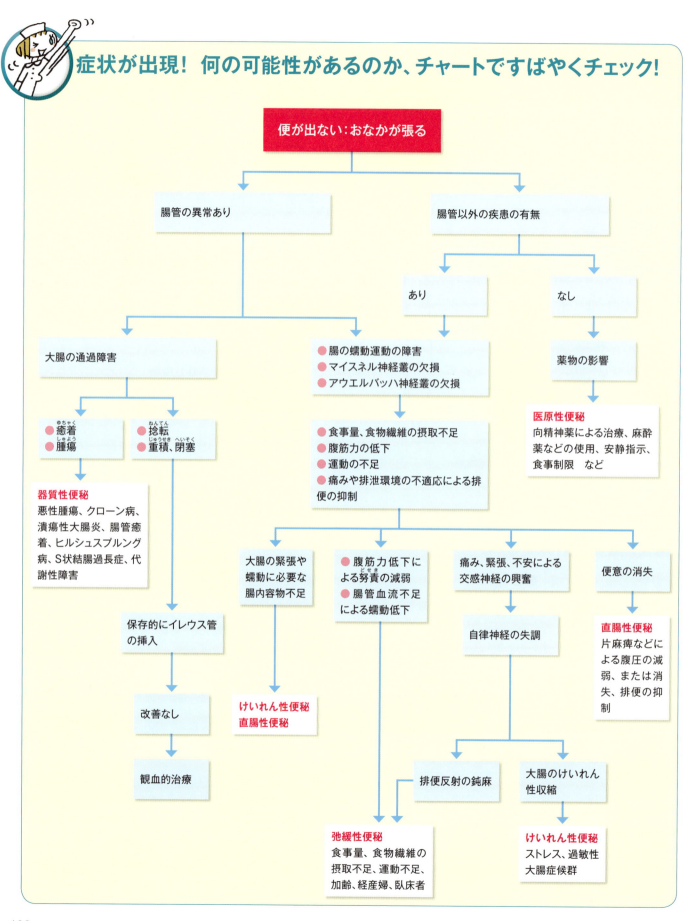

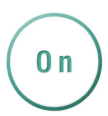

まず何を見る？ 問診・検査・観察のポイント

問診

- 表2にある問診事項を患者さんに確認していきます。
- いつから排便がないのか、排便困難に至った経緯、排便にかかる所要時間や排便行動の遅れなどのほか、疾患などが原因となっていることもあるので、以下のことも確認します。
- 先天性疾患やその他の疾患の有無。
- 手術の既往の有無。癒着（ゆちゃく）などで腸管の圧迫や狭窄（きょうさく）が起こることがある。
- 治療薬があれば、便秘になりやすい薬剤があるため、その内容を聞きます。
- 女性であれば、女性ホルモンの分泌が影響する場合があるため、妊娠についても聞く。
- 下血や腹痛、体重の減少がないか確認する。患者さんはいつもと変わらない便秘と思っているかもしれないが、重大な疾患（腫瘍など）が潜（ひそ）んでいる場合がある。

表2 問診事項

現在の排便状態と以前の排便状態	● 排便の回数、間隔、時刻、所要時間 ● 便の量・硬さ・太さ・色・におい ● 努責、残便感、テネスムス*1の有無
便秘に至った経緯	● いつから排便がないのか ● 排便困難に至った経緯で思いつく原因はないか
食事・運動	● 食事の内容と摂取量 ● 運動量
ストレスの有無	● 精神的ストレスの有無 ● 多忙、環境の変化、不規則な生活など
既往の有無	● 先天性疾患やほかに疾患はないか ● 手術の既往はないか
薬剤の使用の有無	● 抗コリン薬 ● 抗うつ薬 ● パーキンソン病治療薬 ● 抗けいれん薬 ● 制酸薬 ● カルシウム製剤 ● 麻酔薬 ● オピオイド（医療用麻薬）製剤　など
随伴症状の有無	● 腹部膨満感、下血、腹痛、体重の減少など

視診・聴診・触診	●視診：腹部の膨隆（ぼうりゅう）と緊張の程度。 ●聴診（図4）：腸蠕動音の有無（表3）。 ●触診（図4）：S状結腸に便が触れるか。

■ 図4　腹部のフィジカルアセスメント

聴診

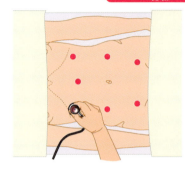

● 打診・触診により腸の蠕動運動が促進されてしまうので、聴診から行う（聴診器を当てている部位と●が、聴診部位の例。p.96「おなかが痛い」図4のとおり、右下腹部1か所の測定でよいが、聴こえない場合は時計回りに聴取する）

打診

● 利き手でないほうの手を軽く腹壁に当て、利き手の中指を曲げて、腹壁に当てた手の中指の先から約3cmのところをポンポンと軽く叩く

打診部位

触診

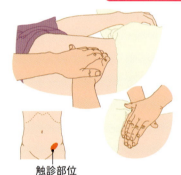

触診部位

● 利き手を腹壁に当て、人差し指、中指、薬指の3本で探る。利き手でないほうの手は、触診する指が左腸骨部の深いところまで達するように押す

直腸指診時の体位

● 殿部を検者の方向に突き出すような側臥位になってもらう。ほかの部分はタオルケットなどで覆い、不必要な露出を避ける

■ 表3　腸蠕動音の聴取

1分以内で聴こえる	正常	考えられるおもな原因
1分以上～5分以内に聴こえる	減少	便秘、腹膜炎、腹部の術後
5分間続けて聴こえない	消失	イレウス

検査	●患者さんの状態によって、下記の検査を行う場合があります。 ・便潜血（せんけつ）検査 ・腹部単純X線撮影 ・内視鏡検査 ・注腸造影検査、CT[*2]・MRI[*3]検査 ・腹部エコー検査

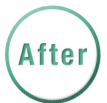 診断後の基本ケアと主要な疾患(状態)別　治療・ケアのポイント

まず知っておきたい便秘の基本ケア

排便習慣を整える

- 毎日、一定の時間に排便を試みます。胃－結腸反射は朝食後30〜40分が活発なので、その時間に促すとよいでしょう。

食事・運動習慣を見直す

- 規則正しい生活が送れているか、栄養摂取面で偏りはないかなど、食事習慣を見直します。
- 水分不足は便を硬化させるため、水分の摂取を促しましょう。
- 脂肪を含む食品や食物繊維を多く含む食品（表4）、乳製品の摂取を促しましょう。
- 脂肪は潤滑作用と、胆汁の分泌促進から緩下作用があります。
- 食物繊維は腸内容物を増加させ、腸蠕動を亢進させますが、けいれん性便秘や器質性便秘の場合は逆に摂取を控えます。
- 乳製品の摂取は、腸管に物理的・化学的刺激を与え、腸蠕動を亢進させます。
- 個人差があるため、患者さんに合った排便を助ける食物を探します。
- 適度な運動は腸の蠕動作用を促します。年齢に合った運動を心がけるように指導しましょう。

腹部マッサージ・温罨法

- 腹部のマッサージを行い、腸蠕動を促進しましょう（図5）。
- 腹部・腰背部を中心とした温罨法も腸蠕動を促進する効果があります。
- ただし、開腹術後や腸の穿孔・炎症・閉塞を起こしている患者さんには禁忌です。

排便環境を整える

- 便意があるときにトイレに行けるように環境を整備します。
- 通常と同じ体位で排便ができるように、可能な限り座位をとります。
- 腹筋力が弱いと、努責が弱くなります。片麻痺がある場合は、軽く腹圧がかかるように腹部を押さえてみましょう。
- 排便時のプライバシーの保護に努めましょう。

精神的援助

- 緊張感が持続する場合などは交感神経の興奮で排便が抑制されるため、気分転換やリラクセーションも重要です。

■表4　食物繊維を多く含む食品

種類	品名
野菜類	ピーマン　アスパラ　カブ　シュンギク　カボチャ　カンピョウ　ミョウガ　トマト　ナス　ダイコン　タマネギ　レンコン　タケノコ　ゴボウ　サヤインゲン　ハクサイ　ニンジン　切り干しダイコン　エンドウ　セロリ　キャベツ　ネギ　ホウレンソウ　フキ　モヤシ
果物類	バナナ　ナシ　グレープフルーツ　モモ　メロン　スイカ　(干し)カキ　(干し)イチジク　リンゴ　イチゴ　(干し)ブドウ　パイナップル　ミカン
海藻類	ヒジキ　コンブ　寒天　ところてん　青ノリ　ワカメ
穀類	玄米　ソバ　コーンフレーク　オートミール　食パン
豆類	ダイズ　アズキ　納豆　ミソ　ピーナツ
キノコ類	(干し)シイタケ　ナメコ　シメジ　エノキダケ　マッシュルーム
イモ類	サツマイモ　ヤマイモ　サトイモ

■図5　腹部のマッサージ

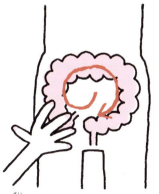

- 臍を中心に腹部を"の"の字を書くようにマッサージする。上行結腸→横行結腸→下行結腸の順に行う

主要な疾患（状態）別　治療・ケアのポイント

- 便秘が疾患によるものであれば、疾患の治療を行います。
- 原因が精神的な緊張によるものであれば、環境の調整や心理療法を行います。
- 食事内容に原因がある場合は食事療法を行います。
- 対症療法として、緩下薬の投与や浣腸、摘便を行います。
- 便秘の治療は原因によってさまざまです。治療は原因の明確化によって早期に行われる必要があります。

腸管内の疾患

- 腫瘍、瘢痕、癒着などによる腸管の狭窄、捻転、重積、閉塞などの場合、大腸の機械的通過障害によって便秘が起こります。症状は進行性で、血便、体重減少、貧血などの全身症状を伴います。
- 大腸がんではがんからの出血で貧血となりやすく、腸閉塞では悪心・嘔吐、腸蠕動の亢進がみられます。
- 腫瘍は外科的手術や化学療法、放射線療法を行います。腫瘍が縮小すれば、腸管の圧迫は軽減されます。
- 腸閉塞の場合は、イレウス管を挿入し、腸内圧の減圧を行います。
- 痔核、肛門裂傷、肛門周囲膿瘍がある場合、排便時の疼痛や苦痛を伴うことが多いので、疼痛を恐れ、排便を抑制する場合があります。その結果、大腸内での水分の過吸収が起こり、便はより硬くなり、便塊が小さくなります。便意を感じる閾値が上昇し、排便が困難となり便秘が悪化します。そのような悪循環を起こさないよう、水分摂取を促します。
- 先天性巨大結腸症（ヒルシュスプルング病）の場合、先天性のマイスネル神経叢、アウエルバッハ神経叢の欠損によって直腸内反射が欠如し、便の移送が障害され、便秘が起こります。便塊は大きく同じ部位にとどまる場合があります。新生児や乳児に多く、手術療法が必要です。開腹術以外に、侵襲が少ない腹腔鏡下手術や経肛門手術が行われます。術後は、排便の訓練をします。

腸管以外の疾患

- 全身性硬化症（強皮症）では、腸管粘膜下層の線維性肥厚による腸管の弛緩、平滑筋の萎縮が起こり、移送障害をきたします。
- 神経系障害、脳血管障害、脊髄損傷、脊髄腫瘍による排便反射障害や麻痺による努責力の低下などでも便秘を生じます。
- 大脳や脊髄などの障害によって、知覚・感覚の機能障害、認知障害がある場合に起こります。また、腸管麻痺などで便塊の移送障害が起こります。
- 甲状腺機能低下症や糖尿病、高カルシウム血症などの内分泌障害や、脱水や全身の衰弱のほか、中毒による神経障害などからも便秘が起こるので、疾患（状態）の治療が必要です。
- 疾患ではありませんが、抗コリン薬や抗うつ薬、モルヒネ製剤、麻酔薬など、薬剤の影響で医原性便秘となります。患者さんが使用している薬剤が便秘を起こしやすいものであるかどうかを把握し、便秘を起こした場合には緩下薬の与薬などの対症療法を行います。

高齢者の場合

- 高齢者では、加齢に伴う身体的な局所的変化として、大腸粘膜の粘液分泌の減少、排便反応の減弱、腸管運動機能の低下が起こりやすく、機能性便秘になりやすいです。
- 運動機能の低下や食事摂取量の減少、食物繊維の不足などによっても生じやすくなります。

妊娠・出産時

- 妊娠に伴い、排卵を抑制するプロゲステロンの分泌が増加します。その影響で消化器平滑筋が弛緩し、食物の腸管内での通過時間が延長されます。また、子宮の増大により消化管を圧迫し、食物の通過が遅れるために便秘傾向になります。
- 産褥期では、分娩時の食物摂取の減少、腸管の緊張低下、運動不足、会陰部創痛などのため、便秘になりやすいです。
- 便秘は、消化管運動に影響する疾患やホルモンの分泌、活動状態、栄養状態に強く影響されるため、その原因をアセスメントし、適切な看護介入を選択します。

〈略語一覧〉
*1【テネスムス】頻回に便意をもよおすにもかかわらず、便がごく少量で、またすぐに便意をもよおす状態。しぶり腹ともいう。
*2【CT】computed tomography：コンピューター断層撮影
*3【MRI】magnetic resonance imaging：磁気共鳴画像診断

〈文献〉
1. 松田明子, 永л博司, 宮島伸宣 他：系統看護学講座 専門分野Ⅱ 成人看護学[5] 消化器 第13版. 医学書院, 東京, 2011.
2. 髙木永子 監修：看護過程に沿った対症看護 病態生理と看護のポイント 第4版. 学研メディカル秀潤社, 東京, 2010.
3. 北村聖 総編集：臨床病態学2. ヌーヴェルヒロカワ, 東京, 2006.
4. 小田正枝編著：プチナースBOOKS 症状別 看護過程 アセスメント・看護計画がわかる. 照林社, 東京, 2014.
5. 齋藤宣彦：看護学生必修シリーズ症状からみる病態生理の基本. 照林社, 東京, 2005.
6. 永井良三, 田村やよひ 監修：看護学大辞典 第6版. メヂカルフレンド社, 東京, 2013.

症状⑬

下痢をした

下痢

尹 玉鍾

- 下痢とは、小腸・大腸からの分泌過多、吸収能力の低下、蠕動運動の亢進・停滞などによって糞便の水分量が増加し、液状・半流動性の糞便を排泄することである。
- 一般的に、85％以上の水分を含む便を非定期的に排出することを下痢という。

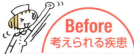

Before 考えられる疾患

- 細菌・ウイルス感染、毒性、原虫・寄生虫
- 薬剤性、吸収不良性症候群、腹部手術
- 細菌性大腸炎、薬剤性腸炎、虚血性大腸炎
- 炎症性腸疾患、腸結核、放射線性腸炎
- エンテロキシンによる腸炎、内分泌腫瘍
- 過敏性腸症候群、甲状腺機能亢進症
- 腸管狭窄、ダンピング症候群、糖尿病神経障害

On 観察ポイント

- 問診：発症時期、排便状態（習慣、回数、便の性状）、既往歴、食物摂取の内容・量、薬剤、旅行歴、随伴症状、手術歴、脱水症状
- 視診：便の性状（色、量、形態、混入物）、腹部膨満、肛門周囲の皮膚粘膜
- 聴診：腸蠕動音
- 打診：鼓音
- 触診：腹部膨満、皮膚、圧痛・反跳痛、筋性防御

After 基本ケア

- 安静と保温
- 食事療法
- 水分・電解質補給
- 肛門の清潔保持
- 口腔ケア
- 排便の処理
- 薬物療法

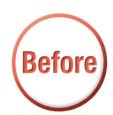

Before 症状が出現。観察・ケアの前に基本知識をチェック!

まず知っておきたい下痢の基本知識

- **下痢**とは、小腸・大腸からの**分泌過多**、**吸収能力の低下**、**蠕動運動の亢進・停滞**などによって糞便の水分量が増加し、**液状・半流動性の糞便**を排泄することです。
- 一般的に、85％以上の水分を含む便を非定期的に排出することを下痢といい、排便の回数とは関係なく性状が固形であれば下痢とはいいません。
- 小腸・大腸には水分を吸収する能力があり（図1）、その水分吸収能力を超える量の水分が分泌されたときや、粘膜の炎症によって腸管の吸収能力が低下したときに下痢が起こります。
- 例えば、粘膜の炎症やホルモンおよび腸管内の毒素などによる水分の分泌の増加、手術などによる腸管の吸収面積の減少、機能性または解剖学的異常がある場合の吸収の減少があります。また、腸管内に浸透圧が高くなる物質が残っていても吸収が減少します。
- 腸管の運動性変化も吸収に影響を及ぼし、消化管内の内容物が粘膜に接触する時間の不足や、腸管内の内容物が効果的に混じることができない場合にも吸収に影響を与えます。
- これらの機序ははっきり区別できず、複数の原因が関係し下痢を引き起こしています。
- 下痢を原因により分類すると、細菌やウイルスなど感染によって起こる**感染性下痢**と、物理的刺激や疾患によって起こる**非感染性下痢**に大別されます（表1）。
- 下痢は発生要因によって大きく、**浸透圧性下痢**、**浸出性下痢（粘膜障害性下痢）**、**分泌性下痢**、**腸管運動性下痢**の4つに分類されます（表2）。また、症状が2～3週間以上続く場合は**慢性下痢**といいます。
- 下痢では**食欲不振**、**腹部膨満**、**悪心・嘔吐**などの症状がみられ、食中毒や細菌感染時には38～39℃の**発熱**などの随伴症状がみられます。
- 普通、便意とともに腹痛を伴い排便の後は治まりますが、持続的な便意・残便感を訴え、直腸・肛門部にけいれん性疼痛を感じる場合は**テネスムス**（tenesmus、しぶり腹・裏急後重）といいます。
- 下痢は、一時的で大きな問題のないものから、細菌感染の重大な徴候であるものなどさまざまであり、いち早く原因を確かめる必要があります。
- 下痢により急激に体内の水分と電解質を喪失するため、**脱水の予防**を心がけます。
- 下痢便には消化液が多量に含まれていること、大腸からの分泌液がアルカリ性であることから、**肛門周囲にびらんを生じる可能性があるので清潔を保つ**ようにします。

図1 小腸・大腸の水分吸収

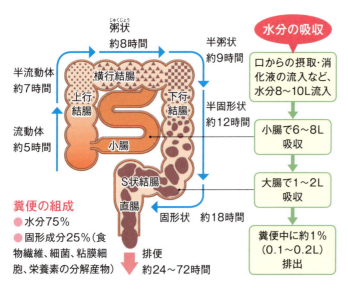

堺章：新訂 目でみるからだのメカニズム．医学書院，東京，2000：76．より許諾を得て一部改変のうえ転載

■表1 下痢の種類と分類

感染性下痢	細菌感染症	● サルモネラ菌、大腸菌ビブリオ、MRSA[*1]などによる腸粘膜の刺激
	毒性を伴うもの	● 腸管出血性大腸菌、ブドウ球菌、クロストリジウム-ディフィシル菌などによる毒素
	菌交代現象によるもの	● 抗菌薬耐性ブドウ球菌が大腸内で増殖して起こる急性腸炎、偽膜性腸炎(クロストリジウム-ディフィシル)
	原虫・寄生虫	● アメーバ赤痢、クリプトスポリジウムなどによる腸粘膜の刺激
	ウイルス感染	● ロタウイルス、RS[*2]ウイルス、アデノウイルスなどによる腸粘膜の刺激
非感染性下痢	食事	● 不消化物や冷たい飲食物の大量摂取などによる機械的刺激
	精神的・心理的影響	● 不安や恐怖、過度なストレスが自律神経を失調させることにより起こる腸の蠕動運動や分泌の亢進
	薬物	● 自律神経に作用する薬物による腸の蠕動運動や粘液分泌の亢進 ● 抗腫瘍薬が胃腸粘膜を障害することにより起こる吸収障害や分泌亢進 ● 抗菌薬が正常な腸管内常在細菌叢を破綻させ、耐性菌が異常増殖することにより起こる刺激
	食物アレルギー	● 大豆、小麦粉、卵、牛乳、ソバ、魚介類などに含まれるアレルゲンが原因となり起こる胃腸粘膜の浮腫、腸管のれん縮、分泌亢進
	中毒	● 工業毒(鉛、水銀、バリウムなど)による、腸管の異常運動やけいれん性の収縮
	内分泌疾患	● 甲状腺機能の亢進による腸の蠕動運動の亢進
	代謝性疾患	● 糖尿病による自律神経障害から起こる腸の蠕動運動や粘液分泌の亢進
	浮腫をきたす疾患(うっ血性心不全、肝硬変、ネフローゼなど)	● 腸管の浮腫や腸管への血流不足から起こる腸の蠕動運動の低下や吸収障害
	胃の摘出	● 胃内での食物の消化吸収が困難であるために起こる、空腸内での細菌繁殖や吸収障害
	膵臓の疾患	● 消化酵素やホルモンの分泌障害による不消化、水分過剰による吸収障害
	胆嚢・胆道の疾患	● 十二指腸への胆汁分泌の障害による、非水溶性脂肪の消化不十分
	腸管の器質的疾患	● 腸液の分泌亢進、タンパクや血液の漏出、水や電解質の吸収障害
	骨盤内疾患(膀胱炎など)	● 腸管の吸収障害や分泌亢進

■表2 発生機序による下痢の分類とメカニズム

分類	メカニズム	おもな疾患(急性/慢性)
浸透圧性下痢	腸管内に浸透圧の高い物質が存在すると、水分が腸管壁から腸管内に移行することで腸管の水分が増加し、下痢になる	**急性**:薬剤性[下剤、制酸剤(Mg[*3]含有)、D-ソルビトール、ラクツロース] **慢性**:吸収不良症候群(乳糖不耐症、慢性膵炎)、腹部手術(胃切除、回腸切除)
浸出性下痢(粘膜障害性下痢)	腸管の粘膜が障害されると、吸収能力が低下するとともに炎症が起こる。その結果、腸管壁の透過性が亢進し、滲出液や血液が排出されて腸管の水分が増加し下痢になる	**急性**:細菌性大腸炎(サルモネラ、カンピロバクター、ウイルス性大腸炎、ノロウイルス)、薬剤性腸炎(抗菌薬)、虚血性大腸炎 **慢性**:炎症性腸疾患(潰瘍性大腸炎、クローン病)、腸結核、放射線性腸炎
分泌性下痢	腸管内に分泌される水分や消化液の量が異常に増えるために下痢になる	**急性**:エンテロトキシン※による腸炎(コレラ菌、赤痢菌、ブドウ球菌、クロストリジウム-ディフィシル菌、腸管出血性大腸菌) **慢性**:内分泌腫瘍
腸管運動性下痢	**蠕動亢進**:腸の蠕動運動が速いと、水分などが十分吸収されず下痢になる	過敏性腸症候群、甲状腺機能亢進症
	停滞:腸の蠕動運動の障害や通過障害があると、増殖した腸内細菌の刺激により下痢になる	がんや炎症で起こる腸管内の狭窄、消化管の外科的切除(ダンピング症候群)、糖尿病神経障害

※細菌が産生し、腸管に作用するタンパク質毒素

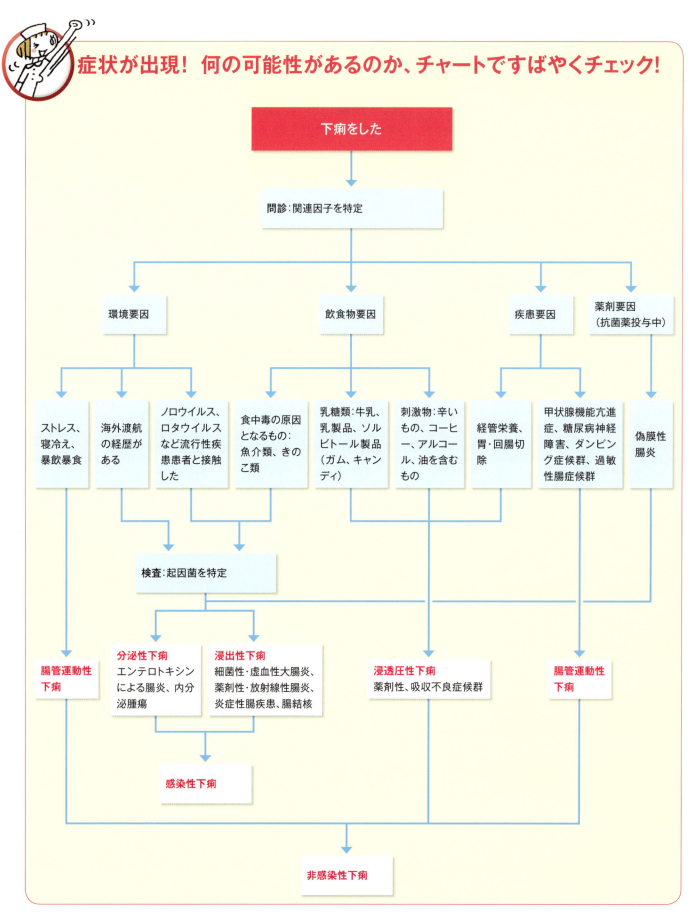

On まず何を見る？ 問診・検査・観察のポイント

問診（表3）

※腹部の観察は、視診→聴診→打診→触診の順に行います。

- 問診をすることで下痢の程度、下痢の種類を特定することができます。下痢の起因菌（どの細菌やウイルスに感染したのか）を知ることで、隔離、手洗いの対処の方法や必要性、緊急度がわかります。
- 下痢による脱水は、循環障害や電解質異常を引き起こし生命の危機を招くおそれがあるため、特に高齢者や小児の場合、小まめな観察が必要です。

表3 問診事項

発症時期	●下痢が始まった時期　●継続期間	薬剤使用の有無	●抗菌薬　●ステロイド薬　●ラクツロース、塩類下剤、D-ソルビトール　●糖尿病治療薬　など
排便の状態	●排便習慣　●排便回数　●便の性状、量、におい　など	旅行歴	●海外渡航経歴の有無
下痢の原因の有無（既往歴など）	●精神的ストレスの有無　●放射線照射、炎症性腸疾患（潰瘍性大腸炎、クローン病）、糖尿病、甲状腺機能亢進症、がんなどの既往の有無　●経管栄養時の注入速度、冷たさ、量　●集団発生の有無（家族や友人などに同じような症状が出ている人はいるかどうか）　●生活スタイルの変化　など	随伴症状の有無	●腹痛（テネスムス：カンピロバクター腸炎、赤痢など）の有無と程度　●悪心・嘔吐（ブドウ球菌食中毒、ビブリオ腸炎、ウイルス性胃腸炎など）　●発熱（感染性腸炎、炎症性腸疾患、腹腔内膿瘍、悪性腫瘍、脱水）　●食欲不振　●腹部膨満（乳糖不耐症ではガスを伴う）　●肛門部位疼痛　●体重減少
食物摂取の内容および量	●暴飲暴食　●刺激的なもの（冷たいもの、辛いもの、コーヒー）　●ソルビトールを含む食物（非吸収性糖分としてガム、キャンディなどに含まれる）　●油分を含むもの　●乳糖を含むもの（牛乳など）　●キノコ類　●貝類　●腐敗したもの	手術歴の有無	●胃・小腸の切除（ダンピング症候群）　●胆嚢切除
		脱水症状	●口渇　●倦怠感　●脱力感　●めまい　●尿量減少

視診（表4）

- 顔色や姿勢を観察して、痛みがないか、患者さんがつらそうではないかをアセスメントします。
- 便の性状（色、量、形態、混入物など）をよく観察すると原因疾患を推測することができます。
- 腹部膨満、肛門周囲の皮膚粘膜や下着の汚れなどがないか観察します。

表4 視診事項

便の色	●緑の水様粘液便：病原性大腸菌による下痢　●淡黄白色の水様便：ロタウイルスによるもの　●イチゴゼリー状の血便：赤痢	混入物	●血液：炎症性腸疾患　●粘液：炎症性腸疾患、過敏性腸症候群　●不消化物：消化機能低下
便の形態	●水様性：薬剤性下痢［下剤、制酸剤（Mg含有）、D-ソルビトール、ラクツロース］、感染性下痢（食中毒、海外旅行者感染）、院内感染（MRSA腸炎、クロストリジウム-ディフィシルによる偽膜性腸炎）、腸管運動異常による下痢　●粘血膿性：潰瘍性大腸炎、細菌性大腸炎、薬剤性腸炎（抗菌薬）、虚血性大腸炎、腸結核、放射線性腸炎	皮膚の損傷	●肛門周囲のびらん、膿皮症（特に下腿）
		脱水症状	●皮膚の乾燥・弾力性の減少、目のくぼみ、口腔や舌の乾燥
		便の量	●量が多い：分泌性下痢　●量が少ない、急激な腹痛を伴う：大腸、直腸の病変

聴診	●腸蠕動音を聴取します（p.130「便が出ない」**図4**、**表3**参照）。正常の腸蠕動音は1～2秒の蠕動音が1分間に5～10回ですが、下痢で腸蠕動運動が亢進しているときは**腸蠕動音が増強し、聴取する間隔が短くなります。**

打診（図2）	●ガスが貯留している胃や腸管などでは、**鼓音**（太鼓を叩くような音）が大きく聴取できます。

図2　打診の方法

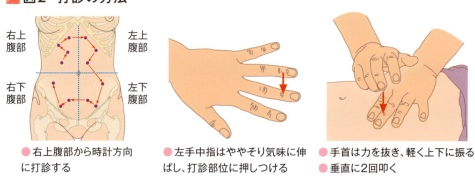

- 右上腹部から時計方向に打診する
- 左手中指はややそり気味に伸ばし、打診部位に押しつける
- 手首は力を抜き、軽く上下に振る
- 垂直に2回叩く

触診	●腹部膨満や皮膚の状態を観察し、**圧痛のある部位は最後に触れる**ようにします。 ●腹部の圧痛、**反跳痛**（腹部をゆっくりと圧迫し、急に手を放すときに痛みが増強）、**筋性防御**（腹壁の緊張が高まり、腹部を圧迫すると板のように硬く感じる）がみられます（図3）。

※腹部の触診のしかたはp.130「便が出ない」図4も参照。

図3　反跳痛（ブルンベルグ徴候）と筋性防御

反跳痛

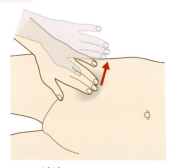

筋性防御

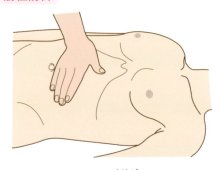

- 反跳痛とは、疼痛部をゆっくり圧迫していき、急に手を離したときに増強する疼痛のこと
- ブルンベルグ徴候は消化管穿孔などによる汎発性腹膜炎が強く疑われる所見である

- 筋性防御とは、腹壁を手掌で圧迫した際に、板のように硬い手応えが得られる状態
- 筋性防御は腹膜炎（限局性、汎発性）を示唆する重要な所見である

検査

- 検査は下痢の原因や、脱水などの随伴症状の評価に必要です。
- 糞便はおもに食物残渣、腸分泌液、胆汁、細菌、剥離した消化管上皮などから構成されており、**糞便検査**を行いその内容物を観察することで、消化・吸収の機能状態、炎症・出血・腫瘍、その他の消化管障害の診断および寄生虫・起因菌などの検出に役立ちます（**表5**）。
- 尿検査（尿比重、尿培養、尿潜血、尿ケトン体）、血液検査（血清電解質）により**脱水症状**を判断することができます。
- 臨床経過の観察とX線検査、直腸鏡検査、大腸内視鏡検査によって、潰瘍性大腸炎やクローン病を診断することができます。また、潰瘍性大腸炎とクローン病を鑑別するために、生検などを行います。

■ 表5　糞便検査

検査の種類	方法	適用
便潜血検査	肉眼では判定困難な、少量の消化管内の出血を証明する反応を調べる	● 消化管の潰瘍、がん、炎症の診断および経過の判定に用いる
寄生虫検査	虫体検査、虫卵検査法などにより、寄生虫の有無を調べる	● 寄生虫の存在が疑われる場合
細菌・原虫検査、培養検査	採便棒によって便を採取し、これを培養して起因菌を同定する。院内感染症であるMRSA腸炎も培養して診断する。ウイルス性腸炎は培養で起因菌を同定するのは困難である。また赤痢アメーバの感染が疑われる際は、アメーバの運動は短時間で失われるので便が乾燥しないように注意しながらすばやく検体を運び検査する	● 熱帯地方への海外渡航歴や集団食中毒が疑われる患者 ● 病原性大腸菌、サルモネラ、ブドウ球菌、腸炎ビブリオ、MRSA腸炎などの感染症 ● 赤痢アメーバ
脂肪便検査	便中の脂肪を測定する。正常では糞便中脂肪は2〜6g/日である	● 脂質の吸収不良が疑われる場合に行う
ラテックス凝集法酵素抗体法	クロストリジウム-ディフィシル菌の培養による同定は困難なので、検体の毒素のラテックス凝集法酵素抗体法を用いる	● 抗菌薬の長期投与に伴って発症する、クロストリジウム-ディフィシルによる偽膜性腸炎

バイタルサイン

- バイタルサインの測定では、表6のポイントを観察します。

■ 表6　バイタルサインのポイント

体温	● **発熱**：感染性腸炎、炎症性腸疾患、腹腔内腫瘍、悪性腫瘍、脱水
脈拍	● **脈拍の増加**（毎分20回以上）：脱水状態では循環血液量の低下により頻脈や粘血下痢便がみられる。血便の場合は貧血となり頻脈に至る
血圧	● **起立性低血圧症**：下痢による脱水により循環血液量が低下し、起立性低血圧を起こす場合がある。収縮期血圧の低下が10〜20mmHgの場合は中程度起立性低血圧症、20mmHg以上の場合は高度起立性低血圧症
呼吸	● 発熱に伴う呼吸数の増加。胸郭の動きが小さい場合は、下痢に伴う低カリウム血症による呼吸筋の収縮力低下が考えられる

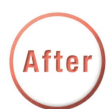

After 診断後の基本ケアと主要な疾患(状態)別 治療・ケアのポイント

まず知っておきたい下痢の基本ケア

安静と保温

- 寝具・衣類の調整や腹巻の着用、温罨法により**腹部を温めることで交感神経に働きかけ、蠕動運動を抑制**します(ただし炎症性疾患・出血を伴うときは禁忌)。
- 腹部のマッサージや圧迫などの副交感神経を刺激する機械的刺激・体位は、腸の蠕動運動を亢進させ下痢を悪化させるので、安楽な姿勢をとるようにします。
- 頻回な排便行動はストレスや不安につながり、腸の蠕動運動を亢進するので、プライバシーの保護に努めます。

食事療法

- 下痢の原因となった食物は摂取しないようにします。
- 腸の安静を保つため、**禁食・絶食→流動食→粥食→軟食→常食**の順に、食事の工夫をします。禁食のときでも、医師に確認して水分はとるようにします。
- 腸の蠕動運動を亢進させる刺激的なもの(コーヒー、辛いもの)、繊維質の多い食品(野菜、果物、玄米)、冷たいもの、アルコールなどは避けるようにします。
- **消化しやすい糖質のものを摂取**するようにします(**表7**)。ただし、糖質の消化吸収の障害による下痢の場合は、糖質を少なくするようにします。

表7 消化の程度に分類したおもな食品

種類	最も消化のよい食品	非常に消化のよい食品	消化によい食品	消化が普通の食品	消化に悪い食品
米	おもゆ	五分粥	全粥	米飯	赤飯、すし
麺			鍋焼きうどん	うどん、マカロニ	ソバ、ラーメン
パン		パン粥	オートミール	トースト	甘い菓子パン
汁物	味噌汁の上澄み	クリームスープ、味噌汁(具なし)	味噌汁		
野菜	野菜スープ	裏ごし野菜	ダイコン、ニンジン、ホウレンソウ、ジャガイモなどを煮たもの	生野菜	ゴボウ、レンコン、サツマイモ、セリ、セロリ、ニラ、ミョウガ
果物	しぼった果汁	裏ごし果実	バナナ、すりおろしリンゴ	ミカン、リンゴ	ナシ、イチゴ、カキ
卵		半熟卵	ゆで卵	生卵	すじこ
乳製品		牛乳	クリーム	チーズ	ラード、バター
豆		豆乳	煮豆	納豆、豆腐	あずき
肉		鶏スープ	ひき肉	ヒレ肉、鶏肉	豚肉、ベーコン、ソーセージ
魚	白身魚のスープ	白身魚のつみれ	白身魚、練り物	カレイ、タイ、アジ、スズキ	サバ、イワシ、マグロ、サンマ
おやつ	葛湯		プリン、ゼリー、カステラ	パンケーキ	ドーナツ、ケーキ

藤田稔子, 小野正子:下痢. 小田正枝編著, プチナースBOOKS 症状別 看護過程 アセスメント・看護計画がわかる, 照林社, 東京, 2014:201. より引用

●**脂肪、タンパク質**は腸内細菌作用により腐敗しやすく、下痢を誘発するので控えめにします。

水分・電解質補給

●温かい飲みものをゆっくりと摂取するようにします（白湯、スポーツドリンク、お茶、味噌汁など）。
●腸に負担が少なく、脱水や症状の回復に対して有効な水分と無機質（NaCl[*4]、KCl[*5]）、ビタミンを含むものを摂取するようにします。

肛門の清潔の保持

●頻回の下痢によって肛門の周辺が湿潤した状態になるので、清拭、洗浄、座浴などを行います。
●肛門周囲に便や消化液が付着して皮膚表面がアルカリ性となり**びらん**を起こしやすいので、必要があれば軟膏を塗布します。

口腔ケア

●脱水や食事制限、活動力の低下から唾液の分泌が減少することで口腔内の自浄作用が低下し、感染を起こしやすくなるので、うがい・歯磨きをたびたび行うようにします。

排便の処理

●便の処理のときは、患者・医療者ともに標準予防策（**スタンダードプリコーション**）**に沿って手袋の着用と手洗いを徹底**し、感染防止に努めます。感染原因が明らかになった場合は、専用の便器を使用するようにします。

薬物療法

●下痢は食中毒など感染症による病原体を迅速に排出しようとする**生体防衛反応**なので、止痢薬、抗菌薬などは下痢の原因を明確にしてから使用するようにします。

主要な疾患（状態）別　治療・ケアのポイント

感染性下痢（表8）

治療
●多くの感染性腸炎は自然に治癒しますが、糖質と電解質を含む水分を摂取させ**脱水の予防**に努めます。
●悪心・嘔吐が強く水分の経口摂取が困難な場合は補液を行います。
●腹痛、悪心・嘔吐のみられる下痢の場合には、対症的に鎮痙薬、制吐薬などが用いられます。
●多くの感染性腸炎では抗菌薬の効果は認められませんが、発熱など全身症状を伴うサルモネラや病原性大腸菌による腸炎にはニューキノロン系抗菌薬、MRSA腸炎にはバンコマイシン塩酸塩、偽膜性腸炎（クロストリジウム-ディフィシル）にはメトロニダゾール（一般的に使用）が有効です。

ケア
●体力を消耗させないようにします。また、脱水の予防のため水分摂取と栄養管理を十分に行います。
●消化のよい食品（おもゆ、味噌汁の上澄み、野菜スープ、白身魚のスープ）を、少量ずつ、1回の量は普段の半分から摂取を始めます。
●乳児のミルクは普段より薄め、量を少なくします。離乳食の場合は普段より1段階落とします。
●フルーツジュース（100％果汁）はフルーツジュース中の炭水化物（糖質）の吸収不良により、慢性的な下痢、鼓腸（ガスによる腹部の張り）、腹痛などを起こすので、子どもの水分補給には適していません。
●ノロウイルスは微量のウイルス粒子でも感染力があるので、感染拡大が起こらないように汚染物の処理を徹底的に行う必要があります（図4）。
●ウイルス粒子の感染性を奪うには次亜塩素酸ナトリウムで消毒するか、85℃以上で1分以上加熱する必要があります。次亜塩素酸ナトリウムを使用する際は、酸を混ぜるとガスが発生するため注意します。また市販品を用いる場合は濃度を確認しながら希釈します。
●高齢者施設でノロウイルスの感染がみられた場合、活動制限による高齢者の心身への影響に配慮しながら生活環境を整えるようにします。

表8 感染性下痢の原因と症状

種類		原因と症状	備考
細菌性	感染型食中毒	●飲食品内で細菌が増殖し汚染されたものを摂取することによって、消化管内で細菌が増殖して発症する ●**粘血便**や**腹痛**があり、便の量は少量だが**便意は頻繁**で、ときには**発熱**、**テネスムス**の症状がある ●サルモネラは菌血症が起こり重篤な全身感染症になることもある	●サルモネラ、腸炎ビブリオ、カンピロバクター、病原性大腸菌 ●潜伏期が**10数時間～数日**と長い
	毒素型食中毒	●ブドウ球菌が飲食品の中で産生した毒素を摂取することで発症する ●**大量の水様便**、**嘔吐**がある	●潜伏期は**数時間**と短い
	感染性腸炎	●熱帯地域への渡航者に多くみられる ●腸管出血性大腸菌（O157）では、産生されるベロ毒素により溶血性尿中毒症候群や脳症を合併する	●コレラ、細菌性赤痢、腸管出血性大腸菌（O157）感染症、腸チフス、パラチフス ●感染症法で三類感染症に分類されており保健所への届け出が必要である
	院内感染	●多くの抗菌薬に耐性があるMRSAが出す毒素により腸の粘膜に炎症が起こり、MRSA腸炎を発症する ●**抗菌薬の長期投与**によって発症する	●MRSA腸炎、偽膜性腸炎（クロストリジウム-ディフィシル）
ウイルス性		●ロタウイルス、ノロウイルス、サポウイルス、アストロウイルス、腸管アデノウイルス、パレコウイルスが原因 ●おもな感染源は感染者の糞便・吐物によって直接的・間接的に汚染された物品や食品類（食中毒）である ●突然の**悪心・嘔吐、下痢**で始まる	●おもにロタウイルスは**冬期後半**にみられ、ノロウイルスは**初冬**にみられる ●ノロウイルスは食中毒の原因ウイルスでもある

図4 吐物・排泄物の処理方法

❶吐物・排泄物を発見したら人が近づかないようにし、素早く窓を開け換気をする
❷ディスポーザブル手袋やマスクを装着する
❸吐物・排泄物の処理のため、回収用ポリ袋の口を開けておく
❹吐物・排泄物をペーパータオル（新聞紙）などで広めに覆う
❺次亜塩素酸ナトリウム（0.1％）・塩素系漂白剤（ハイターやブリーチなど次亜塩素酸ナトリウムと表記してあるもの）をペーパータオルの上からかける

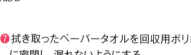

❻ペーパータオルを外側から内側にむけて、拭き取り面を折り込みながら静かにきれいに拭き取る

❼拭き取ったペーパータオルを回収用ポリ袋に密閉し、漏れないようにする

❽使い終わった手袋やマスクも回収用ポリ袋に入れて廃棄する
❾石けんを使い、ていねいに手洗いをする

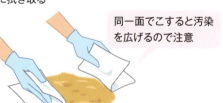

同一面でこすると汚染を広げるので注意

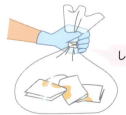

しっかり口を縛る

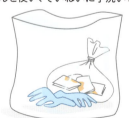

非感染性下痢（炎症性腸疾患）（表9）

治療・ケア

- 潰瘍性大腸炎・クローン病は根治することはなく、寛解状態へ導入・維持することが治療目標となります。治療は**栄養療法（食事療法）**や**薬物療法**といった**内科的治療**が行われ、消化管狭窄・消化管穿孔などに対しては**外科的治療**が行われます。
- 食事療法を導入し**腸管を安静**にすることで炎症が抑えられ、症状の改善がみられます。
- 食事療法は脂質の摂取制限に始まり、肉類の制限や繊維質の多い食品を避けるように指導します。一般的には**低脂肪、低残渣の食事**が推奨されます。また、腸のリズムを整える食品としてオリーブオイルが勧められます。
- 睡眠は心と体を休ませ、病気に対する免疫機能が高められるので、上手な睡眠のとりかたを工夫します。
- ウォーキングは自律神経のバランスを整え、血流をよくし、免疫力が向上することから、ひいては下痢の治癒につながります。
- 心身のバランスを整えるアロマセラピーなどを行い、リラックスするようにします。

表9 非感染性下痢の原因、症状、治療

過敏性腸症候群（IBS*6）	原因	● 検査を行っても炎症や潰瘍といった器質的疾患が認められないが、排便によって腹部症状が改善する ● 自律神経の異常による大腸を中心とした消化管運動の異常、消化管知覚閾値の低下、精神的不安や過度の緊張、ライフスタイルの乱れなどのさまざまな要因がある
	症状	● 下痢や便秘、腹痛、ガス過多による下腹部の張りなどの便通の異常である ● 症状によって「不安定型」「慢性下痢型」「分泌型」「ガス型」に分けられる ● 排便により、しばらくは症状が軽快するが、またぶり返す
	治療	● 症状を改善するには要因を解消することが基本となる ● 食事療法（下痢を繰り返している場合は、乳製品やアルコールも下痢の原因になる可能性があり、香辛料や冷たい飲食物、脂っこいものなどを避ける）や運動療法などのライフスタイルの改善、薬物による治療を行う ● 同様な症状を示す感染性腸炎、炎症性腸疾患、悪性腫瘍など器質的疾患の可能性を除外する必要がある
潰瘍性大腸炎	原因	● 自己免疫によるもの、精神的ストレス、感染、アレルギー、自律神経障害などが考えられるが明らかではない
	症状	● 大腸の粘膜にびまん性の炎症が、直腸・S状結腸で初発し、上行性に大腸全体に広がる ● 粘膜に多発性潰瘍を生じ、浮腫や出血を伴う ● トマトケチャップのような粘血便（血液と粘液が混じったような便）がみられ、症状が再発したり（再燃）、症状がない状態（寛解）を繰り返す特徴がある ● 全身では腹痛、発熱、体重減少、全身倦怠感、貧血、テネスムスの症状などがみられる
	治療	● まずは内科的治療・薬物療法を行い、経過をみながら外科的治療を行う ● 食事は栄養豊富で残渣の少ないものをとるようにするが、炎症が高度な場合は禁食とし、水・電解質、血漿製剤などの輸液療法を行う
クローン病	原因	● 原因不明の慢性非特異性炎症性疾患である。痔瘻が初発の場合もある
	症状	● 潰瘍性大腸炎とは異なり、口から肛門部まで、すべての部位が侵される ● 炎症は全層性の非乾酪性類上皮細胞肉芽腫であるのが特徴である ● 腹痛と下痢がおもな症状で、栄養障害、体重減少、低タンパク血症、貧血などがみられる
	治療	● 基本的には保存療法が行われ、ステロイド薬・免疫抑制薬が用いられる ● 食事療法としては成分栄養療法が行われる

〈略語一覧〉
*1【MRSA】methicillin-resistant *Staphylococcus aureus*：メチシリン耐性黄色ブドウ球菌
*2【RS】respiratory syncytial
*3【Mg】magnesium：マグネシウム
*4【NaCl】sodium chloride：塩化ナトリウム
*5【KCl】potassium chloride：塩化カリウム
*6【IBS】irritable bowel syndrome：過敏性腸症候群

〈文献〉
1. 堺章：新訂 目でみるからだのメカニズム．医学書院，東京，2000：76．
2. 山田律子編：生活機能からみた老年看護過程 第2版．医学書院，東京，2012：302．
3. 藤田稔子，小野正子：下痢．小田正枝編著，プチナースBOOKS 症状別 看護過程 アセスメント・看護計画がわかる．照林社，東京，2014：191-202．

資料 便の観察

■ 便の性状（成人）

	正常	異常
量	100～250g/日	● 食物繊維性食品の摂取、下痢・便秘で変化
回数	1～2回/日	● 便秘：3日以上排便がないなど便が長く腸にとどまり、排便に困難を伴う状態
pH	5.0～8.0（中性～弱アルカリ性）	
色調	黄褐色～茶褐色	● 下部消化管からの出血時→血便 ● 胆道閉鎖時、バリウム服用後→灰白色便 ● 上部消化管出血時→タール便、黒色便

■ ブリストル便形状スケール

● 便の形状を、コロコロ便、硬い便、やや硬い便、普通便、ややややわらかい便、泥状便、水様便に分類するスケール

消化管の通過時間	タイプ		形状	
非常に遅い（約100時間）↑ ↓非常に早い（約10時間）	1	便秘	コロコロ便	硬くコロコロした便（ウサギの糞のような便）
	2		硬い便	短く固まった硬い便
	3	正常	やや硬い便	水分が少なく、ひび割れている便
	4		普通便	表面がなめらかで適度なやわらかさの便
	5		ややややわらかい便	水分が多く、ややややわらかい便
	6	下痢	泥状便	形のない泥のような便
	7		水様便	固まりのない水のような便

症状⑭

脱水がある

脱水

松下智美

- 脱水とは、体内の水分喪失や電解質バランスの乱れから体液量の減少をきたした状態をいう。
- 水欠乏型の脱水（高張性脱水）、塩類（ナトリウム）欠乏型の脱水（低張性脱水）、その中間の性質をもつ混合性脱水（等張性脱水）がある。

Before 考えられる疾患
- 尿崩症
- 糖尿病
- 急性腎不全利尿期
- アジソン病
- 嘔吐・下痢、ドレナージ
- 腹膜炎、イレウス
- 多量の発汗、熱傷、出血

On 観察ポイント
- 問診：年齢、身長・体重、既往歴、薬剤、前駆・随伴症状、食事・水分摂取、排泄、自覚症状
- 視診：口腔内、皮膚、意識レベル、褥瘡、排液性状、呼吸パターン、頸静脈の虚脱
- 触診：皮膚ツルゴール、皮膚の浸潤、脈圧、腹囲・四肢の周径

After 基本ケア
- 脱水状態のアセスメント
- 水分喪失の予防
- 水分・電解質の補給
- 合併症の予防（皮膚・粘膜）

Before 症状が出現。観察・ケアの前に基本知識をチェック！

まず知っておきたい脱水の基本知識

- 脱水とは、体内の水分喪失や電解質バランスの乱れから体液量の減少をきたした状態のことをいいます。
- 通常では、水分および電解質の摂取量に関係なく、体液の恒常性により体液量やその組成は一定に維持されています。
- 体液の恒常性は、容量受容器および浸透圧受容器によって細胞外液量の変化を感知し、神経およびホルモンを介して腎へ伝達され、腎臓で**レニン-アンジオテンシン-アルドステロン系**、抗利尿ホルモン（ADH[*1]）などによって水分およびナトリウムの調整が行われることにより保持されています（**図1**）。
- 生体内における水分量は成人で**体重の60%**を占め、そのうち**40%**が**細胞内液**、**20%**が**細胞外液**です。
- 細胞外液には、間質液15%、血漿4%、リンパ液・脳脊髄液・関節滑液・体腔内液・分泌液などが1%の内訳で含まれています。
- なお、体重あたりの総水分量は、新生児で80%、高齢者で50%（**表1**）です。ともに予備能力や調節能力の低下があり、容易に脱水に陥りやすいといえます。
- 脱水には、水分の喪失および摂取量の不足による**水欠乏型**の脱水（**高張性脱水**）と、嘔吐や下痢、熱傷、発汗などで消化液や体液が過剰に喪失することにより起こる**塩類（ナトリウム）欠乏型**の脱水（**低張性脱水**）、その中間の性質をもつ**混合性**脱水（**等張性脱水**）があります（**図2**）。
- ナトリウム値は、高張性脱水では150mEq/L以上、低張性脱水では130mEq/L以下、等張性脱水では130〜150mEq/Lとなります。
- 短期間での急激な体重減少は、体液喪失の指標となります。成人の場合、2〜5%の体重減少は軽度、5〜10%の体重減少は中等度、10〜15%の体重減少は高度の体液喪失を示唆し、15〜20%となると致死的となります。
- 脱水が進行すると、循環血漿量・循環血液量減少による循環血液量減少性ショックや、電解質異常による心不全などの重大な合併症を引き起こします。

図1 血漿量と浸透圧の調節のしくみ

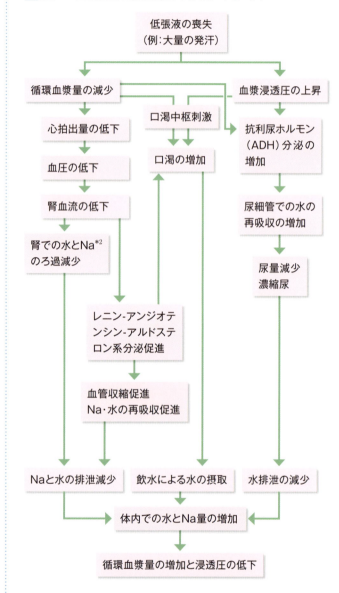

表1　年齢による総水分量の変化

年齢	体重（%）
新生児	75～80
1歳までの乳児	65～70
1歳～成人	55～60
高齢者	50

1日当たりの水分必要摂取量は、
成人：50mL/kg、
学童：80mL/kg、
幼児：100mL/kg、
乳児：150mL/kgです

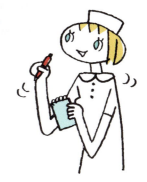

図2　脱水に伴う体内水分分布と各分画の浸透圧の変化

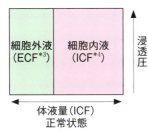

a. 水欠乏型脱水

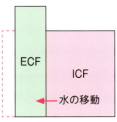

● 水の欠乏で細胞外液量が減少し、細胞外液の浸透圧は上昇する。その結果、細胞内から細胞外へ水が移動する

↓

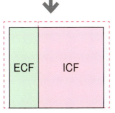

● 水の移動で細胞外液量の減少は緩和される。細胞外液、細胞内液ともに浸透圧は低下する

b. ナトリウム欠乏型脱水

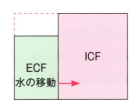

● Naの欠乏で細胞外液の浸透圧が低下する。その結果、細胞外から細胞内へ水が移動する

↓

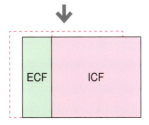

● 細胞内液、細胞外液ともに浸透圧が低下する。細胞外液量は著明に低下する。細胞内液量は増加する

大村健二：水分の過剰と脱水．大村健二編，身につく水・電解質と酸塩基平衡，南江堂，東京，2007：23．より許諾を得て転載

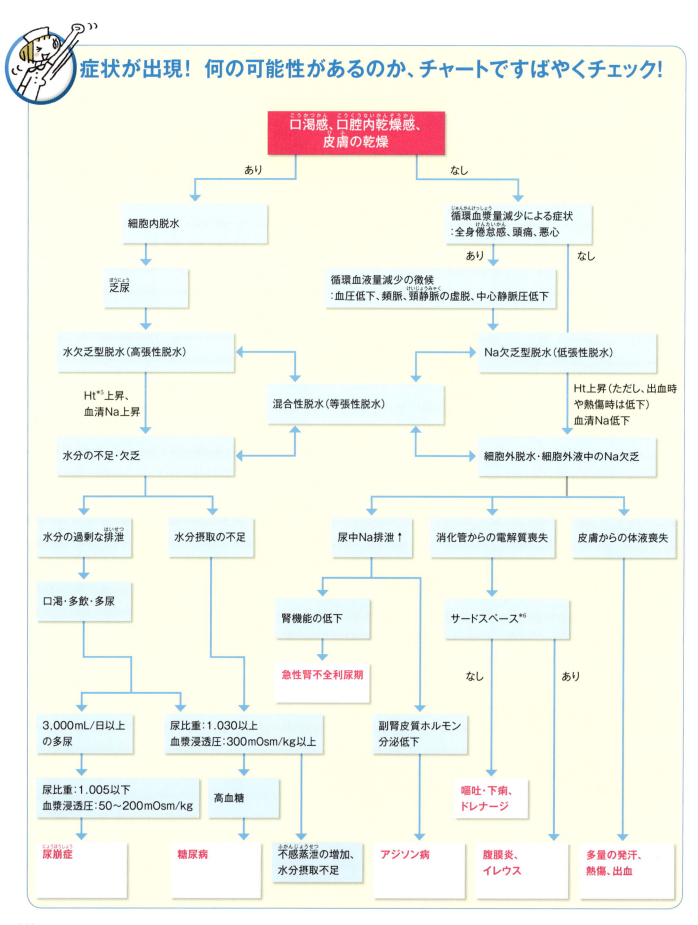

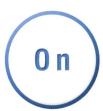 **まず何を見る？ 問診・検査・観察のポイント**

問診

● 表2の問診事項について患者さんに確認します。

表2　問診事項

年齢	小児・成人・高齢者
身長・体重	短期間での急激な体重減少はないか、体重減少量（%）
既往歴	腎疾患、副腎機能障害、呼吸器疾患、消化器疾患、肝不全、糖尿病などの有無
薬剤	利尿薬・緩下薬の使用の有無
前駆症状・随伴症状	発熱、血圧低下、脈拍増加、神経症状
食事・水分摂取	食事回数、食事・水分摂取量、食事・水分の摂取内容・パターン、嗜好品
排泄	排尿・排便の回数・量・色・性状、発汗
自覚症状	口渇感・口腔内乾燥感、皮膚の乾燥、頭痛、食欲不振、悪心・嘔吐、めまい、立ちくらみ、けいれん、全身倦怠感
その他：体液喪失に関連する事項	炎症・外傷・褥瘡の有無、精神的な緊張、室温・湿度、喀痰の量、活動・運動量、輸液治療の有無と内容

視診

● **口腔内**や歯肉、舌が乾燥していないかどうかを確認します。
● **皮膚**の乾燥または湿潤がないかどうかを確認します。
● **意識レベル**が正常かどうかを確認します。
● 炎症や外傷、**褥瘡**の状態について観察します。
● 嘔吐や下痢、創部やドレーンなどから排液がある場合は、その性状や量、色調を観察します。
● 呼吸パターンの変調や、異常な発汗がないかどうかを観察します。
● **頸静脈の虚脱**がないかどうかを確認します（**図3**）。

図3　頸静脈の虚脱の確認方法

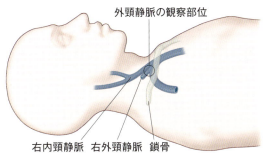

外頸静脈の観察部位
● 外頸静脈の輪郭が観察されない場合には、血管性の脱水が疑われる
右内頸静脈　右外頸静脈　鎖骨

触診

- 皮膚をつまんでみて弾力性の低下（**皮膚ツルゴールの低下**）がないか確認します（**図4**）。
- **皮膚の湿潤**状態を確認します。
- 血圧および脈拍を測定し、**脈圧**の低下がないかどうかも確認します。
- 5秒間中指末端を圧迫し、虚血色から圧迫前の色に戻るまでの時間を観察します（**毛細血管再充満時間**、branch- test）。正常の場合は2秒以下で正常充満色になります。
- サードスペースへの体液貯留がないかどうかも視野に入れながら全身を観察し、必要に応じて**腹囲**や**四肢の周径**を測定します。

図4　皮膚ツルゴールの観察（つまみ試験）

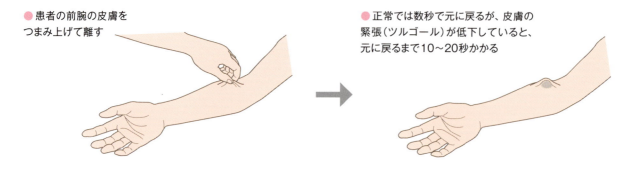

- 患者の前腕の皮膚をつまみ上げて離す
- 正常では数秒で元に戻るが、皮膚の緊張（ツルゴール）が低下していると、元に戻るまで10～20秒かかる

検査

- **体重測定**を行います。
- **血液検査**により、**表3**のデータから脱水の種類や重症度を推察します。
- **中心静脈圧**（CVP[*7]、正常値：5～10cmH$_2$O）の測定（**図5**）、肺動脈圧の低下がないかどうかの測定を行い、循環動態を確認します。
- **尿量**および**尿比重**の測定を行います。尿量の著しい減少はないか、尿比重が>1.030でないかを確認します。
- **ヘマトクリット値（Ht）** は血液中に占める赤血球の容積パーセントであるため、ヘマトクリット値が上昇しているときには、脱水症、熱傷、腹水貯留時、あるいは赤血球増多時が考えられます。反対にヘマトクリット値が低下しているときには、出血、水中毒、熱傷ないし大手術の回復期、貧血などが考えられます。

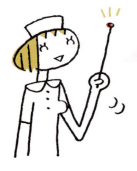

ヘマトクリット値は、高張性脱水ではほとんど上昇しませんが、低張性脱水では上昇がみられます

表3 水・電解質異常を把握するための検査項目

検査項目		基準値
水分出納	In-takeとOut-put	● In-take 代謝水(300mL)＋経口摂取(1,100～1,400mL)＋固形食物(800～1,000mL)＝およそ2,700mL/日 ● Out-put 腎(1,500mL)＋皮膚(500～600mL)＋肺(400mL)＋消化管(100～200mL)＝およそ2,700mL/日
尿	尿量	● 500～2,000mL/日
	比重	● 1.010～1.030
	pH[8]	● 4.5～7.5
	浸透圧	● 50～1,400mOsm/kg
	タンパク	● 定性：陰性(－) ● 定量：150mg/日未満(蓄尿)
	糖	● 定性：陰性(－) ● 定量：100mg/日以下(蓄尿)
	アセトン	● 5未満(μg/mL)
	クレアチニンクリアランス(Ccr[9])	● 男性：86.4～130.8mL/分 ● 女性：82.2～119.8mL/分
	尿電解質	● Na：4～8g/日 ● K[10]：2.0～2.5g/日 ● Cl[11]：6～12g/日 ● Ca[12]：0.1～0.3g/日 ● Mg[13]：0.1～0.2g/日 ● P[14]：0.5～2.0g/日
血液一般	ヘモグロビン(Hb[15])	● 男性：14～18g/dL ● 女性：12～16g/dL
	赤血球数(RBC[16])	● 男性：400～570×10⁴/μL ● 女性：380～520×10⁴/μL
	ヘマトクリット(Ht)	● 男性：40～52% ● 女性：34～45%
血液生化学	血漿タンパク	● 6.7～8.3g/dL
	血糖	● 70～109mg/dL
	コレステロール	● 120～219mg/dL
	浸透圧	● 275～290mOsm/kg
	血清尿素窒素(BUN[17])	● 8～20mg/dL
	血漿電解質	● Na：137～145mEq/L ● K：3.4～4.5mEq/L ● Ca：8.4～10.4mEq/L ● Mg：1.7～2.6mg/L ● P：2.5～4.5mg/L ● Cl：99～108mEq/L
	クレアチニン	● 男性：0.61～1.04mg/dL ● 女性：0.47～0.79mg/dL
血液ガス分析	pH	● 7.36～7.44
	炭酸水素イオン(HCO_3^-[18])	● 22～26mEq/L
	動脈血二酸化炭素分圧($PaCO_2$[19])	● 35～45Torr
	動脈血酸素分圧(PaO_2[20])	● 80～100Torr
胸部X線検査	胸水の貯留、肺うっ血の有無	
心電図検査	不整脈の有無	

図5 一般的な中心静脈圧(CVP)の測定法

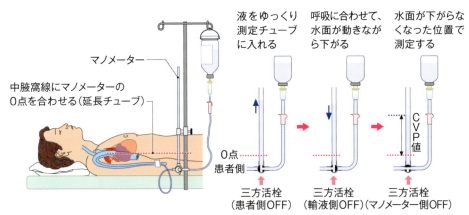

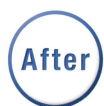

After 診断後の基本ケアと主要な疾患（状態）別 治療・ケアのポイント

まず知っておきたい脱水の基本ケア

■ 図6　体温・室温の条件と水分・Na喪失量

条件		水分喪失量（mL）	NaCL喪失量（mEq）
	無熱 室温　28℃以下 不感蒸泄	900	0
	発熱　38℃以上 室温　28〜32℃ 軽度発汗	1,000〜1,500	10〜20
	室温　32℃以上 中程度発汗持続	1,500〜3,000	20〜40
	室温　著しく高い 高度発汗	3,000以上	40以上

北岡建樹：楽しくイラストで学ぶ 水・電解質の知識．南山堂，東京，2012：44．より引用

脱水状態のアセスメント

- 毎日決まった時間帯に**体重測定**を行い、体液量の推移を観察します。
- 短期間での体重変化は体液量の変化を表しており、体重増減1kgは水分増減1Lに値します。

水分喪失の予防

- 脱水の原因となっている疾患の治療管理を行うことで、体液の喪失を防ぎます。
- **不必要な不感蒸泄を防ぐ**ために環境を整えます。
- **室温・湿度**：疾患の重症度や症状、発熱の有無、活動状況、着衣の状況などの条件により不感蒸泄（発汗）による水分喪失は異なります（**図6**）。一般的に、外界の温度が30℃より1℃上昇するごとに、不感蒸泄は15％増加し、体温が37℃より1℃上昇するごとに不感蒸泄は15〜20％増加するといわれています。また、空気の乾燥があると不感蒸泄は増加しますので、乾燥する時期には湿度を保つ必要があります。患者さんの状態にあわせて、快適さも考慮しながら調整します（**表4**）。

■ 表4　一般的に快適な温度・湿度

	温度（℃）	相対湿度（％）
夏	25〜27	45〜65
冬	20〜22	40〜60
春・秋	夏季と冬季の中間の値	

- **寝具・衣服**：乳児や高齢者は体温調節機能が十分でないため、体に熱がこもらないように掛け物や衣服の厚さなどの調整を行います。
- **乳幼児の場合**：新陳代謝が盛んで不感蒸泄も多く、泣いたりして換気量が増えることで、気道からの不感蒸泄も増え水分喪失が大きくなるため、注意が必要です。

> 不感蒸泄の量　成　人：0.5〜0.6mL/kg 体重/時
> 　　　　　　　乳幼児：1.0〜1.3mL/kg 体重/時

- **スキンケア**：皮膚のバリア機能を保つためにも、スキンケアを行い、不必要な不感蒸泄の増加を防ぎます。

水分・電解質の補給

- 脱水の種類や程度を見きわめ、水分欠乏型脱水ならば**水分補給**、塩類（ナトリウム）欠乏型脱水ならば**塩分補給**を重点的に行います。
- **経口摂取**：**水分の摂取方法を工夫**し、飲水しやすい環境調整、時間設定、水分の種類の選定を行います。電解質を補給する場合は、その目的に応じて飲料水、果物、野菜、調味料（塩・しょうゆなど）や梅干しなどの食品から取り入れます。
- 経口摂取ができない場合は、胃管による水分補給を行います。
- **輸液**：失われた体液の内容と欠乏度、電解質、血漿浸透圧、酸塩基平衡の状態により補正の方法は異なり、5％ブドウ糖液（等張溶液）、食塩液（低張性、等張性、高張性）、リンゲル液、複合電解質液、血漿増量剤（血液、血漿、アルブミン）などが用いられます。
- 輸液中は指示された投与速度を守り、バイタルサインおよび血行動態を観察し、異常の早期発見に努めることが重要です。
- 長時間かけて輸液を行う場合は、患者さんが安楽に治療を受けられるよう、留置針の固定や体位を工夫します。

合併症の予防

- 皮膚や粘膜の**バリア機能**が正常に保たれないことにより、皮膚・粘膜の損傷をきたすことがあります。予防のために、**清潔の保持**、不快感の軽減、環境の調整を行います。
  - **口腔**：口腔内の乾燥により、舌の亀裂や口内炎、感染、嚥下困難、口渇による不快感を引き起こす。
  - **尿道**：尿量の減少により、細菌の排出作用が低下し、膀胱・尿道の炎症を生じたり、陰部の粘膜の瘙痒感を引き起こしたりする。
  - **褥瘡**：皮膚・粘膜の乾燥や弾力性・緊張度の低下は、皮膚・粘膜を脆弱化させ、褥瘡の発生リスクを高めます。また、褥瘡の感染リスクも高まる。
- 意識障害や不穏がみられる場合は、転倒・転落による打撲や外傷の危険性が高まるため、ベッド周囲の環境を整えたりベッド柵を利用して、リスクを最小限に抑えるよう努めます。

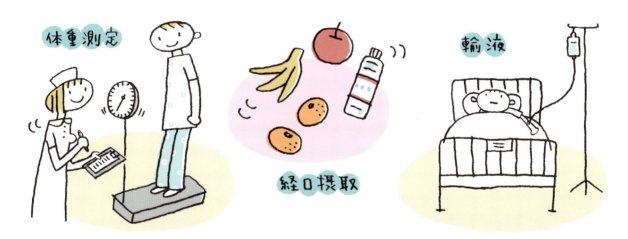

主要な疾患（状態）別　治療・ケアのポイント

消化管疾患

- **上部消化管**からの分泌液は唾液および胃液で、**嘔吐**や**胃管からの吸引**などが体液喪失の原因となります。
- **下部消化管**から分泌される消化液は、膵液、胆汁、および腸管からの分泌液で、**下痢**、**腸瘻**、**腸切除術**などが体液喪失の原因となります。
- 腸管の感染症、緩下薬などの薬剤投与、腸閉塞などでは分泌量が著明に増加し、通常より多くの体液を喪失します。
- 体液量の減少だけでなく、低Na血症・低K血症・低Mg血症、代謝性アルカローシスあるいは代謝性アシドーシスの有無にも注意しながら観察し、原因疾患の改善に努めます（**表5**）。

表5 消化液中の水・電解質組成

		平均液量(mL/日)	pH	電解質組成(mEq/L)			
				Na⁺	K⁺	Cl⁻	HCO₃⁻
胃液	無酸	2,500	1.0～3.5	8～120	1～30	100	20
	正酸			10～110	1～32	8～55	0
胆汁		700～1,000	7.8	134～156	3.9～6.3	83～100	38
膵液		200～800	8.0～8.3	113～153	2.6～7.4	54～95	110
小腸	空腸	3,000	7.8～8.0	117	4	109	11
	回腸			121	43	89	31
大腸				31	75	11	40

大村健二編:身につく水・電解質と酸塩基平衡―症例満載! 基礎から学ぶ臨床輸液.南江堂,東京,2007:179.より引用

糖尿病:糖尿病ケトアシドーシス(DKA[*21])、高浸透圧高血糖症候群(HHS[*22])

- 高血糖やケトン血症では高浸透圧血症となり、細胞内脱水となります。
- また、高血糖に伴う浸透圧利尿により**多尿**となり、水や電解質(おもにNa)が尿中に喪失され、**脱水およびNa欠乏**が引き起こされます。
- 基本的治療は、①**水分の補給**(脱水の補正)、②**インスリンの投与**、③**電解質の補充**が中心です。
- **糖尿病ケトアシドーシス**の症状である、体力減退と疲労感、強い口渇感、尿量の増加、皮膚や粘膜の乾燥、血糖値の上昇(300mg/dL以上)、甘い口臭(**呼気アセトン臭**)、尿中ケトン体の上昇、代償性呼吸(クスマウル呼吸)、腹部痛、悪心・嘔吐、意識状態の変化などを観察し、アセスメントする必要があります(図7)。
- **高浸透圧高血糖症候群**では、ケトアシドーシスの症状(悪心・嘔吐、呼吸異常など)はみられませんが、きわめて高い血糖値、重度の脱水、意識状態の変化がみられるため、これらの状態をアセスメントする必要があります(表6)。
- いずれも、持続して**輸液**治療および**速効型インスリン**の投与を行います。治療に伴う状態の変化を把握するために、血糖値や電解質データ、血漿浸透圧、pHを評価しながら、心電図や身体所見を観察します。また、**低血糖症状**に注意して観察を行います。
- 血漿浸透圧……正常値は270～295mOsm/kgH₂O

$$2(Na^+ + K^+) + \frac{BUN(mg/dL)}{2.8} + \frac{血糖値(mg/dL)}{18}$$
$$= 血漿浸透圧(mOsm/kgH_2O)$$

- 原因となった基礎疾患(感染症など)の症状や、合併症症状(高・低カリウム血症、心筋梗塞、腎機能障害、脳血管障害など)の出現の有無にも注意し、異常の早期発見、早期対処に努めます。

尿崩症

- 尿崩症は、下垂体後葉から分泌される**抗利尿ホルモン(ADH)の作用低下**で多尿となり、飲水が不十分な場合は脱水を引き起こします。
- 脳の視床下部・下垂体後葉からのADH分泌低下による**中枢性尿崩症**には、①続発性尿崩症、②特発性尿崩症、③家族性尿崩症があり、尿崩症の約6割は視床下部・下垂体後葉の器質的な障害や腫瘍性病変(肺芽腫、頭蓋咽頭腫など)による**続発性尿崩症**(①)です。
- 腎集合管でのADH作用障害による**腎性尿崩症**には、①先天性腎性尿崩症、②続発性腎性尿崩症があります。
- 低比重尿をきたす場合、尿崩症(中枢性・腎性)・心因性多尿の鑑別のために高張食塩水負荷試験、水制限試験(ダーシェ法・フィッシュバーグ法)を行います。また、中枢性尿崩症と腎性尿崩症の鑑別のために、バソプレシン負荷試験や下垂体MRI[*23]を行います。
- 主症状である口渇、多飲、**3,000mL/日以上の多尿**の状態を観察し、アセスメントします。
- 中枢性尿崩症の治療では、**DDAVP**[*24](デスモプレシン酢酸塩水和物)の点鼻治療を行うため、DDAVPの投与方法の遵守のための指導や、定期的に水分補給を行う必要性についての指導、体重測定による管理が重要です。改善傾向となっても多飲のままでは**水中毒**を起こすため、注意が必要です。

図7 糖尿病ケトアシドーシスのメカニズム

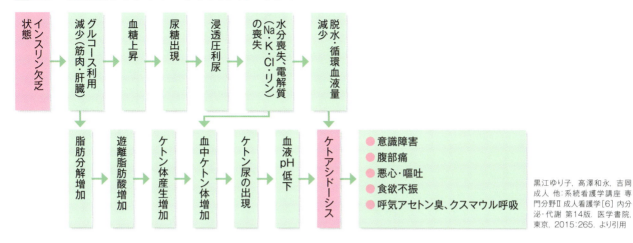

黒江ゆり子, 高澤和永, 吉岡成人 他:系統看護学講座 専門分野Ⅱ 成人看護学[6] 内分泌・代謝 第14版. 医学書院, 東京, 2015:265. より引用

表6 糖尿病ケトアシドーシスと高浸透圧高血糖症候群の特徴

	糖尿病ケトアシドーシス	高浸透圧高血糖症候群
糖尿病のタイプ	●1型糖尿病に多い	●2型糖尿病に多い ●特に高齢の患者に多い
誘因	●不適切なインスリン治療 ●感染症 ●急性疾患:脳血管障害、心血管障害、急性膵炎 ●薬剤:ステロイド、高カロリー輸液 ●1型糖尿病患者:インスリン注射の中止・減量 ●2型糖尿病患者:甘味料の大量摂取(清涼飲料水ケトーシス)、外傷、手術	●不適切なインスリン治療 ●感染症 ●高度脱水 ●手術 ●急性疾患:脳血管障害、心血管障害、急性膵炎、肝障害、腎障害、熱傷 ●内分泌疾患:甲状腺機能亢進症、クッシング症候群 ●薬剤:ステロイド、高カロリー輸液、一部の利尿薬、β遮断薬など
自覚症状	●激しい口渇、多飲、多尿、体重減少、悪心・嘔吐、腹痛、筋力低下	●口渇、全身倦怠感、頭痛
身体所見	●クスマウル呼吸、呼気アセトン臭、脱水による皮膚ツルゴールの低下、頻脈、低血圧、ショック、著明な低体温、意識障害、昏睡	●皮膚・粘膜・眼球結膜の乾燥、脱水による皮膚ツルゴールの低下、頻脈、低血圧、けいれん、部分ミオクローヌス、片麻痺、昏睡
検査所見	●血糖値:300～1,000mg/dL ●尿中ケトン:(+)～(+++) ●尿中アセトン:(+) ●pH:7.3未満 ●HCO_3^-:10mEq/L以下 ●血清浸透圧:軽度上昇 ●Na:軽度低下 ●BUN/Cr:やや高値	●血糖値:600～1,500mg/dL ●尿中ケトン:(−)～(+) ●尿中アセトン:(−) ●pH:7.3～7.4 ●HCO_3^-:16mEq/L以上 ●血清浸透圧:著明に上昇 ●Na:上昇 ●BUN/Cr:高値
治療	●脱水の補正(輸液療法) ●高血糖の補正(インスリン療法) ●電解質異常の補正(カリウム補充)	●脱水の補正(輸液療法) ●高血糖の補正(インスリン療法) ●電解質異常の補正(カリウム・リン酸の補充)
死亡率	●10%以下	●好発年齢層の関係や、脳血管障害、脳浮腫、血栓症、膵炎などの合併症のため30～50%

熱傷

- **Ⅱ度以上**の熱傷（表7）を受傷した場合、毛細血管の透過性亢進により血管内液や血漿タンパクが間質に漏出したり、不感蒸泄の増加により血管内脱水が生じたりします。
- 血液が凝縮されることで高浸透圧となり、細胞内から水分が移行し**細胞内脱水**となります。
- 細胞内脱水は**受傷後2～3日間持続**し、その後は反対に間質から血漿への体液の移行が始まります。
- 受傷が全身に及ぶ場合は、体液の喪失により**循環不全**に陥る危険があり、ショックを引き起こす可能性があります。そのため、患者さんの意識レベル、水分出納、バイタルサイン、嘔吐・出血・滲出液（しんしゅつえき）の量などを観察し、ショック症状にすみやかに対応することが重要です。
- 受傷部の多量の滲出液により**低タンパク血症**となりやすく、治癒遅延にもつながるため、高タンパク・高エネルギー食、あるいは中心静脈栄養により十分な**栄養を確保**する必要があります。
- 受傷部は皮膚のバリア機能が失われ、感染が起こりやすくなるため、**清潔を保つ**ためにシャワー浴や部分洗浄を行います。
- 熱傷および処置に伴う疼痛（とうつう）が顕著な場合は、麻酔薬や鎮痛薬などを使用しながら**疼痛緩和**に努めます。

表7 熱傷深度分類（日本熱傷学会）

熱傷深度	組織障害	外見	症状	治癒期間
Ⅰ度	表皮（角層）	紅斑（血管の拡張・充血）	疼痛、熱感	数日
浅達性Ⅱ度	表皮（有棘層、基底層）	水疱（血管の透過性亢進、血漿の血管外への滲出）	強い疼痛、灼熱感	約10日間
深達性Ⅱ度	真皮（乳頭層、乳頭下層）	水疱（上記と同様の機序、混濁した水疱、感染を併発した水疱）	知覚鈍麻	3週間～1か月
Ⅲ度	真皮全層、皮下組織	壊死（血管の破壊、血管内の白血球破壊、血流途絶）	無痛性	自然治癒しない。瘢痕拘縮（はんこんこうしゅく）

〈略語一覧〉
- *1【ADH】antidiuretic hormone：抗利尿ホルモン
- *2【Na】sodium：ナトリウム
- *3【ECF】extracellular fluid：細胞外液
- *4【ICF】intracellular fluid：細胞内液
- *5【Ht】hematocrit：ヘマトクリット
- *6【サードスペース】細胞内と血管内以外の体液貯留部分。サードスペースの水分は細胞内液としても細胞外液としても利用できない水分とみなされる。例：浮腫、胸腔・腹腔内への体液貯留、腸閉塞による消化管液の貯留、関節内への血液貯留など。
- *7【CVP】central venous pressure：中心静脈圧
- *8【pH】potential of hydrogen：水素イオン指数
- *9【Ccr】creatinine clearance：クレアチニンクリアランス
- *10【K】potassium：カリウム
- *11【Cl】chloride：クロール
- *12【Ca】calcium：カルシウム
- *13【Mg】magnesium：マグネシウム
- *14【P】phosphate：リン
- *15【Hb】hemoglobin：ヘモグロビン
- *16【RBC】red blood cell count：赤血球数
- *17【BUN】blood urea nitrogen：血清尿素窒素
- *18【HCO_3^-】bicarbonate ion：炭酸水素イオン（重炭酸イオン）
- *19【$PaCO_2$】partial pressure of arterial carbon dioxide：動脈血二酸化炭素分圧
- *20【PaO_2】partial pressure of arterial oxygen：動脈血酸素分圧
- *21【DKA】diabetic ketoacidosis：糖尿病ケトアシドーシス
- *22【HHS】hyperosmolar hyperglycemic syndrome：高浸透圧高血糖症候群
- *23【MRI】magnetic resonance imaging：磁気共鳴画像診断
- *24【DDAVP】1-deamino-8-D-arginine vasopressin[desmopressin acetate hydrate]：デスモプレシン酢酸塩水和物。点鼻後30分程度で効果が出現し、6～12時間持続する。

〈文献〉
1. 大村健二編：身につく水・電解質と酸塩基平衡―症例満載！ 基礎から学ぶ臨床輸液．南江堂，東京，2007．
2. 飯田喜俊監訳：ナースのための水・電解質ポケットガイド．南江堂，東京，1997．
3. 小田正枝編著：プチナースBOOKS 症状別 看護過程 アセスメント・看護計画がわかる．照林社，東京，2014．
4. 矢野理香：ナーシングレクチャー 水・電解質・内分泌系の異常と看護．中央法規出版，東京，2002．
5. 富野康己監訳：体液・電解質ガイド―病態の理解から治療まで―．総合医学社，東京，2008．
6. 梶井英治監修：治療薬・治療指針ポケットマニュアル2007．羊土社，東京，2007．
7. T. Heather Herdman編, 日本看護診断学会監訳, 上鶴重美訳：NANDA-I看護診断―定義と分類 原書第10版2015-2017．医学書院，東京，2015．
8. 黒工ゆり子, 高澤和永, 吉岡成人 他：系統看護学講座 専門分野Ⅱ 成人看護学[6] 内分泌・代謝 第14版．医学書院，東京，2015．
9. 大東貴志, 神尾弘美, 河邊博史他：系統看護学講座 専門分野Ⅱ 成人看護学[8] 腎・泌尿器 第14版．医学書院，東京，2015．
10. 佐藤博子, 多田弥生, 徳永惠子他：系統看護学講座 専門分野Ⅱ 成人看護学[12] 皮膚 第14版．医学書院，東京，2016．
11. 門脇孝, 真田弘美：すべてがわかる最新・糖尿病．照林社，東京，2011．
12. 桝田出編：JNNスペシャル これだけは知っておきたい糖尿病．医学書院，東京，2011．
13. 西川武志編：ヴィジュアル糖尿病臨床のすべて 糖尿病合併症―鑑別ポイントとベスト管理法．中山書店，東京，2011．
14. 北岡建樹：楽しくイラストで学ぶ 水・電解質の知識．南山堂，東京，2012．
15. 有田清子, 有田秀子, 井川順子 他：系統看護学講座 専門分野Ⅰ 基礎看護学[3]基礎看護技術Ⅱ 第16版．医学書院，東京，2016．

症状⑮

体がむくむ

浮腫

村山由起子

- 浮腫（むくみ）とは、細胞外液のうち組織間液（間質液）が皮下組織に異常に貯留した状態である。
- 浮腫の特殊型として、胸腔内、腹腔内に過剰な体液が貯留した場合を、それぞれ「胸水」「腹水」という。

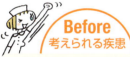

Before 考えられる疾患
- 甲状腺機能低下症
- うっ血性心不全
- ネフローゼ症候群、急性糸球体腎炎
- 肝硬変
- 静脈血栓症、静脈瘤
- リンパ管閉塞、がん転移
- クインケ浮腫、遺伝性血管神経浮腫

On 観察ポイント
- 問診：発症部位・時期、前駆・随伴症状、既往歴、薬剤、食生活
- 視診：全身性浮腫；眼瞼、脛骨前面、足背部、局所性浮腫；局所の発赤、圧痛、腫脹
- 触診：脛骨前面、足背部

After 基本ケア
- 安静
- 苦痛の軽減
- 水分・栄養管理
- 感染防止
- 薬物療法

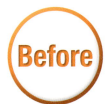 **Before** 症状が出現。観察・ケアの前に基本知識をチェック!

まず知っておきたい浮腫の基本知識

- 医学的には、むくみのことを浮腫といいます。
- 浮腫（むくみ）は、細胞外液のうち組織間液（間質液）が皮下組織に異常に貯留した状態をいいます。
- 浮腫の特殊型として、胸腔内、腹腔内に過剰な体液が貯留した場合を、それぞれ胸水、腹水といいます。
- 体液は体重の60％を占め、40％が細胞内液、20％が細胞外液です（図1）。
- 組織間液（間質液）は細胞外液の15％であり、このほか血漿が4％、リンパ液などが1％となっています。
- 健康時、組織間液は毛細血管からの漏出液と静脈への再吸収、リンパ管への排出によって平衡性を保っています。そのため、浮腫が起こることはありません。
- 毛細血管と周囲の組織との間の水分の移動については、スターリングの法則（仮説）が用いられます（図2）。
- スターリングの法則では、水分の移動は、毛細血管の水透過性（A）、毛細血管内外の圧の差（静水圧差：B）、血漿中のおもにアルブミンによる膠質浸透圧と組織間液の膠質浸透圧の差（血漿中の水分を血管内にとどめようとする力：C）によって表され、

　　水分の移動量＝A×（B−C）

という関係になります。

- 動脈側の静水圧は、毛細血管が約35mmHg（水分を血管外に出そうとする力）、膠質浸透圧（血管内に水分を引き込もうとする力）が約25mmHgなので、圧差10mmHgにより水分は組織間へ移動します。
- 一方、静脈側では静水圧が約15mmHgで膠質浸透圧は変化しないため、逆に10mmHgの圧差により血管内に水分を引き戻します。
- ①血漿膠質浸透圧の低下、②毛細血管の静水圧の上昇、③リンパ管障害、④毛細血管の透過性亢進などにより平衡性が保持できなくなると、浮腫が生じます。
- 浮腫は、原因別に全身性浮腫と局所性浮腫に分けられます（表1）。
- 全身性浮腫は、腎臓でのナトリウムの排泄が低下、あるいは、再吸収が亢進した病態がその基にあります。多くの場合、体内に水分とともに塩分が過剰に蓄積しています。
- 局所性浮腫では、局所の静脈やリンパ管の塞栓・閉塞による圧の上昇によるものや炎症により毛細血管の水透過性が亢進したために浮腫を呈します。

■図1　体液の割合

体重			
水分以外	水分		
40%	細胞内液	細胞外液	
	40%	組織間液15%	血漿4%　リンパ液1%

■図2　スターリングの法則（仮説）

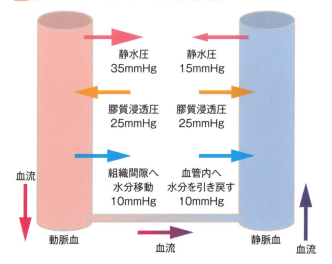

表1 浮腫の分類

全身性浮腫	心性浮腫	● 心拍出量低下、前負荷過剰により心臓への静脈還流が停滞する結果、静脈圧が上昇し、毛細血管内の水を組織に押し出す力（毛細血管静水圧）が上昇し、浮腫になる ● うっ血性心不全
	腎性浮腫	● 尿中へのタンパク質、特にアルブミン喪失や糸球体濾過率の低下などにより膠質浸透圧が低下し、Na^{*1}・水の貯留によって、浮腫になる ● 急性糸球体腎炎、ネフローゼ症候群、腎不全
	肝性浮腫	● アルブミン合成能が低下し、血漿の膠質浸透圧が低下して浮腫が生じる ● 肝硬変
	栄養障害性浮腫	● タンパク質の摂取不足やタンパク質喪失により、血管内膠質浸透圧の低下で浮腫が生じる ● 吸収不良性症候群、がん、悪液質
	内分泌性浮腫	● 内分泌失調がおもな要因と考えられる浮腫であり、電解質代謝にかかわるホルモン異常により起こる ● 甲状腺機能低下症（粘液水腫）、クッシング症候群
局所性浮腫	静脈性浮腫	● 炎症や腫瘍の圧迫で起こる局所的な静脈の閉塞・狭窄により浮腫が生じる ● 浮腫の周囲に静脈の怒張、チアノーゼがみられる ● 静脈血栓症、静脈瘤（図3）
	リンパ性浮腫	● がんのリンパ節転移などによってリンパ管の閉塞・還流障害により組織間液が増加し浮腫が生じる ● がん転移、リンパ管閉塞
	血管神経性浮腫	● 真皮深層、皮下・粘膜組織に生じる血管反応で、毛細血管の拡張および透過性亢進によって浮腫が起こる ● クインケ浮腫、遺伝性血管神経浮腫
	炎症性浮腫	● 炎症や毛細血管の損傷があると、毛細血管透過性が亢進し、毛細血管内の水を組織内へ取り込む力が上昇し、組織間液が増加することで浮腫になる ● アレルギー、血管炎

図3 浮腫の様相（静脈性浮腫）

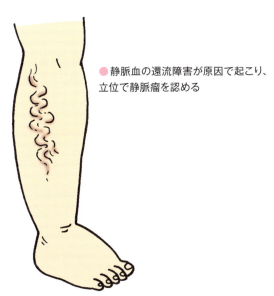

● 静脈血の還流障害が原因で起こり、立位で静脈瘤を認める

静脈性浮腫は局所性浮腫です

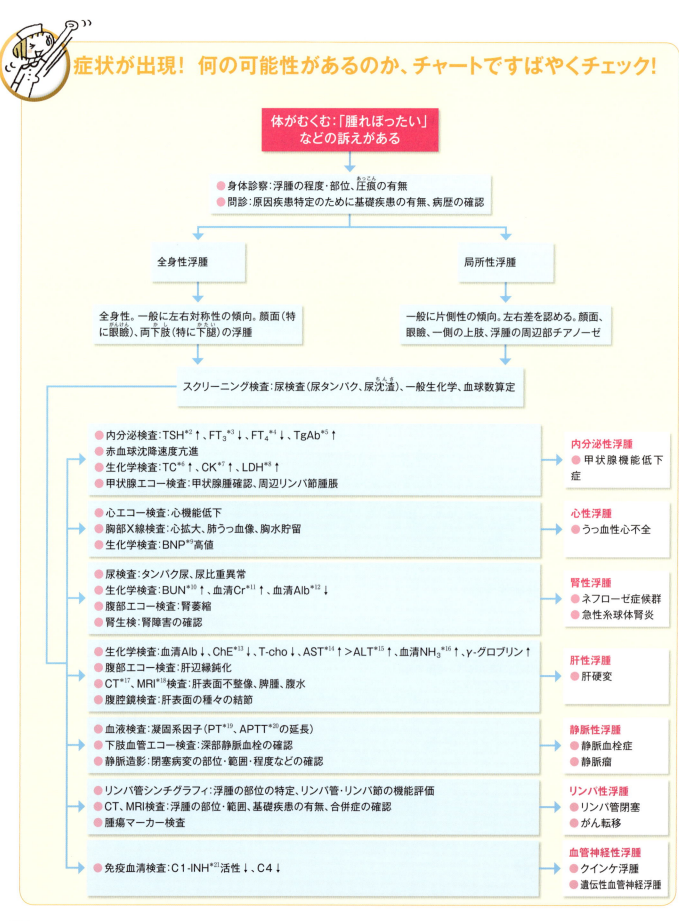

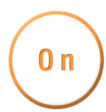

まず何を見る？ 問診・検査・観察のポイント

問診

- 表2の事項について患者さんに確認していきます。
- 特に、浮腫は**全身性**のものか**局所性**のものか患者さんに確認しましょう。また、どこの浮腫が一番目立っているか確認しましょう。そのうえで、原因疾患に必要な諸検査を実施します。

表2 問診事項

発症部位・時期	● 全身に浮腫があるのか、部分的にあるのか ● いつから出現したか。急激に出現したのか、徐々に出現したのか
前駆症状・随伴症状	● 皮膚の乾燥・弾力性の低下などの症状があるか ● 急激な体重増加があるか ● 顔や手足の腫れはないか ● 全身倦怠感や脱力感はないか ● 尿量の減少はないか
既往歴	● 心疾患、腎疾患、肝疾患、内分泌疾患、悪性腫瘍、感染症既往の有無 ● 手術歴、特に骨盤内臓器の手術後の下肢の浮腫について確認
薬剤	● 現在内服している薬剤はあるか ● 特に鎮痛解熱薬、抗菌薬、避妊薬などの服薬の有無について確認
食生活	● 食物の嗜好。即席めんなどの習慣化、塩辛いものが好きかどうか

視診

- **局所**、あるいは**全身**の浮腫の部位を確認します。
- 全身性浮腫は一般に、組織間液が約3L程度増加してはじめて認められます。
- 全身性浮腫の徴候は、顔面（特に**眼瞼**）や下肢（**脛骨前面**や**足背部**）、あるいは陰嚢や陰唇などに出現します。
- 長時間同一体位を取った場合は、重力によって体の下になっているほうに浮腫が出現することがあります。浮腫の程度を確認しましょう。
- 局所性浮腫は片側性の傾向を示すので、左右差を確認します（**図4**）。局所の**発赤、圧痛、腫脹**があるかどうかをみます。

図4 浮腫の視診

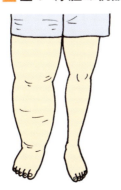

● 局所性浮腫の場合、片側性のことが多く、左図のような左右差があるか確認し、発赤、圧痛、腫脹などの随伴症状の有無もみる

- 下腿の脛骨前面または足背部を圧迫し、圧痕の有無を確認します（図5）。
- 指を離した後の圧痕の程度を観察します。
- 離してもそのままくぼんでいる状態が続けば浮腫があると判断します。

図5　浮腫の触診

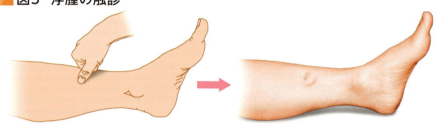

❶ 下腿脛骨前面または足背部を圧迫する　　❷ 浮腫がある場合、指を離した後も、そのままくぼんでいる状態が続く

打診

- 仰臥位で側腹部から背部にかけて打診していき、鼓音（空気が多くポコポコという音）から濁音（水が入っていてほとんど響かない）に変わる境界にマーキングします。
- 側臥位で再び濁音界を調べると、腹水貯留がある場合は体の傾斜によって腹水が流動するため、マーキングの位置を移動します（図6-①）。
- 腹水の波動（図6-②）をみるには、腹壁に対して縦方向に補助者（または患者）の手を置き、実施者の片手を腹壁の側面にそわせます。もう一方の手で反対側の腹壁側面を軽く叩くと、波動が腹壁を横切って（補助者の手を越えて）伝わります。

図6　腹水のアセスメント

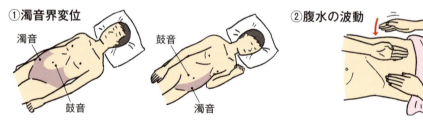

①濁音界変位　　②腹水の波動

検査

- 尿検査で尿タンパク、尿沈渣を確認します。
- 尿タンパク（＋）以上、尿沈渣で赤血球、硝子円柱、顆粒円柱などが認められる場合、腎疾患による浮腫が考えられます。
- タンパク尿がない場合は、一般生化学検査や胸部X線撮影を行い、基礎疾患や合併症などを検索する手がかりにします。
- 一般生化学、血球数算定、心電図、胸部X線などの検査から、肝硬変、心不全の有無を確認します。
- さらに腹部エコー、心エコーにより、腹水の有無や肝・腎・尿管の形態、心収縮力の確認をします。

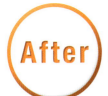 **診断後の基本ケアと主要な疾患(状態)別 治療・ケアのポイント**

浮腫

まず知っておきたい浮腫の基本ケア

安静

- 安静臥床は、酸素消費やエネルギー消費を最小限に抑え、各臓器や組織の負担を軽減します。
- 特に、心臓・腎臓の負担を軽減して有効循環血漿量を増加させ、尿の排泄も改善され、浮腫の軽減を図ることができます。
- 環境を整え、安静が保持できるように、必要に応じて、日常生活の援助を行います。
- 心理的な安定も安静の保持には大切です。
- ボディイメージへの配慮を行い、コミュニケーションを十分図ることで、心理面への援助を実施します。

苦痛の軽減

- 浮腫に伴う苦痛を軽減するために、**体位を工夫**しましょう。
- 腹水・胸水や肺水腫があり呼吸困難や腹部膨満感がある場合は、ギャッジアップして上体を挙上（**ファーラー位**）したり**側臥位**にしたりして、楽に呼吸運動が行えるようにします。
- 腹水による息苦しさは、腹壁の緊張を和らげる膝を曲げた体位にすると軽減できます。
- 浮腫によって、食事制限、行動の制限などによる苦痛に対しては、その必要性を十分説明し援助する必要があります。
- 浮腫があると血液循環が悪いので、保温に努め、褥瘡を予防します。血液循環をよくするために、マッサージやリンパドレナージも効果的です。

水分・栄養管理

- 医師の指示のもとに実施します。
- 浮腫の重症度によって異なりますが、**塩分をひかえる**ことにより体内の水分の浸透圧バランスが保たれて、浮腫が改善されます。
- 塩分制限の必要性については、患者さん・家族に説明することが重要です。
- 塩分を制限されることで、食欲の減退や食欲不振につながることから、献立を工夫する必要があります。
- 塩分に代わる酢、レモンなどの調味料について紹介することは大切です。**減塩食**を摂取しやすいように、栄養士と連携することも必要です。
- 水分の管理は、摂取量と排泄量を把握し、1日の水分バランスを整えることが重要です。
- 浮腫の増減を把握するために、体重測定や浮腫の部位（腹囲、下肢周囲など）を毎日測定する必要があります。
- 水分管理も医師の指示によりますが、脱水に対する観察も必要です。口渇に対しては、うがいや氷片摂取で補うとよいでしょう。

感染防止

- 浮腫が生じると、汗腺や皮脂腺の分泌機能が低下し、皮膚が乾燥しやすくなります。
- 皮膚が乾燥すると、陰部などに感染を起こしやすいので**全身清拭**や**陰部洗浄**を定期的に実施し、皮膚の清潔に努めます。
- 毎食後に**口腔の清潔**を図り、口内炎や肺炎の誘発を防止します。
- 浮腫のある皮膚は一般的に薄く傷つきやすくなっています。炎症や感染を起こして、浮腫を増悪させないようにしましょう。
- 皮膚の圧迫・摩擦などに注意し、衣類は柔らかく、肌触りのよい、刺激の少ないものを選ぶようにします。

薬物療法

- **利尿薬**を主体とした薬物療法が行われます（p.111「尿が出ない・尿が多い」**表4**参照）。
- 浮腫の治療に用いられるおもな治療薬は、**ループ利尿薬、サイアザイド系利尿薬、カリウム保持性利尿薬**です。一般的には、どの利尿薬も少量から開始されます。
- 副作用の出現には十分注意し、観察を密にしましょう。
- 心不全や肝硬変などで、二次性アルドステロン症の病態を生じている場合、スピロノラクトンが有効です。
- 利尿薬の使用の際は、**体重測定**を毎日実施し、急激な利尿によって血圧低下や虚脱状態に陥らないように観察することが重要です。

主要な疾患(状態)別 治療・ケアのポイント

うっ血性心不全

- 心臓のポンプ機能低下により静脈うっ血が生じ、毛細血管圧が上昇し、血漿中の水分が組織間に移動して浮腫が生じます。特に、右心不全の場合は、静脈系のうっ血を招き、浮腫を引き起こします(表3)。
- 浮腫は特に下肢に出現し、眼瞼や口唇、陰部にも出現します。
- 脛骨前面や足背部、前額部に圧痕が残るかどうか観察することが大切です。
- 浮腫が生じた部位は機能障害や水分貯留が起こり、皮膚温が低下し、皮膚の脆弱化から易感染状態になります。観察を十分に行い、感染防止に努める必要があります。
- うっ血性心不全では、全身の組織や臓器への血液の供給が不足するために、肺うっ血や肺水腫を生じ、呼吸困難、チアノーゼ、息苦しさなどさまざまな訴えが出現します。
- 急に呼吸困難が生じた場合や血圧低下や意識障害を伴う重度の場合は、集中治療が必要になります。血圧や心電図、状態によっては心臓カテーテル検査を行い、酸素、利尿薬、強心薬などが使用され、重篤な場合は人工呼吸が行われることもあります。
- 症状が緩徐であれば、利尿薬、ジギタリス製剤、β遮断薬、アンジオテンシン変換酵素阻害薬(ACE阻害薬[*22])、アンジオテンシンⅡ受容体拮抗薬(ARB)、アルドステロン阻害薬などの内服治療が優先されます。
- うっ血性心不全の悪化を防止するためには、塩分制限、体重のコントロール、激しい運動の制限、飲酒制限等、日常生活の管理が重要になります。
- 心不全の重症度分類として、ニューヨーク心臓協会によるNYHA[*23]心機能分類があり、幅広く用いられています(表4)。

ネフローゼ症候群

- ネフローゼ症候群は、糸球体係蹄の障害によるタンパク透過性亢進に基づく多量のタンパク尿とそれに伴う低タンパク血症を生じる病的状態です。
- この診断基準(成人)として①タンパク尿の持続(3.5g以上/日)、②血清総タンパク6.0g/dL以下あるいは血清アルブミン3.0g/dL以下の低タンパク血症、③血清総コレステロール250mg/dL以上の高脂血症、④浮腫が用いられ、①と②が必須条件です。③と④は必須条件ではありませんが、これを認めれば、その診断がより確実なものとなります。
- 尿中へのタンパク質、特にアルブミン喪失や糸球体濾過率の低下などにより膠質浸透圧が低下し、Na・水の貯留によって、浮腫が起こります。
- 血管内から周囲の組織に体液が移動して循環血液量が急激に減少すると、血圧低下が起こり、起立性低血圧がみられたり、急性腎不全になったりすることもあります。
- 浮腫は、初期には顔面、特に眼瞼や脛骨前面と足背にみられます。高度になると、頭部、大腿内側、腰・腹部などにも指圧による圧痕を認め、体重増加をきたします。さらに腹腔や胸腔、陰嚢にも貯留するようになります。
- 治療は、安静、食事療法、利尿薬とステロイド療法が基本です。
- 浮腫が高度な場合、通常の日常生活は循環動態を悪化させるため安静が必要です。
- 安静保持のため、環境の調整、食事・排泄の援助を行います。
- 特に、高齢者は皮下組織に水分が貯留していることから褥瘡をつくりやすいので、体位変換を頻回に行い、皮膚の清潔保持の援助を行います。

表3 左心不全と右心不全の特徴

	左心不全	右心不全
血行動態	左房圧≧12mmHg 肺静脈うっ血	右房圧≧8mmHg 体静脈うっ血
自覚症状	労作性呼吸困難、夜間発作性呼吸困難、起座呼吸	食欲不振
身体所見	チアノーゼ、肺野湿性ラ音、Ⅲ音聴取	頸静脈怒張、肝頸静脈逆流、肝腫大、下腿浮腫、胸水、腹水

表4 NYHA心機能分類

Ⅰ度	● 心疾患があるが、身体活動には特に制約がなく日常労作により、不当な呼吸困難、狭心痛、疲労、動悸を生じない
Ⅱ度	● 心疾患があり、身体活動が軽度に制約される ● 日常以上の労作(例えば、階段昇降、坂道歩行など)では呼吸困難、狭心痛、疲労、動悸を生じる
Ⅲ度	● 心疾患があり、身体活動が著しく制約される ● 安静時には愁訴はないが、比較的軽い日常労作でも、呼吸困難、狭心痛、疲労、動悸を生じる
Ⅳ度	● 心疾患があり、いかなる程度の身体労作の際にも症状が出現する ● 安静時においても心不全または狭心症の徴候がみられ、わずかな労作により症状が増強する

- また、**体重測定**を1回/日実施するとともに、腹水などがある場合は、**腹囲測定**も実施します。
- 食事は、腎疾患患者の生活指導・食事療法に関するガイドラインの**食事療法**に準じて行われます（**表5**）。浮腫の程度や尿タンパク、血清アルブミンの推移により塩分、水分、タンパク質の制限が決められます。
- 食事摂取量が減少し摂取カロリーが減少している場合は、患者さんの摂取できる献立を考慮する必要があります。
- 浮腫が著しい場合は利尿薬を使用します。利尿薬の特徴を踏まえて使用します（**図7**）。
- フロセミド（ラシックス®）などの**ループ利尿薬**やスピロノラクトン（アルダクトン®A）などの**カリウム保持性利尿薬**の併用が利尿効果を高めます（p.111「尿が出ない・尿が多い」**表4**参照）。
- ステロイドの使用にあたっては、病型ごとの治療が行われます。症状の軽快とともに副作用の出現に十分注意する必要があります。

肝硬変

- 肝硬変とは、慢性肝疾患の終末像であり、肝全体にびまん性の再生結節（偽小葉）が形成され、肝機能低下と門脈圧亢進症を伴う疾患です。
- 肝硬変ではアルブミンの合成障害によって**血漿膠質浸透圧が低下**して浮腫が起こります。また、肝静脈閉塞などによって肝内の血行動態が変化し、**門脈圧が亢進**して血漿中の水分が腹腔内に漏出して**腹水**が生じます（**図8**）。
- そのほか、有効循環血漿量の減少によるレニン-アンジオテンシン-アルドステロン系の亢進、抗利尿ホルモンの増加、腎交感神経系の亢進などによる尿細管でのNa、水の再吸収亢進に伴うNa・水貯留も大きく関与しています。

図7 利尿薬の特徴

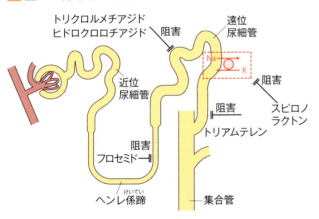

図8 肝硬変の腹水・浮腫貯留の機序

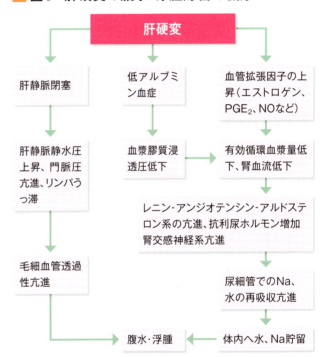

表5 ネフローゼ症候群の食事制限

	総エネルギー (kcal/kg※/日)	タンパク (g/kg※/日)	食塩 (g/日)	カリウム (g/日)	水分
微小変化型ネフローゼ症候群以外	35	0.8	5	血清カリウム値により増減	制限せず※※
治療反応性良好な微小変化型ネフローゼ症候群	35	1.0〜1.1	0〜7	血清カリウム値により増減	制限せず※※

※標準体重
※※高度の難治性浮腫の場合には水分制限を要する場合もある。

日本腎臓学会編:腎疾患患者の生活指導・食事療法に関するガイドライン. 日腎会誌 1997;39(1):20. より引用

- おもな症状は、全身倦怠感、易疲労感、黄疸、浮腫、腹水、出血傾向、肝性脳症、女性化乳房、クモ状血管腫、手掌紅斑、食道静脈瘤、胃静脈瘤、脾腫、消化管出血、貧血などです。
- 臨床的には、重症度分類としてChild-Pughスコア（チャイルド・ピュー）が用いられます（表6）。
- 肝硬変は、肝臓の予備力が保たれ、自覚症状の少ない**代償期肝硬変**と、肝臓が機能障害を代償しきれなくなった**非代償期肝硬変**に分類できます。
- 肝硬変の治療は、代償期では食事療法を中心とする生活指導が重要です。非代償期は腹水、肝性脳症などの肝不全症状への対策が重要になります。
- 生活指導では、安静が重要です。**安静臥床**することで、有効循環血漿量を増加させるとともに、肝血流量も増加し肝機能をサポートすることができます。
- 特に非代償期では、全身状態や検査データなどを確認しながら、肝機能を維持できるような安静度の決定が必要です。
- 肝性脳症などの肝不全症状が出現している場合の食事療法は、アンモニア生成を抑えるためにタンパク質を制限します。
- 肝硬変患者さんの栄養基準については、日本病態栄養学会（2003年）の基準値（表7）のとおりです。
- 非代償期の腹水・浮腫の治療では、安静、塩分・水分摂取制限を行いますが、改善がみられない場合は、利尿薬の投与が行われます。
- おもに使用される利尿薬は、カリウム保持性利尿薬やループ利尿薬です。
- 低アルブミン血症では、**アルブミン製剤の輸液**が必要です。

表6　Child-Pughスコア

判定基準（スコア）		1点	2点	3点
血清アルブミン(g/dL)		>3.5	2.8〜3.5	<2.8
血清総ビリルビン(mg/dL)		<2.0	2〜3	>3.0
腹水		なし	軽度（コントロール可能）	中等度以上（コントロール困難）
肝性脳症		なし	軽度（1〜2）	昏睡（3以上）
プロトロンビン時間	（秒、延長）	<4	4〜6	>6
	（%）	>70	40〜70	<40

- 上記5項目のポイントを合計して判定する
グレードA：5〜6点、B：7〜9点、C：10〜15点

表7　肝硬変患者の栄養基準

エネルギー消費量	● 栄養所要量（生活活動強度別）をめやすにする
タンパク質必要量	● タンパク不耐症がない場合：1.0〜1.5g/kg/日 ● タンパク不耐症がある場合：低タンパク食（0.5〜0.7g/kg/日）+肝不全用経腸栄養剤
脂質必要量	● エネルギー比：20〜25%
食塩	● 腹水、浮腫（既往歴も含む）がある場合：5〜7g/日
分割食	● 4〜6回/日あるいは夜食（約200kcal相当）

〈略語一覧〉
*1【Na】sodium：ナトリウム
*2【TSH】thyroid stimulating hormone：甲状腺刺激ホルモン
*3【FT₃】free triiodothyronine：遊離トリヨードサイロニン
*4【FT₄】free thyroxine：遊離サイロキシン
*5【TgAb】anti-thyrogloulin antibody：抗サイログロブリン抗体
*6【TC】total cholesterol：総コレステロール
*7【CK】creatine kinase：クレアチンキナーゼ
*8【LDH】lactase dehydrogenase：乳酸脱水素酵素
*9【BNP】brain natriuretic peptide：脳性ナトリウム利尿ペプチド
*10【BUN】blood urea nitrogen：血清尿素窒素
*11【Cr】creatinine：クレアチニン
*12【Alb】albumin：アルブミン
*13【ChE】cholinesterase：コリンエステラーゼ
*14【AST】aspartate aminotransferase：アスパラギン酸アミノトランスフェラーゼ
*15【ALT】alanine aminotransferase：アラニンアミノトランスフェラーゼ
*16【NH₃】ammonia：アンモニア
*17【CT】computed tomography：コンピュータ断層撮影
*18【MRI】magnetic resonance imaging：磁気共鳴画像診断
*19【PT】prothrombin time：プロトロンビン時間
*20【APTT】activated partial thromboplastin time：活性化部分トロンボプラスチン時間
*21【C1-INH】C1 esterase inhibitor：C1エステラーゼインヒビター
*22【ACE阻害薬】angiotensin converting enzyme inhibitor：アンジオテンシン変換酵素阻害薬
*23【NYHA】New York Heart Association：ニューヨーク心臓協会

〈文献〉
1. 金澤一郎, 永井良三総編集：今日の診断指針 第6版. 医学書院, 東京, 2010.
2. 井上智子, 佐藤千史編：緊急度・重症度からみた症状別看護過程＋病態関連図 第2版. 医学書院, 東京, 2014.
3. 高久史麿, 尾形悦郎, 黒川清 他監修：新臨床内科学 第9版. 医学書院, 東京, 2009.
4. 安部俊子, 山本則子監修：プチナースBOOKS 病態関連図が書ける 観察・アセスメントガイド. 照林社, 東京, 2015.
5. 小田正枝編著：プチナースBOOKS 症状別 看護過程 アセスメント・看護計画がわかる. 照林社, 東京, 2014.
6. 池松裕子, 山内豊明編：症状・徴候別アセスメントと看護ケア. 医学芸術新社, 東京, 2008.
7. 村川裕二総監修：新・病態生理できった内科学3腎疾患. 医学教育出版社, 東京, 2006.
8. 関口恵子編：根拠がわかる症状別看護過程. 南江堂, 東京, 2013.
9. 水島裕, 黒川清総編集：疾患・症状別今日の治療と看護. 南江堂, 東京, 2004.
10. 福井次矢, 奈良信雄編：内科診断学 第2版. 医学書院, 東京, 2008.
11. 中原一彦監修：パーフェクトガイド検査値事典. 総合医学社, 東京, 2011.
12. 田中健, 奈良信雄編：今日の診断基準. 南江堂, 東京, 2007.
13. 清村紀子, 工藤二郎編：根拠と急変対応からみたフィジカルアセスメント. 医学書院, 東京, 2014.
14. 日本腎臓学会編：腎疾患者の生活指導・食事療法に関するガイドライン. 日腎会誌 1997;39(1):20.

症状⑯

めまいがする

めまい

下舞紀美代

- めまいとは、身体の平衡を保つ役割をしている器官（平衡系）のいずれかの部位が障害され、自分や周囲の物が動いていないのに、動いているように感じる状態をいう。
- 障害の部位によって「末梢性めまい」「中枢性めまい」「その他のめまい」に分類される。

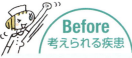

Before 考えられる疾患
- メニエール病
- 前庭神経炎
- 良性発作性頭位めまい症
- 外リンパ瘻
- 動脈硬化症、変形性頸椎症、起立性低血圧症、小脳疾患
- 自律神経機能異常
- 動脈硬化症
- 脳幹虚血

On 観察ポイント
- 問診：訴えの表現（回転性・非回転性）、発症、前駆・随伴症状、既往歴、ストレス、職業、就業時間、内服薬
- 意識障害、平衡障害
- 眼球運動
- 姿勢、歩行

After 基本ケア
- 安全の確保
- 安楽
- 生活指導

Before　症状が出現。観察・ケアの前に基本知識をチェック！

まず知っておきたいめまいの基本知識

- めまいとは、身体の平衡を保つ役割をしている器官（平衡系）のいずれかの部位が障害され、自分や周囲の物が動いていないのに、動いているように感じる状態をいいます。
- 平衡覚とは、身体の位置やバランスを保つ感覚です。
- 身体の平衡系は、内耳前庭系（前庭迷路、前庭神経）に加えて、視覚や深部感覚などの感覚器系、脳幹網様体、錐体外路、小脳、大脳皮質などの中枢統合系、効果器官である四肢や体幹、眼球、自律神経系などの反射機構によって構成されます。
- 内耳には、骨迷路と膜迷路があります（図1）。
- 平衡覚には、動的平衡覚と静的平衡覚があります。
- めまいは障害部位によって、末梢性めまい、中枢性めまい、その他のめまいに分類されます。
- 末梢性めまいは、内耳の前庭迷路から前庭神経を通り、前庭神経核までの末梢前庭系の障害により起こります。
- 中枢性めまいは、末梢前庭系より中枢へ進む中枢前庭系・小脳・脳幹の障害や脳神経の障害により起こります。
- 前庭神経核の働きは、脳の左右両側から入力される平衡覚を統合し、平衡器からの情報を小脳、大脳皮質に伝え、身体の位置や動きを認知させます。そして、脳幹や骨髄にある運動神経核に、身体の位置と働きの調整のために指令を伝えます。
- めまいは、自分自身や周囲が回転するように感じるめまい、バランス感覚が不安定になるめまい、情緒障害によるめまい、心血管系の機能障害による脳虚血状態で起こるめまいがあります。

図1　内耳の構造と平衡覚を伝えるルート

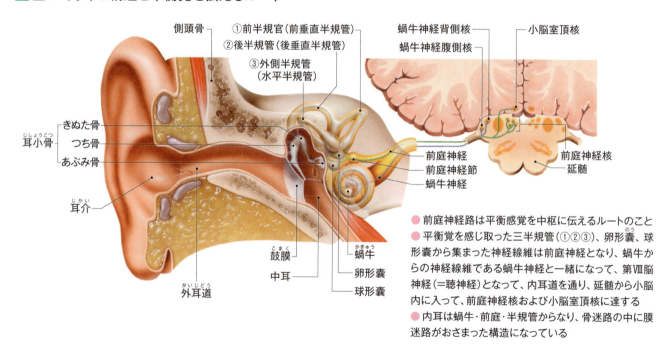

- 前庭神経路は平衡感覚を中枢に伝えるルートのこと
- 平衡覚を感じ取った三半規管（①②③）、卵形嚢、球形嚢から集まった神経線維は前庭神経となり、蝸牛からの神経線維である蝸牛神経と一緒になって、第Ⅷ脳神経（＝聴神経）となって、内耳道を通り、延髄から小脳内に入って、前庭神経核および小脳室頂核に達する
- 内耳は蝸牛・前庭・半規管からなり、骨迷路の中に膜迷路がおさまった構造になっている

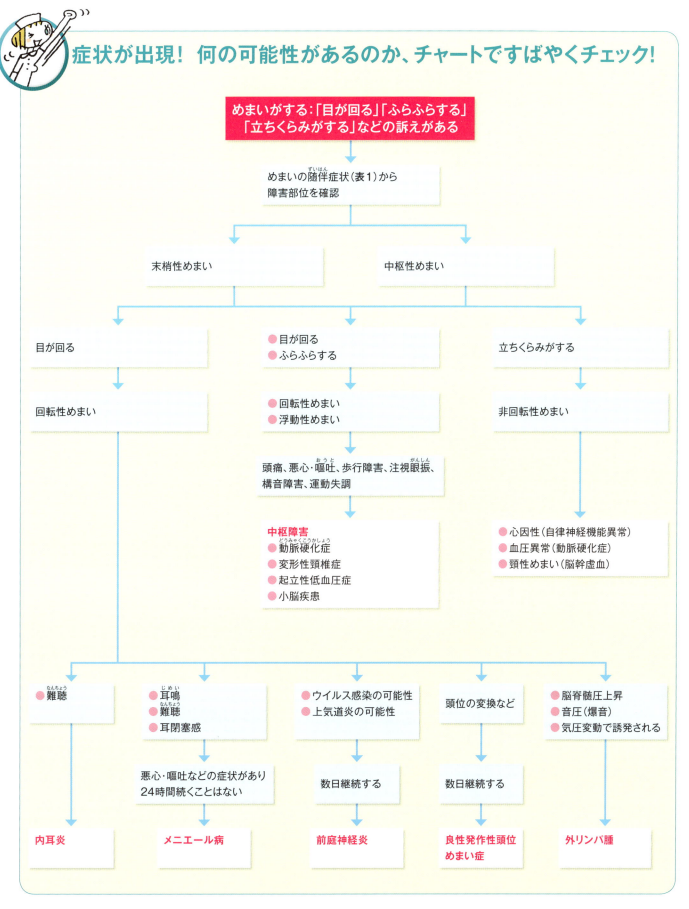

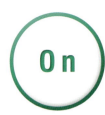

まず何を見る？ 問診・検査・観察のポイント

問診

- めまいの訴えの表現に注意します。例えば、「**ふらふらする**」「**目が回る**」「**立ちくらみがする**」などの表現から、**回転性**か**非回転性**かがわかります。
- そのほか、以下の項目を確認しましょう。
- めまいの発症は**急激**か、起こり方は**持続的**か**断続的**か**一過性**か。
- めまいの原因を明らかにするために、**随伴症状**（**表1**）や**前駆症状**の有無。
- 既往症の有無。特に**高血圧症**、**動脈硬化症**、**脳血管障害**など。
- ストレスの有無や社会的役割、職業、就労時間。
- 内服薬の有無。

表1　めまいの随伴症状

自律神経の障害	● 悪心・嘔吐　● 下痢 ● 冷汗　● 顔面蒼白 ● 血圧低下　● 脈拍異常
蝸牛の障害	● 耳鳴　● 耳閉塞感 ● 難聴　● 聴覚過敏
その他の神経系の障害	● 頭痛　● 手足、口周囲のしびれ　● 舌のもつれ ● 脱力感　● 複視　● 眼球運動の異常 ● 嚥下障害　● 意識障害 ● 姿勢や歩行の異常

観察事項

- 以下の項目を観察しましょう。
- 意識障害や平衡障害（ふらつきながら歩く、側方に傾くなど）はないか。
- 眼球運動の異常や眼振（規則的な眼の揺れのこと）はないか（**図2**）。
- 姿勢や歩行などに異常はないか。

図2　眼球の動きの観察

a：小脳・脳幹の障害

眼振

- 両眼が同時に左右に間欠的に動く運動

b：下位脳幹の障害

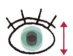

- 両眼が同時に1〜3mm、上下に間欠的に動く運動（ocular bobbing）

c：病的な意味なし

- 眼球のさまよい（ocular roving）

髙橋伸明：やさしくわかる脳神経外科. 照林社, 東京, 2011：24. より引用

検査

●表2のような**平衡機能検査**を行います。

表2 平衡機能検査

立ち直り反射検査	● 重力に対し、正しい姿勢を維持できるかどうかをみる検査である ● 立ち直り反射は平衡受容器および中枢神経系（大脳、脳幹、脊髄）に関係し、これらの平衡機能を調べることができる
起立検査（ロンベルグ検査）	● 両足の内側面をそろえて静かに起立させて、開眼と閉眼それぞれの身体の動揺を60秒観察する ● 正常ではいずれもほとんど動揺しないが、末梢障害（内耳障害）では閉眼時に動揺が大きくなる。中枢障害では開眼、閉眼ともに動揺が大きく失調傾向を示す ● 起立検査にはほかに、両足を一直線上に前後にそろえて起立させるマン検査や、片足で起立させる単脚起立検査（片足立ち検査）などがある
偏倚検査	● 動作を行ってもらい、身体の傾きや失調を検査する ● 歩行検査：6mの直線上を閉眼で、まっすぐ前進してもらう。左右一方へ1m以上偏倚した場合は末梢障害を疑う。中枢障害ではふらふらとした失調歩行となる ● 足踏み検査：閉眼で足を高くあげ100歩足踏みをした結果、左右90°以上回転した場合、病的と判断する。末梢障害では、一方向へ回転していき、中枢障害では足踏みのリズムが乱れたり後方へよろけたりする。片側の内耳や脳幹の障害では一方に回転し、両側の内耳障害や小脳障害では後ろ側に倒れたり、歩幅が広くなったりする
注視眼振検査	● 左右30°の側方を注視させて、注視眼振の有無を調べる ● 脳幹の注視中枢が障害されると注視眼振が出現し、さらに進行すると注視麻痺が起こる ● 小脳障害では注視時に測定障害が起こり、失調性眼振が生じる ● 平衡感覚に異常がある場合は、規則的な眼振が起こる
頭位眼振検査・ 頭位変換眼振検査	● 頭位眼振検査では、座位は4頭位、臥位では6頭位を負荷して（頭部を前後左右に動かす）眼振を誘発する ● 頭位変換眼振検査では、臥位の懸垂頭位から座位、また座位から懸垂頭位へと急速に頭位を変換させて眼振を誘発する ● 眼振の性状により、水平性眼振、垂直性眼振、回旋性眼振などに分類することができる
温度刺激検査	● カロリックテストとも呼ばれる。外側半規管が垂直になる頭位において、外耳道に体温より温かい水（44℃）と冷たい水（30℃）を注入し、外側半規管を刺激してフレンツェル眼鏡下で眼振を誘発する ● 内耳の三半規管が刺激されると、眼振が起こる。刺激に対する反応はフレンツェル眼鏡下では眼振の持続時間を用いる。正常は2〜3分。眼振の速度から三半規管の機能をみる ● 記録のためには電気眼振計を用いる。CP[*1]（半規管麻痺）とDP[*2]（眼振方向優位性）を評価する
回転検査	● 椅子に座った患者を回転させ、左右の半規管に内リンパ流動を引き起こし、誘発させる眼球運動を記録する ● 前庭障害後の代償過程の検査に適している
重心動揺検査	● 検出台の上で両脚直立検査を行い、身体の重心の移動を記録する ● 患者は、揺れを検出する台に60秒間立ってもらい、揺れの記録を行う ● 重心動揺図、動揺面積、動揺の軌跡長などを測定する
遮眼書字検査	● 手首や肘を机につけない状態で、閉眼して文字を縦書きしてもらう ● 10°以上左右へ偏書した場合を異常とする ● 末梢障害では左右どちらか一方向への偏書を示し、中枢障害では崩れたような失調文字がみられる

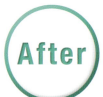

After 診断後の基本ケアと主要な疾患(状態)別 治療・ケアのポイント

まず知っておきたいめまいの基本ケア

●めまいは、その原因や症状によってケアが異なります。めまいそのものも、患者さんにとっては苦痛ですが、平衡覚機能の障害で発生する悪心・嘔吐や血圧の低下、歩行の不安定性などを考慮したケアが必要です。

安全の確保

●**転倒**による外傷を予防します。歩行の不安定性により転倒しやすくなります。
●めまい発作時の排泄(はいせつ)行動は、激しく力んだりすると刺激になり、めまいを悪化させます。手すりやつかまりやすいバーなどの付いたトイレを選択し、ひどい場合は、ポータブルトイレを使用します。看護師の見守りが必要です。
●めまい発作時には、**体位の工夫**と**環境の整備**が必要です。例えば、大きな音や強い光、振動は聴覚や視覚に影響し、めまいを増強させる場合があります。静かで日光や強い光の入らない環境整備の工夫が必要となります。

安楽

●患者さんにとって、苦痛のない体位を優先します。
●めまいを誘発する体位は、人によって微妙に異なります。ちょっとした枕の位置や頭部の向きなど、患者さんに合わせた調整が必要です。
●めまいの発作は、急に出現する場合もあります。今まであまり意識していなかった歩行や立位保持(りついほじ)などができなくなり、その体験が脅威(きょうい)となる場合があります。
●そのときどきで、不安や恐怖などを表出できるような対応が必要です。病状や治療内容、また、めまいと疾患の関係について十分な説明を行うことも、安楽につながります。

生活指導

●日常生活では、必ずしもベッド上安静が必要なわけではありません。気分転換のための散歩なども視野に入れたケアを提案する必要があります。
●便秘時の**努責**(どせき)や長い**入浴**は血圧の変動を招くので、生活指導として説明する必要があります。
●血流の変化や血圧の変動は、めまいを誘発します。血管収縮作用がある嗜好品(しこうひん)や刺激物は控えるように説明します。
●めまいを誘発するような体位について説明します。特に、頭位やその動きについては、患者さんに合った体位を患者さんとともに考えます。疾患の回復に影響するような体位は制限する場合もあります。

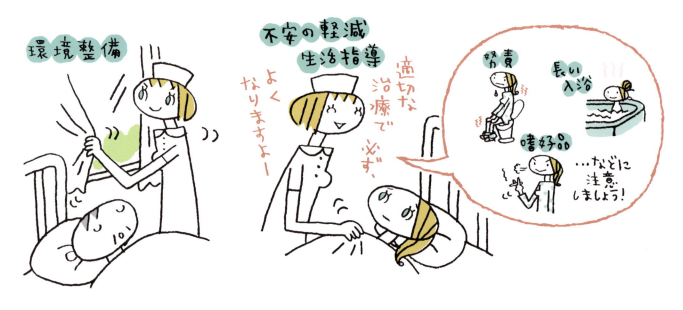

主要な疾患（状態）別　治療・ケアのポイント

メニエール病

- メニエール病（表3）は、内耳の内リンパ水腫が原因であるといわれていますが、内リンパ水腫の原因はわかっていません（図3）。
- めまい発作、難聴、耳鳴が3主徴です。
- 発作時は、安静にしてめまいが鎮まるのを待ちます。
- 静かな環境で刺激を避けて、安楽な体位をとります。
- 悪心・嘔吐が持続し、水分や食事摂取ができない場合は、輸液などの治療がされます。また、悪心を鎮めるための薬物療法も行われます。
- 規則正しい生活が送れるように指導し、過労や強度の緊張、ストレスの緩和に努めます。場合によっては、鎮静薬が処方されます。
- 間欠発作が頻繁にある場合は、再発予防のために星状神経節摘出術、鼓索神経切断、内リンパ嚢開放術などの外科的手術を行う場合があります。

表3　メニエール病の診断基準

1. 回転性めまい発作を反復すること。
   1) めまいは一般に特別の誘因なく発来し、悪心・嘔吐を伴い、数分ないし数時間持続する。
   2) 発作のなかには、「回転性」めまいではない場合もある。
   3) 発作中は水平回旋混合性の自発眼振をみることが多い。
   4) 反復性の確認されない初回発作では、めまいを伴う突発性難聴と十分鑑別されなければならない。

2. 耳鳴、難聴などの蝸牛症状が反復、消長すること。
   1) 耳鳴、難聴の両方またはいずれかの変動に伴いめまい発作をきたすことが多い。
   2) 耳閉塞感や強い音に対する過敏性を訴える例も多い。
   3) 聴力検査では、著明な中・低音部閾値変動や音の大きさの補充現象陽性を呈することが多い。
   4) 一耳罹患を原則とするが両耳の場合もみられる。

3. 1、2の症候をきたす中枢神経疾患、ならびに原因既知のめまい、難聴を主訴とする疾患が除外できる。これらの疾患を除外するためには、問診、一般神経学的検査、平衡機能検査、聴力検査などを含む専門的な臨床検査を行い、ときには経過観察が必要な場合もある。

〈診断基準〉　確実例：1、2、3の全条件を満たすもの
　　　　　　疑い例：1と3、または2と3の条件を満たすもの

厚生労働省難治性疾患克服研究事業/前庭機能異常に関する調査研究班（2008～2010年度）：メニエール病診療ガイドライン2011年版．金原出版，東京，2011:11．より引用

聴神経腫瘍

- 原因は前庭神経のシュワン細胞からの発生と考えられています。
- 難聴や、耳鳴が初発症状で、三叉神経痛、顔面神経麻痺を伴うようになり、頭蓋内圧亢進や、脳幹、小脳圧迫が起こると、頭痛や嘔吐、平衡失調、昏睡が起こり死に至ります。
- 中枢前庭系の代償として、めまいが起こります。
- 開頭手術や経内耳手術が行われます。

内耳炎

- 中耳炎、髄膜炎、血行性の感染によるものがあります。
- 蝸牛症状、前庭症状が現れます。
- 難聴、耳鳴があり、体動時や頭部変位でめまいが出現します。
- 悪心・嘔吐、冷汗などの自律神経症状も出現します。
- 中耳炎に対しては手術療法が行われます。
- 化膿性内耳炎では、機能が回復しない場合は内耳摘出術が行われます。
- 感染により発症するため、頭痛や発熱、聴力、意識障害に注意し観察を行います。

図3　メニエール病の病態

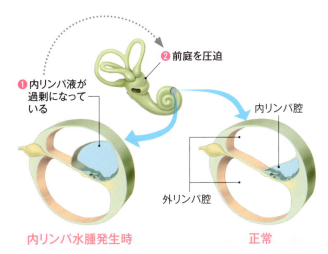

冷水育：めまい．阿部幸恵編著，プチナースBOOKS 症状別 病態生理とフィジカルアセスメント，照林社，東京，2015:207．より引用

起立性低血圧

●臥位から起立した際に収縮期血圧が20mmHg以上、または収縮期血圧が10mmHg以上低下する場合を**起立性低血圧**と呼びます。起立時は下肢の血管が収集し血圧の下降を防ぎますが、動脈の圧反射が障害されると血液が下肢にうっ滞し、循環血液量が減少することで低血圧となります。

●原因としては、脳神経系の疾患や脱水、貧血など**循環血液量の減少**、**自律神経失調**などのほか、利尿薬や精神安定薬、抗うつ薬など**薬剤**の影響でも起こりやすいです。

●**高齢者**では、下肢筋量の低下による筋ポンプ運動の低下、心ポンプ運動の低下などで起こりやすいです。

●このような場合は、原因疾患があればその治療が急がれますが、原因疾患を治療しても改善が見込まれない場合もあります。

●看護上の注意ポイントとして、急激な起座や立位をさせない、起立前に下肢を弾力包帯で軽く巻き下肢への血液うっ滞を予防する、などが挙げられます。

良性発作性頭位めまい症

●良性発作性頭位めまい症は、耳石器から剥がれた**耳石**が半規管に入り込んで、内リンパ管の異常な流動で発生します。

●耳石器は、リンパ液で満たされており、耳石膜の表面には炭酸カルシウムからなる結晶状の耳石があります。この耳石が頭部運動により剥がれて、半規管内に迷入し、頭部運動の重力方向の変化により移動します。そして内リンパ管に異常な流動が生じて、めまいが誘発されます。

●このめまいの特徴は、起き上がりや寝返りを打つなど頭部の動きで発生します。それは、頭部運動により浮遊耳石が移動し、内リンパ管に異常な流動が生じるからです。

●頭部の動きで誘発される回転性めまいです。数秒から1分程度のめまいが起こります。

●好発年齢は50歳～60歳代に多く、めまい症状で**最も頻度の高い**疾患です。予後は自然治癒する場合もあります。めまいが起こる頭位をとることで回復するといわれています。

●治療は、頭部の運動により耳石を半規管内から卵形嚢へ移動させることを想定した**頭位治療**が行われています。また治療薬では、内耳の血流を促進する循環改善薬や、抗めまい薬があります。

●発症の初期は安静が必要ですが、めまいが続いても日常生活は継続し、軽い運動も症状の軽減につながります。ただ、めまいによる転倒などには注意が必要なので、座って行うか見守る人がいるときに行うように説明するとよいでしょう。

〈略語一覧〉
*1【CP】canal paralysis：半規管麻痺
*2【DP】directional preponderance：眼振方向優位性

〈文献〉
1. 喜多村健編著：看護のための最新医学講座 第21巻 耳鼻咽喉科疾患 第2版. 中山書店, 東京, 2008.
2. 森山寛, 小島博己編：耳鼻咽喉科エキスパートナーシング 改訂第2版. 南江堂, 東京, 2015.
3. 小松浩子, 生井明浩, 村田千年 他：系統看護学講座 成人看護学[14] 耳鼻咽喉 第12版. 医学書院, 東京, 2013.
4. 高木永子監修：看護過程に沿った対象看護 病態生理と看護ポイント 第4版. 学研メディカル秀潤社, 東京, 2010.
5. 齋藤宣彦：改訂版 症状からみる病態生理の基本. 照林社, 東京, 2009.
6. 日本めまい平衡医学会診断基準化委員会編：良性発作性頭位めまい症診療ガイドライン(医師用). *Equilibrium Res* 2009；68(4)：218-225.

症状⑰

体がかゆい

瘙痒感

下舞紀美代

- かゆみ（瘙痒感）とは、皮膚を搔破せざるを得ない不快な皮膚の感覚である。
- メカニズムによって「末梢性かゆみ」と「中枢性かゆみ」に分類される。

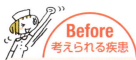

Before 考えられる疾患
- 糖尿病、腎不全、腫瘍、肝疾患、更年期障害、妊娠、加齢
- 精神神経疾患（強迫神経症）
- 湿疹、アトピー性皮膚炎、接触性皮膚炎、蕁麻疹、白癬、虫さされ
- 接触性皮膚炎、低温熱傷

On 観察ポイント
- 問診：かゆみの程度、発症時期、既往歴、アレルギー、薬剤、家族歴
- 視診：皮膚の乾燥、湿疹、滲出液、発赤、膨隆、範囲、落屑、
- 触診

After 基本ケア
- 薬物療法
- 皮膚の保護

Before 症状が出現。観察・ケアの前に基本知識をチェック！

まず知っておきたい瘙痒感の基本知識

- かゆみ（瘙痒感）とは、**皮膚を掻破**（掻きむしり、傷つけること）**せざるを得ない不快な皮膚の感覚**です。
- 皮膚は表面から、表皮、真皮、皮下組織で構成されています。かゆみは、表皮と真皮の境にあるC線維の自由神経末端（神経受容体）で刺激を感じ、脊髄を経由して脳幹、視床、大脳皮質に伝わるといわれています（図1）。また、かゆみと痛みはそれぞれ異なった神経受容体を介します。

かゆみの分類

- かゆみは、そのメカニズムによって**末梢性かゆみ**と**中枢性かゆみ**に分類されます（表1）。
- 末梢性かゆみを起こす刺激を起痒刺激と呼び、**物理的刺激、化学的刺激、精神的刺激**があります。
- かゆみが出現する範囲によって**局所性瘙痒症**と**汎発性瘙痒症**に分類されます。さらに、皮疹を伴うかゆみ（**症候性瘙痒**）と、皮疹を伴わないかゆみ（**皮膚瘙痒症**）があります（表2）。

図1 皮膚の構造とかゆみを感じるしくみ

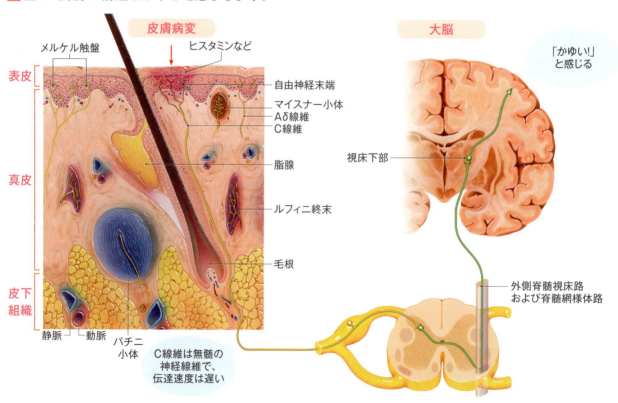

表1 メカニズムによるかゆみの分類と関係する疾患

分類	メカニズム	関係する疾患と程度	
末梢性のかゆみ	●外界からの何らかの刺激が痛みとは異なった神経受容体を介し、表皮・真皮の接合部にある求心性C線維に伝えられる。そこから延髄後角を通り脊髄視床路を上昇し、視床へと伝わる。視床より大脳皮質へ伝わり、かゆみとして認識される ●化学的・機械的・温熱的・電気的刺激は、化学伝達物質を介して感覚神経終末部を刺激し、かゆみとなる ●化学伝達物質の代表的なものが、ヒスタミンである	**強度のかゆみ** ●昆虫：疥癬、ダニ、ノミ、シラミ、虫さされ ●湿疹、皮膚炎：接触性皮膚炎、アトピー性皮膚炎 ●蕁麻疹 ●汗疹 ●扁平苔癬 ●疱疹状皮膚炎 ●中毒疹	**中等度のかゆみ** ●乾癬 ●脂漏性湿疹 ●ジベールバラ色粃糠疹 ●真菌症：皮膚カンジダ症、白癬 ●乾皮症、皮脂欠乏症 ●色素性蕁麻疹
中枢性のかゆみ	●甲状腺機能低下・亢進、卵巣機能低下、肝疾患、腎疾患、血液疾患などの影響でかゆみが生じる	●内分泌、代謝疾患：糖尿病、尿崩症、粘液水腫、甲状腺機能亢進症、甲状腺機能低下症 ●肝疾患：肝内、肝外胆管閉塞 ●腎疾患：慢性腎不全 ●血液、網内系疾患：鉄欠乏性貧血、多血症、リンパ性白血病、ホジキン病、菌状息肉症、リンパ肉腫 ●内臓悪性腫瘍	●寄生虫感染症：鉤虫症、回虫症、フィラリア症 ●自己免疫疾患：全身性紅斑性狼瘡 ●中枢神経疾患：脊髄癆、多発性硬化症、脳腫瘍 ●精神神経疾患：不安、強迫神経症 ●妊娠 ●薬物：コカイン、モルヒネ、クロロキン ●後天性免疫不全症候群

表2 皮疹の有無によるかゆみの分類・原因・病態

分類	原因	病態
症候性瘙痒 皮疹を伴うかゆみ	湿疹	皮膚表面の湿性変化の大部分が本症と考えられ、一般に瘙痒が強い。皮疹学的に急性と慢性に大別される
	アトピー性皮膚炎	遺伝性、家族性にみられる体質性湿疹。乳児期では顔面・頭部・頸部などに局限して急性湿疹湿潤性病変をきたす。瘙痒が激しく、皮疹の発生に先立ってみられる。10～12歳ごろまでに治癒することが多いが、一部の例では成人になっても認められ、増悪を繰り返す
	接触性皮膚炎	外界物質との接触によって起こる皮膚炎。アレルギー性と非アレルギー性がある。ウルシなどの植物・衣類（おむつかぶれ）・薬物・化粧品・石けん・ホルマリンなど、種々のもので生じる
	蕁麻疹	真皮の一過性限局性浮腫と瘙痒を伴って、皮膚に膨疹（ミミズばれ）がみられるのが特徴。食事性・薬原性・物理的刺激（日光、温熱、寒冷）などで生じる
	痒疹	瘙痒が先行し、掻いているうちに生じてくる孤立性の丘疹・結節をいう
	小児ストロフルス	満1～5、6歳の小児の四肢伸側・手掌・足底などに生じる充実性丘疹で、瘙痒が激しく、相次いで発疹ができるため安眠できない
	白癬	白癬菌によって引き起こされる皮膚疾患の総称。毛髪、爪、顔、陰部に好発し、紅斑・水疱・膿疱を生じる
	虫さされなど	ノミやカなどの唾液により生じる
皮膚瘙痒症 皮疹を伴わないかゆみ	皮脂腺分泌欠乏	皮脂の分泌低下により、角層の水分の蒸散を防ぐはたらきをする皮脂膜をつくるといった、外部からの機械的・化学的刺激から皮膚を保護する働きが鈍くなる
	更年期	ホルモンバランスの乱れにより生じる
	妊娠	妊娠後半期に突然始まる。分娩終了とともに消失する
	肝疾患	血液中の胆汁酸が増加し生じる
	糖尿病など	糖尿病初期に、るい痩（やせ）とともに生じる
その他	年齢	皮膚の萎縮・乾燥・皮脂の分泌低下により生じる
	気温	寒冷・温熱により生じる

下舞紀美代：瘙痒感．小田正枝編著，プチナースBOOKS 症状別 看護過程 アセスメント・看護計画がわかる．照林社，東京，2014：287．より引用

症状が出現！何の可能性があるのか、チャートですばやくチェック！

```
                          ┌──────────────┐
                          │  かゆみがある  │
                          └──────┬───────┘
                                 ↓
                    問診
                    ● 発生時期、部位
                    ● 程度（夜眠れないほど等）
                    ● 性質（限局して、広範囲に）
                    ● 近時の食事摂取内容
                    ● 野外での木々との接触の有無
                    ● かゆみを伴う全身性疾患の有無
```

かゆみを伴う全身性疾患あり

検査
- パッチテスト
- 皮膚生検
- 血液検査
- 角質、皮膚落屑物（らくせつ）の検鏡

視診

- アレルギー反応などなし
- アレルギー反応などあり
- 皮疹なし
- 皮疹あり
  - 乾燥性か湿潤性か
  - 境界が明瞭か
  - 隆起、水疱、発赤の有無
  - 搔破によって出現したか
  - 皮疹部位がかゆいか

中枢性かゆみ

- 皮膚の色素沈着、肥厚、乾燥、皮脂の減少
- 不安、緊張、ヒステリーなどの精神的刺激

末梢性かゆみ

- 化学的刺激：ポリペプチド、ウルシ、タンパク質分解酵素、タンパク質分解産物、ヒスタミンなど
- 物理的刺激：機械的刺激、熱刺激、電気刺激、寒冷刺激

中枢性かゆみ→
- ● 糖尿病
- ● 腎不全
- ● 腫瘍
- ● 肝疾患
- ● 更年期障害、妊娠
- ● 加齢　など

精神的刺激→
- **精神神経疾患（強迫神経症など）**

化学的刺激（これらの起痒物質の刺激によって起こるかゆみ）→
- ● 湿疹
- ● アトピー性皮膚炎
- ● 接触性皮膚炎
- ● 蕁麻疹
- ● 白癬
- ● 虫さされ　など

物理的刺激（外部から刺激を受けて赤みを帯びたり皮疹が出たりする）→
- ● 接触性皮膚炎
- ● 気温
- ● 温罨法や電気毛布等による低温熱傷　など

On まず何を見る？ 問診・検査・観察のポイント

問診

- 問診では、かゆみの程度や、いつからかゆみを感じたか、今までに同じようなかゆみを感じたことがあるか、かゆみを伴う疾患の既往がないかを確認します。アレルギーの有無や薬剤使用の有無、家族歴なども確認しましょう。
- 皮膚疾患はなくても、**全身性疾患でかゆみが出現**する場合もあり、問診の際に留意します。例えば、**肝疾患**（血中のビリルビン値が上昇して皮膚の末梢神経を刺激し、かゆみを起こす）や**腎不全**（肥満細胞の増殖や血中ヒスタミンの増加、皮膚にカルシウムが沈着することでかゆみを誘発する）がかゆみの原因になります。

視診

- 視診では、皮膚の乾燥や亀裂、蕁麻疹・湿疹などの皮疹の有無、滲出液、発赤、膨隆、境界の明瞭性、範囲などを観察し（図2、図3）、皮疹があった場合は表3、図4のポイントについて明確にします。
- 疥癬や乾癬、白癬などによるかゆみもあるため、皮膚の落屑などに注意します。
- 観察した内容は人体図に書き留めたり、写真などに撮り残しておくと、回復・悪化の確認ができます。

■ 図2 皮膚の異常

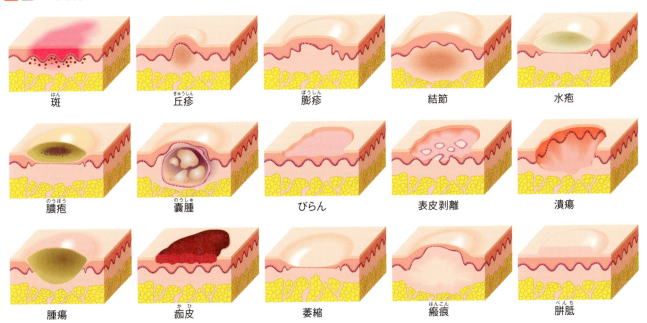

斑　丘疹　膨疹　結節　水疱
膿疱　嚢腫　びらん　表皮剥離　潰瘍
腫瘍　痂皮　萎縮　瘢痕　胼胝

田中秀子編著：ナースのためのスキンケア実践ガイド．照林社，東京，2008：4．より引用

図3 蕁麻疹の紅斑

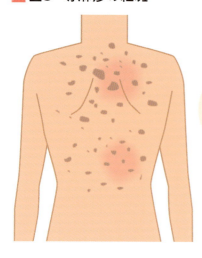
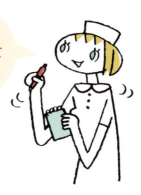

皮疹がある場合は、表3のポイントについて明確にします

表3 皮疹の観察ポイント

数	蕁麻疹・湿疹などの数
大きさ	必要に応じてノギスで計測する（図4）
形状	線状、円形、楕円形、地図状、環状、弓状、蝶形状
色調	鮮紅色、紅色、褐色、黒褐色など
発疹の表面の状態	なめらかか否か、乳頭状、湿潤の有無

図4 ノギスでの計測

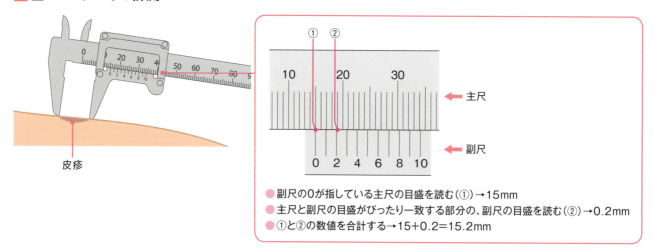

- 副尺の0が指している主尺の目盛を読む（①）→15mm
- 主尺と副尺の目盛がぴったり一致する部分の、副尺の目盛を読む（②）→0.2mm
- ①と②の数値を合計する→15+0.2＝15.2mm

触診

- 触診はかゆみを誘発する場合があるため、**最小限にします**。
- かゆみのある部分を触れた手で、健康な皮膚に触れてはいけません。
- 白癬や疥癬などの感染の危険性を含むかゆみもあるため、手袋（**ラテックス以外**）を使用して行います。

検査

- かゆみの原因を明らかにするための検査が最初に行われます。かゆみの原因物質の特定のために皮膚生検が、全身性疾患の影響を知るために血液検査が行われます。
- **パッチテスト**はアレルギー性の接触性皮膚炎の診断のために行われます。疑わしい物質を皮膚に塗布し、72時間後と1週間後の皮膚の状態から判定します。このテストでは、遅延型のアレルギー反応を確認することができます（**図5、表4**）。
- 即時型のアレルギー反応を確認する検査では、アレルギーの原因と疑われる物質の溶液を直接皮内に注射し、15〜30分後に皮膚を観察して判定します。
- アトピー性皮膚炎では、血液検査において血清IgE[*1]値の上昇やアレルゲン特異的IgEの上昇がみられます。また、左右対称の湿疹様変化もアトピー性皮膚炎に特異的です。
- 細菌検査は膿汁や皮膚からの滲出液、皮膚の落屑を顕微鏡で確認します。グラム染色（細菌を色素で染色し分類する方法）なども行われます。
- 真菌検査では、真菌を分離培養して顕微鏡で菌を確認します。
- ウイルスは、血液や尿などの検体を無菌的に採取・培養し、ウイルスによって変性した細胞を検出することで確認します。

図5 パッチテストの方法

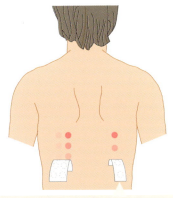

パッチテスト用のテープやフィンチャンバー®を用いると、疑わしい物質を一度に貼付できる

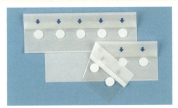

● パッチテスター「トリイ」
（鳥居薬品株式会社）

表4 日本およびICDRG[*2]のパッチテスト判定基準

判定基準	日本		ICDRG	
	−	反応なし	−	反応なし
	±	軽度の紅斑	+?	紅斑のみ
	+	紅斑	+	紅斑+浸潤、丘疹
	2+	紅斑+浮腫、丘疹	2+	紅斑+浸潤+丘疹+小水疱
	3+	紅斑+浮腫+丘疹+小水疱	3+	大水疱
	4+	大水疱	IR	刺激反応
			NT	施行せず

髙山かおる，横関博雄，松永佳世子 他：日本皮膚科学会ガイドライン 接触皮膚炎診察ガイドライン．日皮会誌 2009;119(9):1767．より引用

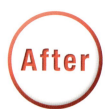 # After 診断後の基本ケアと主要な疾患(状態)別 治療・ケアのポイント

まず知っておきたい瘙痒感の治療・基本ケア

かゆみの治療

- かゆみの治療は薬物療法が主体です(表5)。
- かゆみが強いと不眠やイライラ、搔破による感染症などを引き起こします。かゆみが広がらないよう、瘙痒治療薬を毎日、清潔にした皮膚に塗布するよう患者さんへ指導します。
- 乾燥が原因のかゆみには、皮膚の乾燥を防止する保湿剤などの外用薬も有効です。
- 内服薬治療の場合は、傾眠や悪心、食欲不振などの副作用の有無を確認する必要があります。
- かゆみによる搔破を防ぐため、爪を短く切ったり、手袋をはめ包帯で固定するなどして皮膚の保護に努めます(図6、図7)。

■表5 おもな瘙痒治療薬

薬剤名(商品名)	適応	副作用
抗ヒスタミン薬 (レスタミン®)	●蕁麻疹 ●湿疹 ●小児ストロフルス ●皮膚瘙痒症 ●虫さされ	●過敏症(皮膚の発赤、腫脹、瘙痒感、湿潤など) →中止
抗アレルギー薬 (ザジテン®、アレグラ®など)	●湿疹 ●皮膚炎 ●蕁麻疹 ●皮膚瘙痒症	●けいれん・興奮→中止 ●肝機能障害、黄疸→中止
抗不安薬 (アタラックス®など)	●蕁麻疹 ●皮膚疾患に伴う瘙痒(湿疹、皮膚炎、皮膚瘙痒症)	●ショック、アナフィラキシー様症状(蕁麻疹、胸部不快感、喉頭浮腫、呼吸困難、顔面蒼白、血圧低下など) ●肝機能障害、黄疸
副腎皮質ステロイド (リンデロン®など)	●湿疹・皮膚炎群(急性湿疹、亜急性湿疹、慢性湿疹、接触皮膚炎、貨幣状湿疹、自家感作皮膚炎、脂漏性皮膚炎、アトピー性皮膚炎など)	●誘発感染症 ●感染症の増悪 ●続発性副腎皮質機能不全 ●糖尿病 ●消化性潰瘍 など

下舞紀美代:瘙痒感. 小田正枝編著, プチナースBOOKS 症状別 看護過程 アセスメント・看護計画がわかる, 照林社, 東京, 2014:291. より引用

■図6 指の爪の切り方

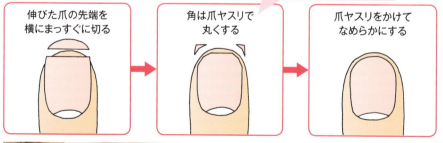

あまりに丸くすると巻き爪の原因となるため皮膚を傷つけない程度。ヤスリで軽く

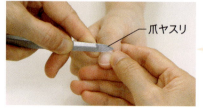

■図7 手袋の包帯固定方法

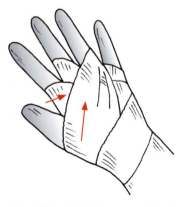

- 無意識に手袋を外してしまう場合は、手首から指間の方向へかけるように包帯を巻いて固定する

主要な疾患(状態)別　治療・ケアのポイント

末梢性かゆみと中枢性かゆみ

- 末梢性かゆみは、化学的刺激、物理的刺激、精神的刺激が末梢神経終末部(C線維の自由神経末端)を刺激して起こり、かゆみは刺激された部分だけに感じます(局所性のかゆみ)。(表6)。
- 末梢性かゆみは、**刺激の原因を取り除けば消失**します。
- 中枢性かゆみは、**原因となっている疾患のコントロール**が必要となります。

局所性瘙痒症と汎発性瘙痒症

- かゆみは、局所にかゆみが限局されているもの(局所性瘙痒症)と、全身の広い範囲でかゆみを感じるもの(汎発性瘙痒症)があります。
- 汎発性のかゆみは、局所的な刺激によるものよりも全身性疾患に伴うものが多いです。疥癬や白癬などでは全身の皮膚のかゆみ受容体が刺激を受けるため、全身性疾患がなくても全身でのかゆみが発生します。薬疹では全身にかゆみを生じます。
- 感染性の皮膚疾患では、最初は局所性のかゆみであっても全身へ広がる可能性があります。
- 治療薬が軟膏・クリームの場合は、**かゆみのある部分に薄く広げ、健康な皮膚には塗らないように指導**します。しかし、感染症の場合は塗り残しがあると効果が半減しますので、注意が必要です。

表6　末梢性かゆみと中枢性かゆみの原因

末梢性かゆみ	化学的刺激	ヒスタミン、タンパク質分解酵素、タンパク質分解産物、ポリペプチド、アセチルコリン、リボ核酸、カやノミの唾液、植物(イラクサ、ウルシ、ヤマハゼなど)
	物理的刺激	毛や化学繊維、とろろ芋・マンゴー・キウイの果汁などによる機械的刺激、電気刺激、温熱刺激、寒冷刺激
	精神的刺激	緊張、ヒステリー
中枢性かゆみ		腎不全(皮膚の乾燥やカルシウム沈着、尿素窒素の上昇によるかゆみ) 肝臓疾患(高ビリルビン血症に伴うかゆみ)

皮膚病変を伴うかゆみ(症候性瘙痒)

- 皮膚病変(湿疹、水疱、落屑、発赤など)や強いかゆみがあり掻いてしまうと、皮膚の掻破によって末梢神経終末部(C線維の自由神経末端)を刺激し、さらにかゆみが増すという悪循環に陥ります。また、掻破創から有害物質が侵入することで皮脂腺・汗腺や毛穴などの皮膚の機能が低下してしまい、外部からの刺激に過敏に反応し、かゆみがさらに増強されます。
- 水疱などは化膿し、膿疱を形成します。このかゆみは耐えがたいものですが、治療を開始しても効果が出るまで数日かかる場合があります。爪を立てて掻くのではなく、**軽く叩いたり、冷たいタオルで軽く押さえる**などで対応しましょう。
- 皮膚が乾燥すると皮膚表面に亀裂が生じるので、**保湿と油性のクリーム**などで**皮膚の保護**に努めます。

皮膚病変を伴わないかゆみ(皮膚瘙痒症)

- 皮膚病変を伴わないかゆみのおもな原因は、肛門瘙痒症、カンジダ症、シラミ、寄生虫などがあります。また、肝臓疾患や糖尿病、腎不全、血液疾患などの症状としてかゆみが出現している場合があります。皮膚がんや悪性腫瘍により皮膚のかゆみを感じることもあります。
- 皮膚病変がないため、診断では血液検査や、かゆみ部分の検鏡検査(原因菌の探察)を行います。
- 強烈なかゆみがある場合は、皮膚病変がなくても、皮膚の掻破によって部分的な炎症反応による発赤、掻破による皮下出血や皮膚の落屑、滲出液などの症状がみられることがあります。
- 原因となっている疾患の治療が進まないかぎり、かゆみは軽減しません。そのため、かゆみの原因となる疾患の診断により治療が確定します。

非感染性かゆみと感染性・寄生虫などによるかゆみ

- 感染性かゆみと診断がついたら、感染の拡大を最小限にするよう努めます。
- 疥癬は**衣類などを介して接触すると感染**します。そのため、皮膚だけでなく衣類・寝具の消毒を行います。
- シラミは成虫になると皮膚から吸血し、吸血部では強いかゆみが発生します。また、虫卵は毛に固着します。ケジラミ

症はケジラミがおもに陰毛へ寄生することによって生じ、かゆみを生じても皮疹を認めないことが多いです。アタマジラミ症はアタマジラミの頭髪への寄生により生じ、学童児に集団発生することがあります。成虫は頭髪の間をすばやく移動して吸血しますが、かゆみを伴わないこともあります。

薬剤によるかゆみ

●薬剤の内服や注射によってかゆみが起こります。皮疹を伴うことが多く、ひどい場合は水疱を形成します。また、発生するたびに皮膚の色素沈着が起こります。
●原因となっている薬剤の中止でかゆみが改善されます。

高齢者のかゆみ

●高齢者は、皮脂腺や汗腺の減少による皮膚表面の乾燥によって誘発されることが多いです。皮膚表面が乾燥し、亀裂や鱗屑が生じます。
●求心性C線維と自由神経終末は、表皮と真皮の接合部に存在しているため、外的刺激を受けやすく、かゆみが誘発されます。外的刺激には、着衣の接触や締め付け、外気温などがあります。皮疹がなく広範囲にかゆみが生じます。
●皮膚の乾燥による亀裂に加え、搔破することで皮膚の正常なバリア機能が脆弱になり、皮膚炎が起こりやすいです。しかし、原因が明確なので、入浴時の洗浄で皮脂を取り過ぎないように石けんの使用を控えたり、入浴後の保湿剤を塗布するなど悪化を防ぐことも可能です。
●外的刺激を受けやすいので、締め付けない衣服を選択したり、寒冷・温熱刺激から皮膚を保護することでかゆみを軽減することができます。

〈略語一覧〉
*1【IgE】immunoglobulin E：免疫グロブリンE
*2【ICDRG】International Contact Dermatitis Research Group：国際接触皮膚炎研究班

〈文献〉
1. 渡辺晋一, 佐藤寛子, 徳永恵子 他：系統看護学講座 専門分野Ⅱ 成人看護学［12］皮膚 第14版. 医学書院, 東京, 2016：43-46, 80-156, 174-175.
2. 宮地良樹編：臨床医必携 全身とかゆみ. 診断と治療社, 東京, 2011.
3. 宮地良樹, 生駒晃彦編：かゆみ最前線. メディカルレビュー社, 東京, 2006.
4. 塩原哲夫, 宮地良樹, 渡辺晋一 他編：今日の皮膚疾患治療指針 第4版. 医学書院, 東京, 2012.

症状⑱

体がだるい

全身倦怠感

松下智美

- 全身倦怠感とは、身体的・精神的な消耗や活力が低下している状態で、主観的な症状である。
- 病的な全身倦怠感は休息をとっても回復しない点が、疲労感との違いである。
- 重篤な疾患が隠れている場合もあるため、原因を鑑別する診断が必要である。

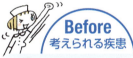

Before 考えられる疾患
- 神経・筋疾患
- 肝不全
- 腎不全
- 甲状腺機能低下・亢進症
- 酸素運搬能低下、循環不全
- 感染症
- がん悪液質
- 栄養失調
- 抗がん薬・放射線療法
- ストレス、加齢

On 観察ポイント
- 問診：発症時期、程度、日内変動、随伴症状、年齢、身長・体重、生活歴、既往歴、薬剤
- 視診：訴え、態度、行動、表情、姿勢、皮膚の乾燥・浮腫、紅斑、チアノーゼ、冷汗、眼瞼結膜色、呼吸パターン、発汗、眼球突出
- 触診：皮膚の乾燥・湿潤・浮腫、血圧・脈拍、腹部膨満、肝・脾・リンパ節・甲状腺の腫大

After 基本ケア
- 症状の緩和
- 栄養や水分の補給
- 休息、睡眠の確保
- 活動と休息のバランス調整
- 日常生活行動のサポート
- 気分転換
- 精神的サポート
- セルフケア指導

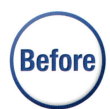

Before 症状が出現。観察・ケアの前に基本知識をチェック!

まず知っておきたい全身倦怠感(けんたいかん)の基本知識

● 「体がだるい」「体が重い」と表現される状態のことを**全身倦怠感**といいます。
● 全身倦怠感とは、**身体的・精神的な消耗**や**活力が低下**している状態で、**主観的な症状**です。
● 一方、疲労感とは、身体的・心理的な過労により起こるもので、生理的な反応であるといえます。
● 疲労感は休息により回復しますが、**病的な全身倦怠感は休息をとっても回復しません**。
● 全身倦怠感が起こるメカニズムは十分に解明されていませんが、内分泌ホルモンやサイトカインと疲労との関係が注目されています。

● 全身倦怠感は、メカニズムが不明であること、臓器特異性がないこと、主観的症状であり表現もさまざまであること、客観的指標が確立されていないことなどにより、**不定愁訴**(ふていしゅうそ)として扱われることも少なくありません。
● 全身倦怠感はさまざまな疾患の自覚症状として現れ、**重篤な疾患が隠れている場合もある**ため、器質的疾患や精神疾患などの原因を鑑別する診断が必要です(**図1**、**表1**)。

■ 図1 全身倦怠感のおもな原因

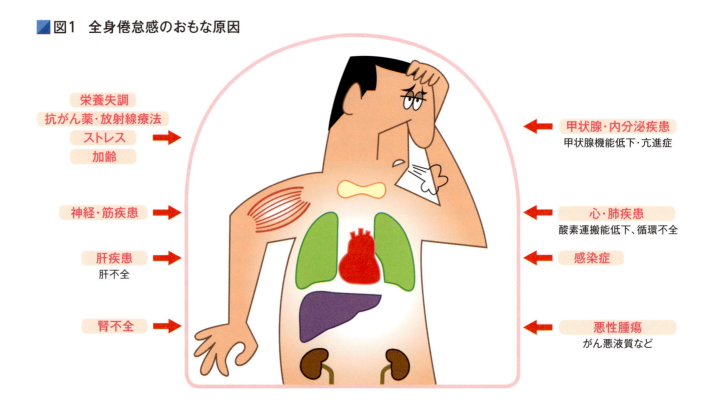

表1　倦怠感のおもな原因と分類

原因		なぜ倦怠感が起こるのか
病態因子	栄養・代謝疾患 栄養失調など	● 絶食や飢餓で栄養の絶対量が不足すると、エネルギー源が枯渇し、倦怠感が出現する ● 食事をしても栄養の消化吸収不全があれば体内のエネルギーが枯渇し、倦怠感が出現する
	貧血	● 赤血球、ヘモグロビンの減少により、血液の酸素運搬能低下によって倦怠感が出現する
	内分泌疾患 甲状腺疾患	● 甲状腺機能低下症では、甲状腺ホルモンの分泌低下により代謝低下が起こり、活動性の低下や倦怠感が出現する ● 甲状腺機能亢進症では甲状腺ホルモンの分泌亢進により代謝が亢進し、慢性疲労として倦怠感が出現する
	水・電解質のバランスを崩す疾患 腎不全	● 代謝産物を排出することができず体内に蓄積するために倦怠感が出現する
	心・肺疾患	● 血液の酸素運搬能低下や組織・呼吸水準の低下が原因で、循環不全が長期に存在するとき、全身倦怠感が主症状となる
	肝疾患	● 肝不全のおもな初発症状に全身倦怠感がある
	悪性腫瘍	● 多くはがん悪液質と呼ばれる全身状態に伴う症状。がんの増殖による栄養摂取不能、がんそのものが産生するホルモンなどの影響、がんの増殖による栄養の奪取、がんの進行による組織破壊などにより倦怠感が出現することがある
	感染症	● 慢性的な感染症では、免疫的な機序から倦怠感を引き起こす物質が放出されることによって出現する
	神経・筋疾患	● 中枢から伝達される命令が筋肉に達しにくいか、または筋肉がそれに反応しないことによって、筋肉の脱力感として自覚することがある
治療因子	抗がん薬・放射線療法	● 活動耐性低下により倦怠感が出現する
状況因子	精神・心理的因子	● ストレスや不安が強度になると、精神活動を低下させ、意欲の減退とともに全身倦怠感を訴える。しかし、その機序は解明されていない
	加齢、疲労、睡眠不足	● 代謝産物が細胞から血液中に送り出されず、細胞内に蓄積すると倦怠感が出現すると考えられている
その他	慢性疲労症候群 （CFS[*1]）	● 6か月以上続く著しい慢性疲労のために、社会生活が営めない状態となる。原因不明の症候群で、他に発熱、咽頭痛、リンパ節腫脹、筋肉痛、頭痛、関節痛などの症状を示す

井上智子：症状からみた看護過程の展開 病態生理とケアのポイント．医学書院，東京，2007：68．より引用

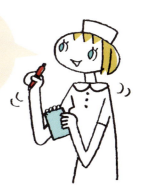

全身倦怠感はさまざまな疾患でみられるため、鑑別が必要です

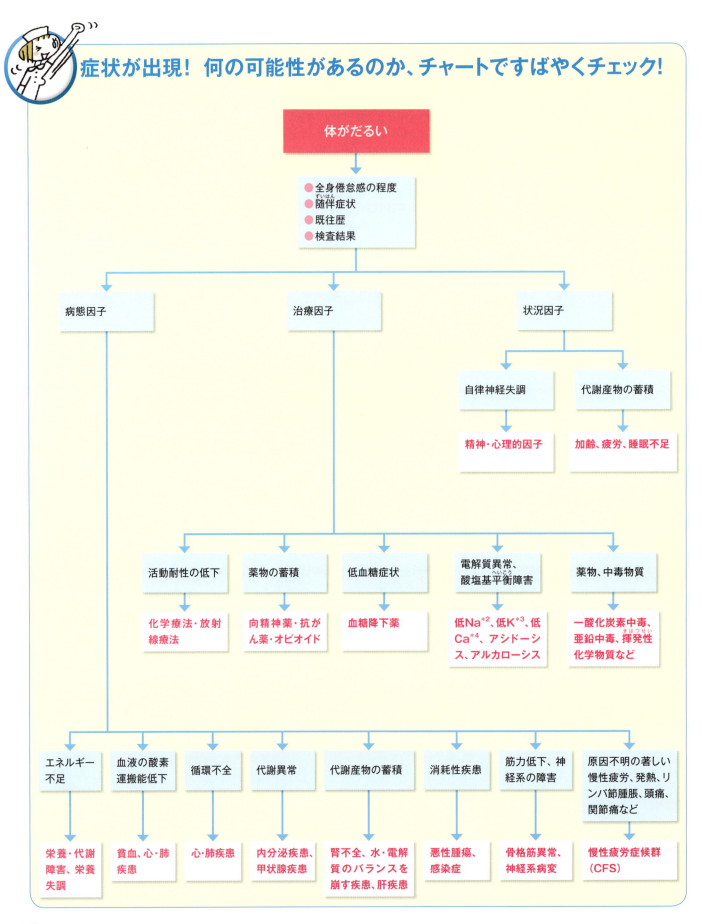

On まず何を見る？ 問診・検査・観察のポイント

問診

● 表2の事項について患者さんに確認します。

■ 表2　問診事項

全身倦怠感に関すること	発症時期、発症のしかた（緩徐・急激）、部位（全身性・局所性）、程度、日内変動、増強・軽減因子、苦痛の程度、日常生活への影響
随伴症状	発熱、血圧低下、脈拍増加、動悸、息切れ、食欲不振、悪心・嘔吐、下痢、眩暈、立ちくらみ、口渇、不眠、不安、神経症状、気力の減退、頭痛、関節痛、筋肉痛、筋力低下、皮膚の乾燥、皮膚蒼白、るい痩、発汗、浮腫
年齢	小児、成人、高齢者
身長・体重	短期間での急激な体重減少がないか、体重減少率（％）※
生活歴	家庭環境、職場環境、精神的な緊張、ストレス、社会的役割、活動・運動量、食事・水分摂取状況、嗜好品、排泄状況、睡眠状況
既往歴	心・肺疾患、消化器疾患、肝疾患、腎不全、副腎機能障害、甲状腺疾患、糖尿病、神経・筋疾患、悪性腫瘍、感染症、精神疾患などの有無
薬剤	抗がん薬、オピオイド、向精神薬、血糖降下薬の使用の有無
その他	手術歴、化学療法・放射線療法歴、アルコール依存、中毒物質との接触

※体重減少率（％）＝（平時の体重－現在の体重）÷平時の体重×100

視診

● 患者さんの訴え、態度、行動、表情、姿勢などを観察します。
● 皮膚の乾燥や浮腫、紅斑などがないかを観察します。
● 皮膚蒼白、チアノーゼ、冷汗、眼瞼結膜色などの末梢循環状態を観察します（図2）。
● 呼吸パターンの変調がないか、異常な発汗がないかを観察します。
● 眼球突出の有無を確認します。

■ 図2　眼瞼結膜の観察

通常の眼瞼結膜　　貧血の眼瞼結膜

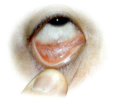
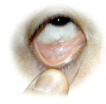

● 貧血の眼瞼結膜は通常より赤みが薄くなっている

触診

- 皮膚の乾燥や湿潤、浮腫がないかを確認します。
- 血圧および脈拍を測定し、脈圧の低下やリズム異常がないかを確認します。
- 腹部膨満や肝腫大、脾腫大の有無を確認します。
- リンパ節腫脹や甲状腺腫大がないかを確認します（図3）。

図3　甲状腺の触診

前方から
❶ 対象者に正面を向いて軽く頸部を伸展してもらい、甲状腺の位置を確認する
❷ 水か唾液を飲み込んでもらい、甲状腺とその周囲の上下の動きを確認する

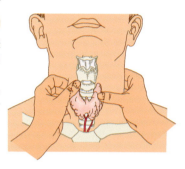

背部から
❶ 対象者に頭を右側前方に少し傾けてもらい、左手指で甲状腺を軽く右に押す
❷ 水か唾液を飲み込んでもらい、その間に右手指で甲状腺の右葉を触診する
❸ 左葉も同様に触診する

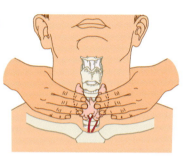

検査

第一次スクリーニング
- 体重測定を行います。
- 末梢血液検査により、栄養状態、貧血、水・電解質バランス、肝機能、腎機能、炎症反応、血糖値など全身の状態を確認します。
- 検尿、便潜血検査により排泄異常や消化管出血の有無などを確認します。
- 胸部X線検査や心電図により、心・肺疾患などの所見がないか確認します。

第二次スクリーニング
- 第一次スクリーニングで確認された所見から疑わしい疾患を確定・除外するために、それぞれに必要な検査（CT[*5]、MRI[*6]、エコー、生検、内視鏡検査、透視検査、造影検査など）を行います（表3）。

表3　確定診断のための検査

疾患	検査
消化管疾患	上・下部消化管内視鏡、透視検査、腹部エコー、腹部CT、MRI
腎疾患	各種腎機能検査、尿路造影、腹部CT、MRI、腎生検
循環器疾患	負荷心電図、心エコー、心血管造影、胸部CT
呼吸器疾患	肺機能検査、胸部CT、気管支鏡、喀痰培養、血液ガス分析
血液疾患	血液像、髄液検査
内分泌・代謝疾患	各種ホルモン検査、糖負荷試験、甲状腺エコー
感染症	ウイルス抗原、抗体価、結核菌インターフェロンγ遊離試験、菌培養検査

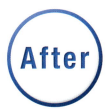

After 診断後の基本ケアと主要な疾患(状態)別 治療・ケアのポイント

まず知っておきたい全身倦怠感の基本ケア

症状の緩和

- 全身倦怠感および随伴症状を軽減するための対症療法(体位の調整、マッサージ、温罨法、冷罨法、制吐薬、鎮痛薬など)を行います(図4)。
- 生命維持にかかわる随伴症状がある場合(呼吸困難、電解質異常、低酸素血症、低血糖など)は優先的に治療を行います。
- 全身倦怠感の原因や症状との関連が明らかである場合は、その治療を優先的に行ったり、薬剤の変更を検討します。

栄養や水分の補給

- エネルギーを確保するために、**栄養バランスのとれた食事**や**十分な水分が摂取**できるように援助します。
- 食欲増進や食事摂取量を増加させるために、献立に患者さんの食べたいもの、好みのものを取り入れ、食事形態・盛り付けを工夫します。また、摂取量が少ない場合には、食事回数を増やす、栄養補助食品や点滴を取り入れるなど、医師や栄養士と連携して援助します。
- 水分の摂取方法を工夫し、飲水しやすい環境調整、時間設定、水分の種類選定を行います。電解質を補給する場合は、その目的に応じて飲料水、果物、野菜、調味料(塩・しょうゆなど)や梅干しなどの食品から取り入れます。
- 脱水がある場合には原因疾患の治療管理を行い、不必要な不感蒸泄を防ぐために環境(室温、湿度、寝具、寝衣など)を整えます。

図4 タオルを使った背部温罨法

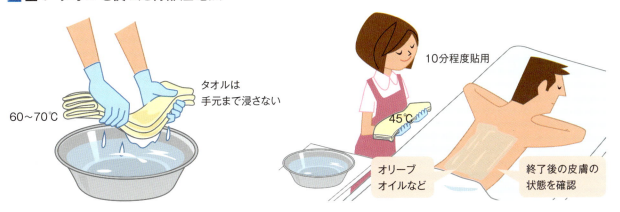

1. 患者の準備	❶ 着衣が濡れないよう、バスタオルで覆う ❷ 皮膚表面を保護するため、オリーブオイルを塗る
2. 温タオルの準備	❸ 60～70℃のお湯を準備する ❹ タオルを扇子折りにして両端を持ち、2つに折るようにしながらお湯に浸す ❺ タオルをねじって絞り、広げて軽く振って、あら熱をとる
3. タオルを患者にあてる	❻ 看護師の前腕内側にタオルをあてて温度を確認する(適温45℃) ❼ 患者に声をかけてからタオルをあて、熱さの加減を患者に確認する ❽ タオルの上からビニールで覆い、さらにバスタオルを掛けて保温する ❾ 約10分をめやすにしてタオルを取り除き、皮膚の状態を確認する

休息、睡眠の確保
- 外界の刺激を軽減するために、光や音などの**室内環境を整え、快適な寝具を選択**します。
- 十分な酸素の供給のために休息がとれるように援助します。
- 不眠時には、不眠の原因となっている苦痛症状の緩和に努め、入眠を促すためにリラクセーションのためのケアや睡眠薬の投与を行い、質・量ともに十分な睡眠がとれるよう援助します。

活動と休息のバランス調整
- **エネルギーの消耗を最小限にする**ために、優先度の高いことから1日のスケジュールを立て、負担が1日に集中しないように分散させながら**週間スケジュールを計画**します。
- **活動の前には休息をとり**、疲労感が現れる前に活動を終了します。
- できるだけ負担の少ない方法を選択できるように援助します。
- 酸素消費量を少なくするために活動時は呼吸や動作をゆっくり行うように説明し、安楽な体位がとれるように援助します。

日常生活行動のサポート
- 入浴や全身清拭、洗髪などの清潔ケアはエネルギーの消耗が大きいため、**活動耐性や患者さんの希望に合わせて選択**します。
- 清潔ケアは身体を清潔に保つだけでなく、血液循環を促進することで新陳代謝を高めたり、筋肉の持続的な緊張を取り除くために有効です。また、爽快感などの快刺激を得ることができ、全身倦怠感の軽減につながります。

- 排泄がスムーズに行えないとQOL[*7]の低下につながります。エネルギーの消耗を最小限にしながら患者さんの希望する排泄方法がとれるように環境を整えます。

気分転換
- 趣味などの活動、家族や友人との面会、音楽鑑賞、アロマセラピーなどの機会を設け、患者さんにとって喜びを感じるもの、日々の楽しみを感じることができるもの、リラックスできるものを取り入れながら気分転換を図ります。
- 軽いストレッチや散歩など、無理のない範囲で体を動かすことや、自動的・他動的関節可動域訓練を行うことで気分転換や全身倦怠感の軽減を図ります。

精神的サポート
- 傾聴、受容、共感の姿勢でかかわり、感情の表出を促し**ストレスの軽減**を図ります。
- 必要時には、カウンセリングを受けられるようコーディネートをするなど、心療内科・精神科の医師と連携しながらサポートを行います。

セルフケア指導
- エネルギーの消耗を最小限にするための具体的方法や、効果的な休息のとり方について指導します。
- 全身倦怠感のパターンを把握してもらい、全身倦怠感を増強させない範囲でスケジュールを組み立てられるように指導します。
- 気分転換やリラックスのために効果的な方法について指導します。

主要な疾患（状態）別　治療・ケアのポイント

悪性腫瘍
- 悪性腫瘍による全身倦怠感はさまざまな要因により出現しますが、多くは**がん悪液質**が関連していると考えられています。
- 身体的要因以外にも、抑うつや不安が関連した精神的・社会的要因によっても全身倦怠感が生じるため、精神的なケアも含めた**全人的ケアが重要**となります。
- 化学療法・放射線療法を受けている場合は、治療による体力低下、免疫力低下による感染、放射線宿酔などが要因となっていることが考えられます。
- 終末期がん患者さんの全身倦怠感には、**副腎皮質ステロイド薬、メチルフェニデート塩酸塩、プロゲステロン製剤**などを使用します。

甲状腺疾患

甲状腺機能亢進症（バセドウ病）
- 甲状腺機能亢進症（バセドウ病）では甲状腺ホルモンが過剰に分泌され、代謝の促進により酸素消費量や心拍出量を増

加させ、全身倦怠感が出現します。熱産生が促進されるため、暑がったり水分や栄養が不足しやすい状態となります。
●バセドウ病患者さんの食事においては、**十分なエネルギー、タンパク質、ビタミン**を摂り、肝臓への負担を減らすために**アルコールを控える**必要があります。また、発汗や下痢により電解質バランスが崩れる場合があるため、**スポーツドリンクなどで補給**します。放射性ヨード（^{131}I）内服療法を行っている場合は、**ヨードを多く含む食品を避ける**必要があります。
●バセドウ病では神経の興奮性も高まるため、怒りっぽくなるなど情動面の変化もみられます。**涼しく、静かでリラックスできる環境を整え、心身の安静**を図ります。

甲状腺機能低下症（橋本病など）

●甲状腺機能低下症（橋本病など）では、甲状腺ホルモン欠乏により新陳代謝が低下することで全身倦怠感が出現します。
●甲状腺機能低下症では代謝が低下し寒がることが多いため、**暖かく静かに休息できる環境**を整えます。

貧血

●貧血の原因には、①赤血球の産生障害、②赤血球の破壊亢進、③赤血球の喪失が挙げられます（**表4**）。
●貧血により全身への酸素の運搬が障害され、組織への酸素供給量が減少することにより、さまざまな症状が起こります（**表5、図5**）。
●貧血の原因疾患の治療に加えて**食事療法、安静療法、薬物療法、輸血療法、酸素療法、脾臓摘出術**などが行われます。

心不全

●心不全とは、心機能低下に起因する循環不全のことで、すべての心疾患の終末像として現れます。
●心不全では、心拍出量が低下することにより全身への酸素供給ができないために全身倦怠感が起こります。
●心不全の重症度を判定する指標として、ニューヨーク心臓協会によるNYHA[*9]心機能分類（p.164「体がむくむ」**表4**参照）が用いられます。
●心不全の治療では、肺うっ血を取り除き心拍出量を保つために、**安静、酸素投与、水・塩分摂取制限、利尿薬・ジギタリス製剤・血管拡張薬・アンジオテンシン変換酵素阻害薬（ACE阻害薬**[*10]**）・アンジオテンシンⅡ受容体拮抗薬（ARB**[*11]**）・β遮断薬の投与**などが行われます。

急性肝炎（ウイルス性肝炎）

●肝炎ウイルスによるもので、A型・B型・C型・D型・E型があります。A型・E型以外のウイルス性肝炎は慢性化することがあります。
●初発症状として全身倦怠感、食欲不振、感冒様症状、食後の悪心などが多くみられますが、発熱・上腹部不快感・黄疸、全身瘙痒感・右季肋部痛などが生じる場合もあります。
●急性肝炎の治療では、**安静、栄養摂取、肝庇護薬**の投与が重要となります。場合によっては抗ウイルス薬の投与が行われます。

慢性疲労症候群

●**慢性疲労症候群**（CFS）とは、1988年にアメリカ疾病対策センターが提唱したもので、原因不明の強い全身倦怠感、微熱、筋力低下、頭痛、脱力感、抑うつなどが**慢性的（6か月以上）**に続いており、思考力や集中力などの低下により、日常生活や社会生活に支障が出る病態を1つの症候群としてと

表4　貧血の原因

原因（大項目）		原因（小項目）	おもな疾患
赤血球の産生障害	赤血球の産生力の低下	造血幹細胞の異常	再生不良性貧血
	赤血球産生のための材料や因子の不足	鉄分の不足によるヘモグロビン合成障害	鉄欠乏性貧血
		ビタミンB$_{12}$や葉酸の不足によるDNA[*8]合成障害	巨赤芽球性貧血
		エリスロポエチン産生障害	腎性貧血
赤血球の破壊亢進（溶血）		先天性	遺伝性球状赤血球症
		後天性	自己免疫性溶血性貧血
赤血球の喪失		出血	出血に伴う貧血

梶原江美：貧血．小田正枝編著，プチナースBOOKS 症状別 看護過程 アセスメント・看護計画がわかる．照林社，東京，2014：314．より引用

表5 貧血のおもな症状とメカニズム

臓器	症状	なぜ起こるのか（メカニズム）、どんなときに起こるのか
全身	● 微熱	● 組織の酸素需要の亢進や溶血発作などのために起こる
皮膚・粘膜系	● 皮膚や粘膜の蒼白 ● 匙状爪（さじじょうつめ） ● 白髪・脱毛 ● 舌炎・口角炎	● 血液のヘモグロビン濃度の低下のために起こる ● 鉄欠乏性貧血が長期間続くとみられる ● ビタミンB_{12}・葉酸欠乏により起こる ● ビタミンB_{12}・葉酸欠乏や鉄欠乏により起こる
呼吸器・循環器系	● 息切れ、動悸、頻脈、機能性心雑音	● 血液のヘモグロビン濃度の低下による組織への酸素供給不足、また、その代償機能としての心拍出増加のために起こる
消化器系	● 食欲低下、悪心・嘔吐 ● 黄疸（軽度）	● 酸素供給不足による胃酸分泌の低下などで起こる ● 溶血性貧血では、間接ビリルビンの上昇のために起こる
脳神経系	● 全身倦怠感、易疲労感、頭痛、肩こり、耳鳴、眩暈	● 血液のヘモグロビン濃度の低下による組織への酸素供給不足のために起こる
筋肉系	● 筋脱力感、こむら返り	● 血液のヘモグロビン濃度の低下による組織への酸素供給不足のために起こる

梶原江美：貧血. 小田正枝編著, プチナースBOOKS 症状別 看護過程 アセスメント・看護計画がわかる. 照林社, 東京, 2014：315. より引用

図5 貧血による症状と看護

● ヘモグロビンの低下によって、酸素の運搬能が低下し、それに伴う症状が出現する
● 自覚症状だけでは貧血だとわからないこともあるので、意識して観察することが重要である
● 初期には貧血とはわからずに活動して物にぶつかったり、転倒したりといった二次的な障害を受ける可能性があるため、注意が必要である

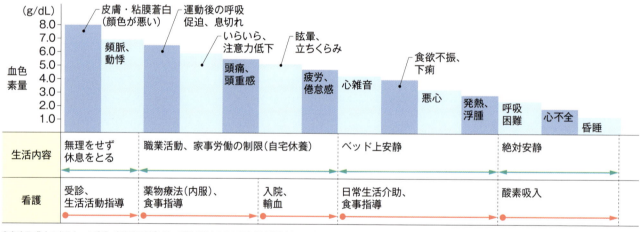

奥宮暁子：貧血のある人への看護. 奥宮暁子編, [シリーズ]生活をささえる看護 生活調整を必要とする人の看護II. 中央法規出版, 東京, 1996：194. より転載

らえる概念です。
● わが国では、厚生労働省の研究班がその疲労・倦怠の程度を明確にするためにPS[*12]が定められています（表6）。
● 治療は、抗うつ薬や漢方薬による薬物療法や、カウンセリングなどが行われます。

糖尿病

● 糖尿病は、日本糖尿病学会において「インスリンの作用不足に基づく慢性の高血糖を主徴とする代謝疾患群」と定義されています。
● インスリンの作用不足によりグルコース（ブドウ糖）をエネルギーに転換することができなくなると、エネルギー不足

によって全身倦怠感や疲労感を生じます。
- インスリンの作用不足によりグルコースを利用できず高血糖になると、浸透圧利尿により多飲・多尿が引き起こされます。脱水傾向（糖尿病ケトアシドーシス、高浸透圧高血糖症候群も含む）になることによって、水・電解質がアンバランスとなり、全身倦怠感や疲労感を生じます。
- 全身倦怠感・疲労感は糖尿病の症状であると気づかれにくく、仕事による疲れや加齢による体力の低下のためと認識されていることも少なくありません。
- 高血糖を改善するための治療としては、食事療法・運動療法・薬物療法が基本となります。
- 血糖降下薬の内服やインスリン療法を行っている場合には、低血糖から中枢神経の糖欠乏が起こることによって、だるさや脱力感を感じることがあります。
- 低血糖症状が出現した場合は、吸収の速い糖質（ジュース・砂糖・キャンディなど）を10～20gすみやかに補給します。α-グルコシダーゼ阻害薬を服用している場合には、グルコース（ブドウ糖）で補給する必要があります。経口摂取が不可能な場合や緊急の対応が必要な場合には、グルカゴンの皮下注射や静脈内注射、50％グルコースの静脈内注射を行います。

表6 PS（performance status）による疲労・倦怠の程度

- **0**：全身倦怠感がなく平常の生活ができ、制限を受けることなく行動できる
- **1**：通常の社会生活ができ、労働も可能であるが、全身倦怠感を感ずるときがしばしばある
- **2**：通常の社会生活ができ、労働も可能であるが、全身倦怠感のため、しばしば休息が必要である
- **3**：全身倦怠感のため、月に数日は社会生活や労働ができず、自宅にて休息が必要である
- **4**：全身倦怠感のため、週に数日は社会生活や労働ができず、自宅にて休息が必要である
- **5**：通常の社会生活や労働は困難である。軽作業は可能であるが、週のうち数日は自宅にて休息が必要である
- **6**：調子のよい日は軽作業は可能であるが、週のうち50％以上は自宅にて休息している
- **7**：身の回りのことはでき、介助も不要ではあるが、通常の社会生活や軽作業は不可能である
- **8**：身の回りのある程度のことはできるが、しばしば介助が要り、日中の50％以上は就床している
- **9**：身の回りのことはできず、常に介助が要り、終日就床を必要としている

慢性疲労症候群（CFS）診断基準（平成25年3月一部改訂）より引用

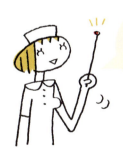

慢性疲労症候群と診断されるためには、PS 3以上の疲労程度であることが求められます

〈略語一覧〉
- *1【CFS】chronic fatigue syndrome：慢性疲労症候群
- *2【Na】sodium：ナトリウム
- *3【K】potassium：カリウム
- *4【Ca】calcium：カルシウム
- *5【CT】computed tomography：コンピューター断層撮影
- *6【MRI】magnetic resonance imaging：磁気共鳴画像診断
- *7【QOL】quality of life：生活の質（生命の質）
- *8【DNA】deoxyribonucleic acid：デオキシリボ核酸
- *9【NYHA】New York Heart Association：ニューヨーク心臓協会
- *10【ACE阻害薬】angiotensin converting enzyme inhibitor：アンジオテンシン変換酵素阻害薬
- *11【ARB】angiotensinⅡreceptor blocker：アンジオテンシンⅡ受容体拮抗薬
- *12【PS】performance status：パフォーマンスステータス

〈文献〉
1. 井上智子：症状からみた看護過程の展開 病態生理とケアのポイント．医学書院，東京，2007．
2. 池松裕子，山内豊明：症状・徴候別アセスメントと看護ケア．医学芸術新社，東京，2008．
3. 関口恵子，北川さなえ：こころとからだの69症状・事例展開と関連図 根拠がわかる症状別看護過程 改訂第3版．南江堂，東京，2016．
4. 齋藤宣彦：症状からみる病態生理の基本．照林社，東京，2005．
5. 小田正枝編著：プチナースBOOKS 症状別 看護過程 アセスメント・看護計画がわかる．照林社，東京，2014．
6. 奥宮暁子編：[シリーズ]生活をささえる看護 生活調整を必要とする人の看護Ⅱ．中央法規出版，東京，1996．
7. 高木永子監修：看護過程に沿った対症看護 病態生理と看護のポイント 第4版．学研メディカル秀潤社，東京，2010．
8. 松田明子，永田博司，宮島伸宜 他：系統看護学講座 専門分野Ⅱ 成人看護学[5] 消化器 第14版．医学書院，東京，2015．
9. 黒江ゆり子，高澤和永，吉岡成人 他：系統看護学講座 専門分野Ⅱ 成人看護学[6] 内分泌・代謝 第14版．医学書院，東京，2015．
10. 田村恵子：がんの症状緩和ベストナーシング．学研メディカル秀潤社，東京，2010．
11. 門脇孝，真田弘美：すべてがわかる最新・糖尿病．照林社，東京，2011．
12. 西川武志編：ヴィジュアル糖尿病臨床のすべて 糖尿病合併症―鑑別ポイントとベスト管理法．中山書店，東京，2011．

資料　実習で出合う検査基準値一覧②

■生化学検査

	検査項目	基準値
電解質・金属	血清ナトリウム(Na)(serum sodium)	137〜145mEq/L
	血清カリウム(K)(serum potassium)	3.5〜5.0mEq/L
	血清クロール(Cl)(serum chloride)	98〜108mEq/L
	血清カルシウム(Ca)(serum calcium)	8.4〜10.4mg/dL
	血清鉄(Fe)(serum iron)	男性：80〜200μg/dL 女性：70〜180μg/dL
	血清マグネシウム(Mg)(serum magnesium)	1.7〜2.6mg/dL
糖質	血糖(BS：blood sugar、GLU：glucose)	70〜109mg/dL
	糖化ヘモグロビン(HbA1c：hemoglobin A1c)	4.3〜5.8(JDS値) 4.6〜6.2(NGSP値)
脂質	総コレステロール(TC：total cholesterol)	120〜219mg/dL
	HDL-コレステロール (HDL-C：high density lipoprotein-cholesterol)	40〜65mg/dL
	LDL-コレステロール (LDL-C：low density lipoprotein-cholesterol)	65〜139mg/dL
	トリグリセリド(中性脂肪、TG：triglyceride)	30〜149mg/dL
酵素	AST(GOT) (AST：aspartate aminotransferase、 　GOT：glutamic oxaloacetic transaminase)	10〜40IU/L
	ALT(GPT) (ALT：alanine aminotransferase、 　GPT：glutamic pyruvic transaminase)	5〜45IU/L
その他	血液ガス／酸塩基平衡 (blood gases/acid-base balance)	PO_2：80〜100Torr PCO_2：35〜45Torr pH：7.36〜7.44 HCO_3^-：22〜26mEq/L BE：−2〜＋2mEq/L SaO_2：93〜98%

■免疫血清検査・輸血

	検査項目	基準値
血漿タンパク	CRP(C反応性タンパク) (CRP：C-reactive protein)	0.30mg/dL未満

> 基準値は、測定法や試験の種類によって数値が異なるので、必ず各医療機関で使われている数値・単位を確認してください

症状⑲

眠れない

不眠

宮川 操

- 不眠とは、朝の覚醒時に睡眠の不足感のために、身体的・精神的・社会的生活に支障をきたすと本人が判断する睡眠不足の状態をいう。
- 患者の主観的な症状であり、改善するには生活リズムを整えることが大切である。

Before 考えられる疾患
- 適応障害性不眠症（急性不眠症）
- 二次性不眠
  - SAS：睡眠時無呼吸症候群
  - RLS：レストレスレッグス症候群
  - PLMD：周期性四肢運動障害
- 身体疾患・精神疾患に伴う不眠
- 薬物因性不眠
- 精神生理性不眠症
- 逆説性不眠症

On 観察ポイント
- 問診：睡眠状態、睡眠を妨げる原因、随伴症状、睡眠に対する知識と理解度
- 視診：顔色、クマ、結膜の充血、表情、疲労徴候
- バイタルサイン、体重、身体症状
- 睡眠日誌

After 基本ケア
- 生活リズムの調整
- 睡眠衛生教育（生体リズムの規則性の確保、良好な覚醒状態の確保、睡眠環境の整備、就寝前のリラックスと入眠準備）
- 薬物療法の管理

Before 症状が出現。観察・ケアの前に基本知識をチェック！

まず知っておきたい不眠の基本知識

- 不眠とは、朝の覚醒時に睡眠の不足感のために身体的・精神的・社会的生活に支障をきたすと本人が判断する睡眠の不足状態をいいます[1]。
- 睡眠は大脳や身体の休息であり、心身の疲労を回復する働きがあります。睡眠時間の不足や睡眠の質の悪化は、集中力や思考力の低下により生活に支障を生じたり、糖尿病や高血圧などの生活習慣病のリスクにもつながります。
- 人間が毎日規則正しい睡眠リズムを繰り返すのは、恒常性維持のしくみ（疲れたから眠る）と体内時計のしくみ（夜になると眠る）により眠気が起こるためですが、このしくみが崩れると不眠を引き起こす原因となります。
- 不眠の要因として「5つのP」が挙げられます（表1）。
- 最近の不眠の要因には、不安やストレス、体内時計の乱れ（睡眠覚醒リズムの乱れ）、間違った睡眠習慣がありますが、これらの要因は複合的に絡み合っていると考えられています（図1）[2]。
- 不眠症状の訴えにより、入眠障害、中途覚醒、早朝覚醒、熟眠障害に分けられます（表2）。

■表1 不眠の要因「5つのP」

身体的要因 Physical	● 特に慢性疾患による症状が夜間に出現して睡眠が妨げられる場合がある ● 咳嗽や呼吸困難、胸やけ、疼痛、瘙痒感、発熱、夜間頻尿などの身体症状、睡眠時無呼吸症候群、むずむず脚症候群、周期性四肢運動障害など
生理学的要因 Physiological	● 生活習慣や生体リズムの変化、加齢、不適切な睡眠衛生なども不眠の原因となる ● 不規則な就寝・起床時刻や就寝前の食事・運動・精神的刺激（テレビゲーム、パソコン、カフェイン摂取など）
心理学的要因 Psychological	● ライフイベント（結婚、死別、就職、試験など）などの心理的ストレス、不眠に対する不安・恐怖から慢性化した不眠となる
精神医学的要因 Psychiatric	● 神経症、うつ病、統合失調症、慢性アルコール依存症などの精神疾患では、しばしば不眠がみられる
薬理学的要因 Pharmacological	● 薬物のなかには副作用として不眠を引き起こすものがある。副腎皮質ステロイド薬、インターフェロン、気管支拡張薬、ドーパミン作動薬などが代表 ● カフェイン、ニコチン、アルコールなどの嗜好品も不眠の原因になる

■図1 不眠症の要因の関連

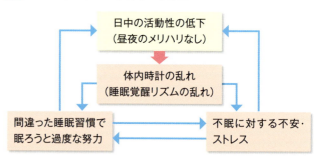

内村直尚：最近の不眠症と治療の考え方. Geriatric Medicine（老年医学）2013；11：1211. より引用

■表2 不眠の症状による分類（日本睡眠学会による不眠症の定義）

分類	症状
入眠障害	夜間なかなか入眠できず、寝つくのに普段より2時間以上かかる
中途覚醒	いったん寝ついても、夜中に目が覚めやすく、2回以上目が覚める
早朝覚醒	朝、普段よりも2時間以上早く目が覚めてしまう
熟眠障害	朝、起きたときにぐっすり眠った感じが得られない

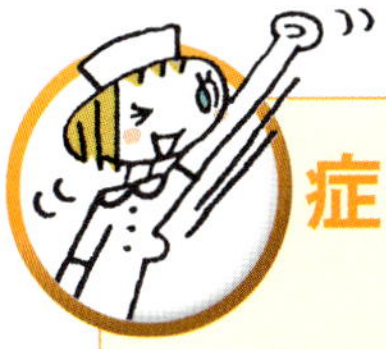

症状が出現！ 何の可能性があるのか、チャートですばやくチェック！

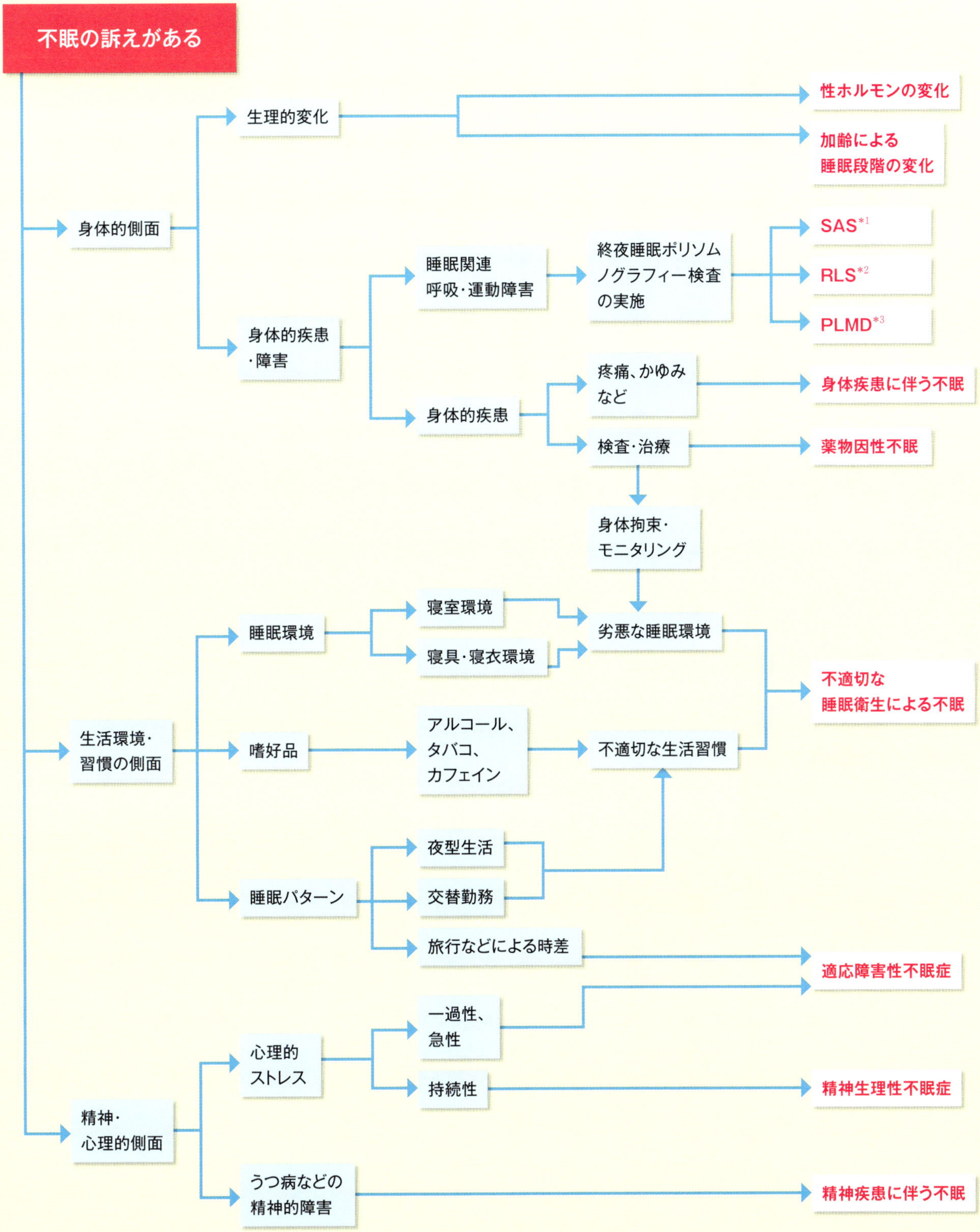

不眠の訴えがある

- 身体的側面
  - 生理的変化
    - → 性ホルモンの変化
    - → 加齢による睡眠段階の変化
  - 身体的疾患・障害
    - 睡眠関連呼吸・運動障害 → 終夜睡眠ポリソムノグラフィー検査の実施
      - → SAS[*1]
      - → RLS[*2]
      - → PLMD[*3]
    - 身体的疾患
      - 疼痛、かゆみなど → 身体疾患に伴う不眠
      - 検査・治療 → 薬物因性不眠
        - → 身体拘束・モニタリング → 劣悪な睡眠環境

- 生活環境・習慣の側面
  - 睡眠環境
    - 寝室環境 → 劣悪な睡眠環境
    - 寝具・寝衣環境 → 劣悪な睡眠環境
    - → 不適切な睡眠衛生による不眠
  - 嗜好品 → アルコール、タバコ、カフェイン → 不適切な生活習慣
  - 睡眠パターン
    - 夜型生活
    - 交替勤務
    - 旅行などによる時差 → 適応障害性不眠症

- 精神・心理的側面
  - 心理的ストレス
    - 一過性、急性
    - 持続性 → 精神生理性不眠症
  - うつ病などの精神的障害 → 精神疾患に伴う不眠

不眠

0n まず何を見る？ 問診・検査・観察のポイント

問診

- 不眠は**主観的**なもので個人差が大きいので、**見かけの睡眠時間や質だけでは判断できません**。患者さん個人の自覚や訴えを十分に聴き、対応していくことが大切です。
- **表3**の事項について患者さんに確認していきます。
- **問診票**を使用する場合もあります。問診票には、睡眠感調査法（OSA睡眠調査票[*4]、Post-Sleep Inventoryなど）、眠気の自覚的評価法（エップワース眠気尺度、自覚症状調べ など）、生活習慣調査法などがあります。

■ 表3 不眠の問診事項

睡眠状態	起床・就床時刻、眠ろうとして実際に入眠するまでの時間（睡眠潜時）、睡眠時間、熟眠感、夜間の覚醒回数、早朝覚醒の有無、昼寝の時間帯と長さ、患者にとっての理想的睡眠時間、睡眠薬の服用の有無と効果
睡眠を妨げる原因	寝室の環境、寝具や枕の種類、活動量と疲労度、咳や痛み・かゆみ・呼吸困難などの睡眠を妨げる身体症状、不安や心配事・悩みなど、環境の変化、生活リズム、飲酒や嗜好品
随伴症状	頭重感、全身倦怠感、全身の脱力感、日中の眠気、疲労感、集中力・注意力の低下、イライラ、食欲不振、活動性の低下
睡眠に対する知識と理解度	睡眠を障害するものに関する知識、睡眠を促す工夫、睡眠薬の使用に関する考え方

視診・バイタルサインなど

- 顔色、目のまわりのクマ、結膜の充血、表情（イライラ感、疲労感、ひきつった表情など）、あくびなどの**疲労徴候**を観察します。
- バイタルサイン測定、体重の測定を行い、**不眠により生じる身体的症状**を観察します（**表4**）。

■ 表4 不眠に随伴する症状

身体的影響	顔色不良（土気色）、悪心・嘔吐、めまい、頭重感、頭痛、日中の眠気、食欲不振、全身倦怠感、脱力感、疲労感、感覚機能の低下など
精神的影響	注意力・集中力・思考力・記憶力の低下、情緒不安定、消極性、表情のかたさ、不機嫌、イライラなど
社会的影響	仕事・学業などにおける効率の低下、人間関係の狭小化、活動性の低下、気力の低下など

睡眠日誌（図2）

●不眠は、仕事・食事・運動・生活スケジュールの影響を受けるため、睡眠日誌を**最低1週間連続して記録**します。睡眠日誌には、就床時間帯、眠っていたと思う時間帯、食事、排泄、薬物の使用時刻、目覚めの気分や1日を通しての体調などを日誌形式で記入します。

■ 図2 睡眠日誌の例

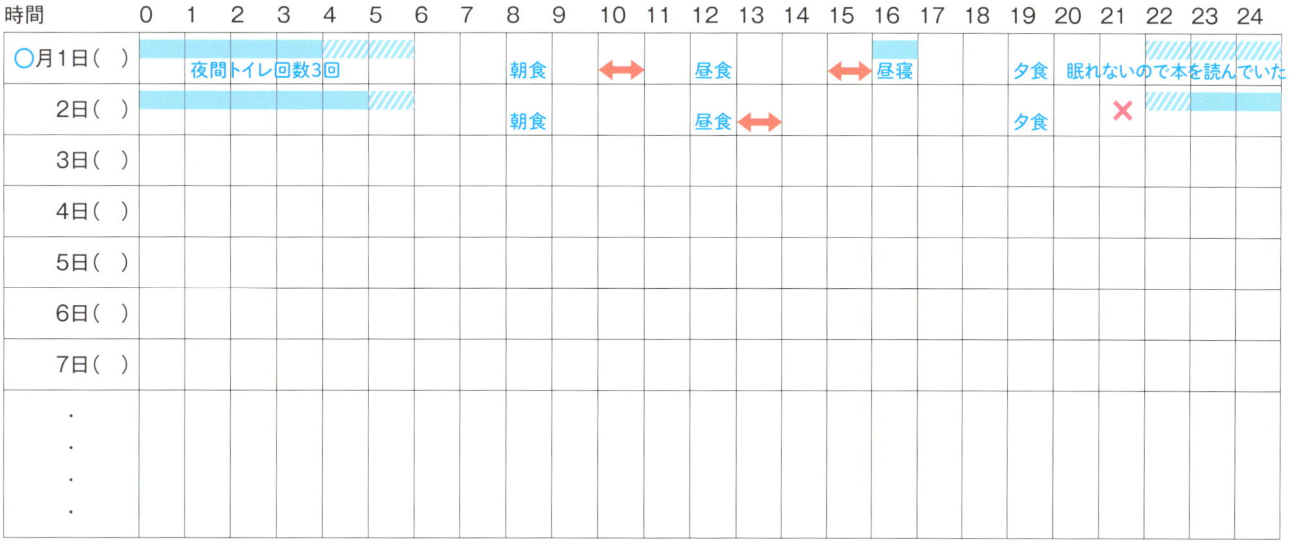

時間	0	1	2	3	4	5	6	7	8	9	10	11	12	13	14	15	16	17	18	19	20	21	22	23	24
○月1日（ ）		夜間トイレ回数3回							朝食		↔		昼食			↔	昼寝			夕食		眠れないので本を読んでいた			
2日（ ）									朝食				昼食	↔						夕食		×			
3日（ ）																									
4日（ ）																									
5日（ ）																									
6日（ ）																									
7日（ ）																									

【睡眠日誌のつけ方】1日1回、過去24時間の睡眠・眠気を思い出して記載してください

■ 眠っていた時間帯（塗りつぶし）　　▨ 床についたけれども目が覚めていた時間帯（斜線）
↔ 眠気の強かった時間帯（矢印）　　× 睡眠薬を服用した時刻（×印）
自由記載欄に、眠気について気づいたことなどを記載

検査

●**終夜睡眠ポリソムノグラフィー（PSG**[*5]**）**：睡眠中の生理機能（脳波、眼球運動、筋電図、心電図、呼吸など）を連続的に記録し、睡眠効率を判断します。
●**ピッツバーグ睡眠質問票日本語版（PSQI-J**[*6]**）**：過去1か月間という単位で、睡眠の量・質的評価を行います。
●**主観的睡眠尺度日本語版（SEQ**[*7]**）**：睡眠の質を評価することができます。自記式方式で主観的評価を行います。
●**アクチグラフ**：腕時計構造の超小型加速度センサーで、身体活動量を測定することができ、1日の活動と休息（睡眠）を判断できる簡易な方法です。
●**セントマリー病院睡眠質問票（SMH**[*8]**）**：入院患者さんの睡眠の質を記録するための質問票で、過去24時間の睡眠の質が評価できます。
●**不眠重症度質問票（ISI-J**[*9]**）**：不眠症の訴えを簡易に測定することができ、不眠症のタイプおよび重症度を判断できます。

After 診断後の基本ケアと主要な疾患(状態)別 治療・ケアのポイント

まず知っておきたい不眠の基本ケア

●不眠を改善するには**生活リズムを整える**ことが重要です。そのためには睡眠に対する正しい知識を身につけ、基本的な生活習慣を見直すことが必要ですが、有用な方法として**睡眠衛生教育**があります。

睡眠衛生教育[3,4]

生体リズムの規則性の確保
●規則正しい**食生活**を行います。
●毎日の**運動習慣**をもつようにします。
●適度な肉体的疲労感は睡眠によい効果がありますが、運動のタイミングと強度に注意します。運動の量は軽く汗をかく程度、タイミングは夜の運動が睡眠の質を上昇させるといわれています[5]。しかし、睡眠直前の運動は体温が低下しにくいなど覚醒傾向を強め、眠っても呼吸が多くなるなど睡眠効果を低下させるため、**就寝2時間前まで**に行います。
●睡眠スケジュールは規則的にします。
●**起床、活動、睡眠が毎日同じリズム**になるようにすることが大事です。
●睡眠は脳内に存在する体内時計によって、1日を単位とするリズム現象として管理されています。体内時計は約25時間の周期(サーカディアンリズム)で活動と休息のリズム信号を出しており、24時間周期で変化する外部環境と毎日約1時間のズレが生じています。このズレを修正できない状態が続くと、睡眠・覚醒時間が遅れてきます。
●体内時計のズレをリセットするには、同調因子を強化することが重要です。同調因子とは日常生活のなかで受けるさまざまな刺激であり、太陽光のような「光因子」と食事や運動、仕事、勉強などの「非光因子」があります。特に、朝食の摂取や朝に太陽光をしっかり浴びることは効果があります(図3)。

日中や就寝前の良好な覚醒状態の確保
●昼間は活動を行い、夜間は眠るという生活のリズムをつけます。
●日中はできるだけ人と接し、娯楽などの社会活動や運動を行うようにします。
●夕方以降の昼寝は夜の睡眠に悪影響を及ぼすため、昼寝をする場合は15時までの20〜30分程度にします。

良好な睡眠環境の整備(表5)
●患者さんに合った寝具を選びます。
●静かで暗く、適度な室温・湿度(冬季16〜20℃・60%、夏季25〜28℃・65%)の寝室環境を維持します。

■図3 サーカディアンリズムの1日パターン

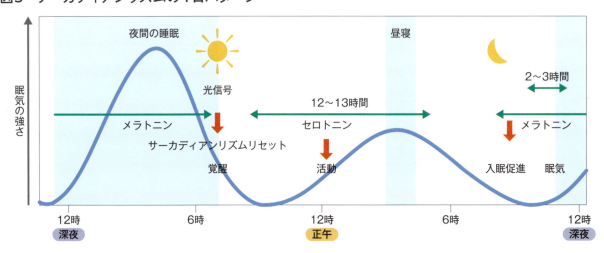

就寝前のリラックスと睡眠への脳の準備

- アルコール、カフェイン、タバコ、刺激的飲食物（**表6**）を避け、眠る前には自分なりのリラックス法を行います。
- 入浴と足浴は心身ともにリラックスさせる効果があります。入浴は**就寝1～2時間前にぬるめのお風呂に入る**と寝つきがよくなり眠りも深くなります。冬季は40℃前後、夏季は38℃前後の湯が適しています。
- 足浴や手浴は40～42℃のお湯で10分程度にします。
- 音楽やアロマの使用など個人に合った就寝儀式は入眠を促進します。
- 就寝間近の心身を興奮させるものには、寝酒や深夜のテレビ視聴、パソコンや携帯電話の操作があります。これらは大脳を活性化し入眠障害や中途覚醒の原因となるので、21時以降は控えるようにします。
- 眠れない場合には無理に眠ろうとせず、眠くなってから床に就くようにします。寝床にいる時間が長すぎると熟眠感が減少するため、30分以上眠れない場合は一度寝床から出ることを勧めます。

■表5　適切な睡眠環境

寝室の気温・湿度	●冬季：16～20℃、60% ●夏季：25～28℃、65% ●強すぎる冷房は頭痛や肩こりなどを引き起こすため、心地よいと感じられる程度に温度調節をする
音	●40dB（冷蔵庫のコンプレッサーの音程度）以下の静かな環境をつくる ●継続的な音より断続的な音のほうが大脳を刺激し、より不眠の原因となる ●安眠音楽やクラシック音楽などのやすらかな音、川のせせらぎのような単調な音は眠気を誘う ●入院中は医療者の話し声や足音、モニター音も不眠の原因となるため配慮する
光	●個人の好みに合わせて、不安を感じない程度の暗さに照度を調節する ●30ルクス（月明かりの明るさ）以下の赤色系の光が適している（蛍光灯の青い光はメラトニンの分泌抑制が強い） ●パソコンや携帯電話などの明るい液晶画面は大脳を活性化し、入眠障害の原因となる
寝具・寝衣	●保温と姿勢の保持ができる敷き布団のかたさ、圧迫感のない掛け布団を選択する ●枕は頸椎（けいつい）の前弯（ぜんわん）に合わせた高さ・かたさを工夫する ●寝衣は体を締めつけない、吸湿性のよい素材を選択する

■表6　睡眠を阻害する飲食物や嗜好品

アルコール	●寝つきはよくなるが、アルコールは摂取してから3時間程度で交感神経を刺激し体温や心拍数が上がり、夜中の覚醒や早朝覚醒をもたらす ●利尿作用により中途覚醒を増やす
カフェイン飲料	●コーヒー、玉露（ぎょくろ）、緑茶、紅茶、ウーロン茶、コーラ、栄養ドリンク、チョコレートなど ●カフェインの多量の摂取は、4～5時間は脳を覚醒させる ●利尿作用があるため、20時以降の摂取は避けるほうがよい
タバコ	●喫煙直後はリラックス作用があるが、その後覚醒作用が数時間持続する ●ニコチンは寝つきを悪くするため、喫煙は就寝1時間前までにする
脂肪や刺激物、糖分	●脂肪分は体内での分解に3～4時間かかるため、夜遅く食べると夜中まで胃腸が消化活動を続けるので、夜中の覚醒や睡眠の質が低下する ●強い香辛料などの刺激物や糖分は神経を高ぶらせ、入眠障害につながる

主要な疾患(状態)別　治療・ケアのポイント

■ 表7　睡眠薬の種類

	一般名	商品名	作用時間	用途
超短時間作用型	トリアゾラム	ハルシオン®	2～4時間	● おもに入眠障害 ● 血中濃度が最大値になるまでの時間が1時間程度、作用時間が2～4時間と短いため、持ち越し効果がほとんどない
	ゾピクロン	アモバン®	4時間	
	ゾルピデム酒石酸塩	マイスリー®	2時間	
短時間作用型	エチゾラム	デパス®	6時間	● 中途覚醒、入眠障害 ● 効果が現れるまでの時間が短く、作用時間が5～10時間のため持ち越し効果があまり生じない
	ブロチゾラム	レンドルミン®	7時間	
	リルマザホン塩酸塩水和物	リスミー®	10時間	
	ロルメタゼパム	エバミール®、ロラメット®	10時間	
中間作用型	ニメタゼパム	エリミン®	21時間	● 早朝覚醒 ● 作用時間が20時間程度と長いため、持ち越し効果が生じることも少なくない
	フルニトラゼパム	ロヒプノール®、サイレース®	24時間	
	エスタゾラム	ユーロジン®	24時間	
	ニトラゼパム	ベンザリン®、ネルボン®	28時間	
長時間作用型	フルラゼパム塩酸塩	ダルメート®	65時間	● 起床後もかなりの時間にわたって薬が作用する ● 抗不安薬として作用する
	ハロキサゾラム	ソメリン®	85時間	
	クアゼパム	ドラール®	36時間	

適応障害性不眠症(急性不眠症)

● 明確なストレス要因により生じ、要因がなくなると不眠も解消する短期間の不眠症です。
● 治療には、短時間作用型の鎮静薬または睡眠薬の短期使用があります(表7)。

身体疾患に伴う不眠

● 疾患によって生じる疼痛(とうつう)、かゆみ、咳嗽(がいそう)、呼吸困難、悪心・嘔吐、心悸亢進(しんきこうしん)、夜間頻尿など、**種々の身体症状により直接睡眠を妨げたり、それらによる精神的不安が原因で不眠をきたすものです**(表8)。
● 治療は、原疾患の治療や対症療法、原疾患を悪化させない範囲で睡眠薬を使用します。

精神疾患に伴う不眠

● 躁(そう)うつ病や統合失調症、神経症、アルコール依存症、認知症などの精神疾患では不眠が症状として現れます。
● 治療は、精神医学的治療を行います。

■ 表8　不眠をもたらす疾患

● 脳神経疾患　　　● 甲状腺疾患
● 糖尿病　　　　　● 睡眠時無呼吸症候群
● 慢性腎不全　　　● うつ病などの精神疾患
● 慢性閉塞性肺疾患　● むずむず脚症候群(レストレスレッグ
● 高血圧　　　　　　症候群)
● 心不全　　　　　● 夜間ミオクローヌス
● 副腎疾患　　　　● 瘙痒性皮膚疾患　　など

宮川操：不眠．小田正枝編著，プチナースBOOKS 症状別 看護過程 アセスメント・看護計画がわかる，照林社，東京，2014：252．より引用

薬物因性不眠

● **パーキンソン病治療薬、降圧薬、脂質異常症(高脂質血症)治療薬**は睡眠を障害します。内服薬との関連を確認することが必要です。
● アルコール、カフェイン、ニコチンは睡眠を浅くし分断させます。
● 治療は、原因薬剤の中止あるいは減量を行います。

睡眠時無呼吸症候群（SAS）

- 上気道の閉塞などが原因となって起こり、無呼吸による中途覚醒が増加するため、深睡眠が減少して浅睡眠が主体となります。
- 熟眠感が薄く、中途覚醒が多く、日中の眠気が強いなどの自覚症状がみられます。
- 家族からの問診で**イビキが大きいとき**はSASを疑い、終夜睡眠ポリソムノグラフィーを実施します。
- 治療では、閉塞性睡眠時無呼吸症候群の場合は持続陽圧呼吸療法が行われます。

レストレスレッグス症候群（RLS）

- 就床時や中途覚醒したときに、**下肢**（特に腓腹筋深部や足底部）**がムズムズする**、**虫が這うような感じ**がするなどの異常知覚を生じることで、じっとしていられない（動かさずにいられない感覚）という特徴があります。
- 治療では、睡眠衛生教育や簡単な行動療法（就寝前の短時間の歩行、四肢のマッサージなど）、薬物療法（鉄補充、原因となる薬剤の中止や減量）を行います。

周期性四肢運動障害（PLMD）

- 睡眠時ミオクローヌス症候群ともいい、睡眠中に**下肢に周期的な不随意運動**を生じることによる睡眠障害で、年齢とともに発症する確率が高まります。多くは、母趾の背屈伸展や足関節の屈曲があり、特に膝関節の屈曲を伴います。
- カフェイン、アルコール、タバコは悪化させる要因となります。
- 治療は、薬物療法（ドーパミン製剤、抗てんかん薬）を行います。

精神生理性不眠症

- 慢性の不眠症で、不眠以外に精神的もしくは内科・外科的、環境的な問題がない不眠症です。

表9　認知行動療法の種類

刺激統制法	● 寝床で眠れない時間を過ごさないようにするため、寝室を睡眠以外に使用しないようにする
睡眠制限法	● 睡眠効率が上がるように、あえて就寝時間を遅らせて、布団に入ったらすぐ眠るようにする
リラクセーション法	● リラックスした状態をつくるように、漸進的筋弛緩法（図4）や呼吸法などを行うようにする
睡眠衛生教育	● p.202を参照

- 眠れないことを気にしすぎて、**眠ることに対する過度の不安**や**緊張**、眠ることへの**こだわりが大きい**ため、脳を興奮させ、ますます眠れなくなるものです。
- 治療として、眠ろうとする焦りや緊張を和らげる**認知行動療法**を行います。
- 認知行動療法は、背景要因の明確でない不眠に対して、不眠の問題を認知・行動・情動・生理の4機能の相互作用ととらえ、この作用の悪循環を断つ方法です（**表9**、**図4**）。

逆説性不眠症

- 不眠となるような確かな要因はないにもかかわらず、深刻な不眠症の訴えが続くものです。睡眠の客観的指標よりも自己評価のほうが低いことが問題となります。**客観的には眠れているのに、眠れていないと思い込んでしまっている**ものです。
- 自分が眠ったことに対する認識そのものが阻害されていることが要因です。
- 治療では、不眠症ではないことを患者さん本人に理解してもらうことが大切です。認知行動療法[6]を行います。

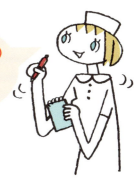

レストレスレッグス症候群（RLS）は、「むずむず脚症候群」ともいわれます

図4 漸進的筋弛緩法

- 片手で固く握り拳をつくって力を入れて保ち、手の筋肉の緊張を感じる(10秒間)
- 握り拳を緩め、緊張を逃がしてリラックスさせる(20秒間)
- 手以外も、腕→肩→顔面→胸部→背部→腹部→脚の順に筋緊張−筋弛緩を繰り返す

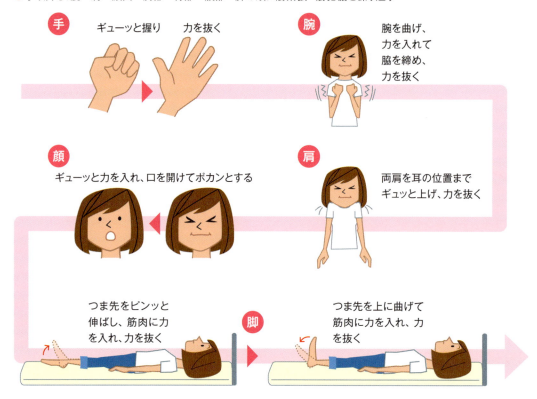

〈略語一覧〉
*1【SAS】sleep apnea syndrome：睡眠時無呼吸症候群
*2【RLS】restless legs syndrome：レストレスレッグス症候群
*3【PLMD】periodic limb movement disorder：周期性四肢運動障害
*4【OSA睡眠調査票】Oguri-Shirakawa-Azumi sleep inventory
*5【PSG】polysomnography：睡眠ポリソムノグラフィー
*6【PSQI-J】Pittsburgh sleep quality index Japanese version
*7【SEQ】sleep evaluation questionnaire
*8【SMH】St. Mary's hospital sleep questionnaire：セントマリー病院睡眠質問票
*9【ISI-J】Insomnia Severity Index Japanese version：不眠重症度質問票

〈文献〉
1. 高木永子監修：看護過程に沿った対症看護 病態生理と看護のポイント 第4版. 学研メディカル秀潤社, 東京, 2010.
2. 内村直尚：最近の不眠症と治療の考え方. Geriatric Medicine(老年医学) 2013;11:1211-1214.
3. 白川修一郎編著：おもしろ看護睡眠科学. メディカ出版, 大阪, 2000:89.
4. 厚生労働省健康局：健康づくりのための睡眠指針2014, 平成26年3月.
5. 山寺宣, 他：不眠症の診断・治療・連携ガイドライン. 睡眠医療2008;3:285-289.
6. 西田慎吾, 井上雄一：実地臨床でわかる不眠症の種類と診断のコツ. Life Style Medicine 2011;5(1):26-32.
7. 内村直尚：夜間頻尿と睡眠障害. 排尿障害プラクティス 2010;18(1):42.

症状⑳

意識がない

意識障害

下舞紀美代

- 意識障害とは、外界や内界からの刺激に対する反応が低下ないし消失した状態である。
- 周囲への注意を払い、外界や内界からの刺激を受け止め、判断や解釈をして適切な反応を起こす一連の機能が、部分的または全体的に障害される。

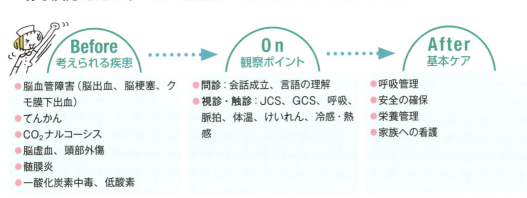

Before 考えられる疾患
- 脳血管障害（脳出血、脳梗塞、クモ膜下出血）
- てんかん
- CO_2ナルコーシス
- 脳虚血、頭部外傷
- 髄膜炎
- 一酸化炭素中毒、低酸素

On 観察ポイント
- 問診：会話成立、言語の理解
- 視診・触診：JCS、GCS、呼吸、脈拍、体温、けいれん、冷感・熱感

After 基本ケア
- 呼吸管理
- 安全の確保
- 栄養管理
- 家族への看護

Before 症状が出現。観察・ケアの前に基本知識をチェック!

まず知っておきたい意識障害の基本知識

- 意識障害は、脳の機能から、①覚醒の程度を示す意味合いと、②認識・認知などを示す意味合いの2つの要素があります。今回は、①覚醒の程度を中心に解説します。
- 意識障害は、外界や内界からの刺激に対する反応が低下ないし消失した状態です。
- 意識の調節機構は、大脳皮質全般や、上行性網様体賦活系および視床下部賦活系からなると考えられています（図1）。
- 網様体や視床下部の周辺の障害は、間脳、脳幹（中脳・橋・延髄）などの生命維持の中枢の機能の低下や破綻を意味します。
- 意識障害では、周囲への注意を払い、外界や自分の内界からの刺激を受け止め、判断や解釈をして適切な反応を起こす一連の機能が部分的、または全体的に障害されます。
- 意識障害レベルの判断は、客観性が必要で、基準となるスケールがあります（表1、表2）。
- 意識障害には、せん妄状態、もうろう状態、アメンチアがあります。

> ①せん妄：覚醒はしているが見当識障害があり、昼夜の逆転や錯覚、幻覚、意味不明の言動などがあり、精神的な興奮時には暴れたりすることもあります。
> ②もうろう状態：軽度の意識混濁があり、意識できる範囲が狭まっている状態です。
> ③アメンチア：意識混濁の程度は軽いが、思考がまとまらず、周囲の状況も理解できず、困惑した表情や態度を示す状態です。

- まったく無言で、眼球運動を除いて自発的な動きがいっさいみられず、昏睡と覚醒のサイクルが存在する状態を無動性無言といいます。四肢麻痺はないのに、刺激に対する反応はありません。脳幹や視床の網様体賦活系の局在性病変によって起こります。
- 全身が痙直状態で、まったく動かず、意識も消失したままの状態を失外套症候群といいます。広範な大脳皮質、または大脳白質の障害によって起こります。
- 意識は清明ですが、四肢麻痺・発生不能のために、周囲とのコミュニケーションがとれないような状態を閉じ込め症候群といいます。眼球の上下運動とまばたきは可能で、かろうじて意思疎通は可能です。橋の腹側の障害で発生します。
- 自律神経系による生命維持機能は保たれていますが、周囲を認知できず、話したり、動いたり、意識的な排泄や摂食などができない状態を遷延性意識障害（いわゆる植物状態）といいます。

図1 意識の調節機構

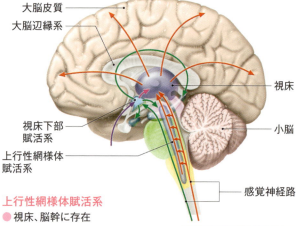

上行性網様体賦活系
- 視床、脳幹に存在
- 感覚器からの求心性インパルスに刺激され、大脳皮質の活動性を賦活させる

視床下部賦活系
- 睡眠・覚醒の基本リズムをつくる
- 上行性網様体賦活系にも間接的に関与する

意識は、"上行性網様体賦活系"と"視床下部賦活系"によって調節されている。したがって、大脳皮質、脳幹部、視床下部の障害などにより意識障害が起こる

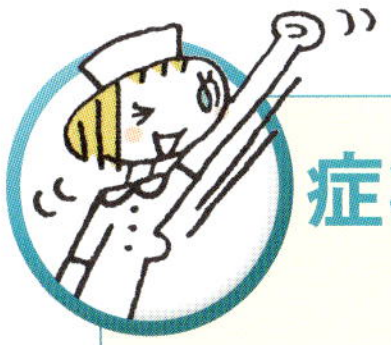

症状が出現！ 何の可能性があるのか、チャートですばやくチェック！

意識障害

```
意識がない：
返事をしない、動かない
      ↓
声をかける
（動かない、倒れている、うずくまっているときなど）
```

- 「はい」と反応がある
  - 氏名や見当識が答えられる（場所、時間、日付など）

- 反応がない
  - 体に触れる、軽く揺すってみる
    - 開眼するまたは反応がある（声を出すなど）
      - 離握手命令、開眼などの指示に従う
    - 反応がない
      - 痛み刺激を加える（p.210「視診・触診」参照）
        - 反応がある
          - ● 少し手を動かす
          - ● 表情に変化がある
          - ● 手を払いのける
        - まったく反応がない
          - 観察を行う
            - ● 舌根沈下（ぜっこんちんか）
            - ● 呼吸障害
            - ● 尿失禁
            - ● 顔色、チアノーゼ、脈拍

既往歴（きおうれき）について問う
- ● 糖尿病
- ● 高血圧
- ● 心疾患
- ● 感染症 など

あり
↓

疾患の治療を急ぐ
CT[*1]、MRI[*2]、血液検査、場合によっては脳波検査
（例）● 糖尿病→**アシドーシスによる脳細胞内酵素利用障害**
　　　● 高血圧→**脳動脈血流障害**
　　　● 心疾患→**循環動態および循環血液量の減少（低酸素症）**

- ● **脳血管疾患発症**
- ● **中枢性障害**
- ● **内分泌異常**
- ● **電解質異常**
などの危険性

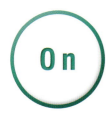 **まず何を見る？ 問診・検査・観察のポイント**

問診

●意識障害の程度を把握することが重要です。問診での会話成立や言語の理解、視線を注意深く観察します。
●問診が不可の場合もあります。しかし、意識レベルが低下していても、問診によって意識障害の原因や誘因がわかることもあります。意識レベルが低下しているからといって、患者さんの訴えを軽視してはいけません。
●記憶や思考の変化にいつ気づいたかを確認しましょう。
●病院に来たのは、本人の意思で来たのか、誰かに連れてきてもらったのかなどを確認しましょう。
●家族や友人が一緒の場合は、日ごろとの違いを確認しましょう。
●一緒に来た家族や友人に、糖尿病や肝機能障害、有害薬剤や毒物の吸入の有無なども確認しましょう。

視診・触診

●意識レベルを確認しましょう。
①ジャパン・コーマ・スケール（JCS*3）による分類（表1）：覚醒の程度によって意識障害を3群に分け、さらにそれぞれを3段階に区分し、すべてを数字で表示しています（そのため3-3-9度方式ともいいます）。意識清明レベルを「0」とし、痛み刺激にまったく反応しないレベルを「300」とした10段階の評価スケールです。
②グラスゴー・コーマ・スケール（GCS*4）による分類（表2）：開眼状態、発語反応および四肢の運動機能をそれぞれ独立させて評価する分類法です。意識障害レベルは13段階に分けられ、開眼（E）、言葉による反応（V）、運動による反応（M）を点数化し、その合計点（E＋V＋M＝3〜15）で表します。15点は完全に意識清明、3ないし4は昏睡状態です。一般に7以下を重症意識障害と評価します。
●意識障害は、脳の機能障害と脳以外の障害によっても起こります。まずは生命維持に必要な機能が残されているかをみます。
●例えば呼吸の観察は、中枢神経系の異常による特異的な異常を確認します（図2）。チェーン・ストークス呼吸や過呼吸、無呼吸、呼吸の深さやリズムがまったく不規則な呼吸などです。
●脈拍は、頻脈や徐脈、リズム、強さを観察します。左右差の有無も確認し、脈拍測定の部位を記録に残します。
●体温は、高体温や低体温と疾患との関係性、また脳血管障害がある場合は体温調節中枢の障害も考えられます。体温調節中枢の障害では、40℃を超える体温が数日以上継続することがあります。また体温が35℃以下になると、生命の危険性が高くなります。けいれんの観察は、筋肉の弛緩と収縮の間隔や、けいれんの部位、けいれん発作の時間などを観察します。麻痺がある場合は健側で測定しましょう。
●けいれんの有無や種類（弛緩性か、痙性かなど）を確認します。
●冷感や熱感はないかを確認します。

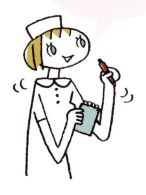

JCS・GCSは実習でも国試でも重要です！

表1 ジャパン・コーマ・スケール（JCS）

I. 刺激しないでも覚醒している状態（1桁で表現）
1	大体意識清明だが、今ひとつはっきりしない
2	見当識障害（時・場所・人）がある
3	自分の名前、生年月日がいえない

II. 刺激すると覚醒する—刺激をやめると眠り込む状態
10	普通の呼びかけで容易に開眼する
20	大声または体をゆさぶることにより開眼する
30	痛み刺激を加えつつ呼びかけを繰り返すとかろうじて開眼する

III. 刺激をしても覚醒しない
100	痛み刺激を払いのけるような動作をする
200	痛み刺激で少し手足を動かしたり、顔をしかめたりする
300	痛み刺激にまったく反応しない

不穏や失禁など、意識状態の他の要素がある場合は、以下のように記載する。R：Restlessness（不穏状態）、I：Incontinence（失禁）、A：Akinetic mutism（無動性無言）、Apallic state（失外套症候群）
例）II-30-R、III-100-I　など

評価時のポイント
● 痛み刺激は、手を握りしめ、げんこつをつくる。そして中指第2関節で、胸骨上をグリグリと強く押し当て、上下に動かす
● 眼窩上縁を母指で圧迫したり、爪床を強く圧迫する方法もある。力の入れ具合は、皮下出血などを起こさない程度が望ましい

表2 グラスゴー・コーマ・スケール（GCS）

観察項目	反応	スコア
開眼（E）(eye opening)	自発的に開眼する	4
	呼びかけにより開眼する	3
	痛み刺激により開眼する	2
	反応なし	1
最良言語反応（V）(best verbal response)	見当識あり	5
	混乱した会話	4
	混乱したことば	3
	理解不明の音声	2
	反応なし	1
最良運動反応（M）(best motor response)	命令に従う	6
	疼痛部を認識する	5
	痛みに対して逃避する	4
	異常屈曲	3
	伸展する	2
	反応なし	1

評価時のポイント
● 例えば、痛み刺激に対して開眼し、発語がまったくなく、四肢運動命令に四肢屈曲反応がなかったとする。この場合、「E：2点、V：1点、M：2点＝合計5点」となる。この患者は7点以下なので、重症意識障害と分類される

図2 異常呼吸

異常呼吸		障害部位
中枢性過呼吸	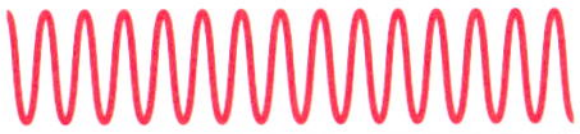	橋上部や中脳下部の障害
クスマウル呼吸 深くて遅い規則的な呼吸	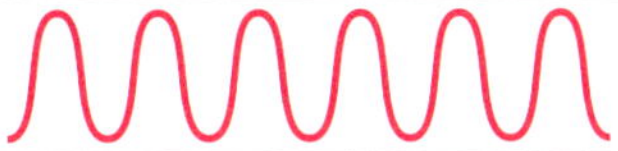	糖尿病性昏睡、尿毒症
チェーン・ストークス呼吸 無呼吸〜深い呼吸〜無呼吸へと移行する	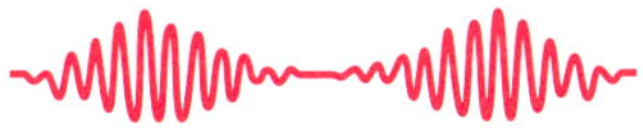	間脳や両側大脳皮質下の障害。尿毒症、心不全、肺炎、死の直前など
ビオー呼吸 無呼吸から突然、多呼吸へと移行する	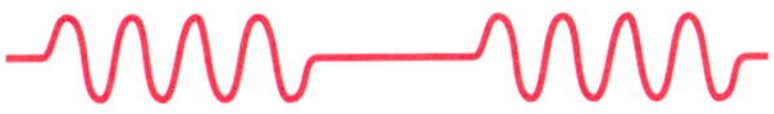	髄膜炎、脳出血、脳炎などの末期
失調性呼吸	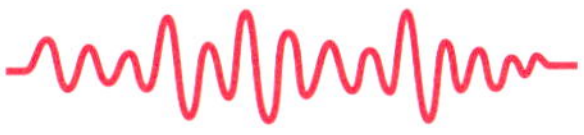	延髄の障害。呼吸停止へ移行する

検査

● 頭部CT、脳波、頭部MRI、脳動脈撮影、心電図、超音波などによる検査が行われます。
● 生化学的検査では、Na[5]、K[6]、Cl[7]、BUN[8]、クレアチニン、アンモニア、AST[9]、ALT[10]、γ-GTP[11]、CRP[12]など、血液一般検査では、WBC[13]、RBC[14]、血糖値などを確認します。

After 診断後の基本ケアと主要な疾患(状態)別 治療・ケアのポイント

まず知っておきたい意識障害の基本ケア

●意識レベルの評価(表1、表2)を行った後に、以下のケアを行います。

呼吸管理

●**気道確保**を行います(図3)。場合によっては喀痰の吸引を行います。
●**酸素吸入**や**人工呼吸器による呼吸管理**を行います。
●舌根沈下や口腔内の分泌物による**誤嚥を防止**するために、**体位を工夫**します。
●気道確保ができる体位をとります。
●バイタルサインの計測時は、数やリズム、強弱の変化を観察します。いつもと違う徴候をいち早く発見し、異常の早期発見に努めます。

安全の確保

●**転落防止**を行います。けいれんなどの発作時に転落しないように、家族の了解を得て柵を付けます。また、ベッド周囲にマットを敷き、外傷を予防します。
●**医療機材などの固定と整理**を行います。輸液チューブや針、酸素マスクなどを、無意識に取り払ったり、引き抜いたりすることがあります。固定の工夫や手に触れないようにカバーを付けたりしましょう。
●ベッド周囲の環境整備を行います。ベッド柵や周囲の器材、家具類で手足を打撲する場合があります。また、氷枕の金具、氷嚢の吊るし金具には保護の布を巻くなどして、外傷を防止しましょう。
●**皮膚の保護**を行います。意識障害がある場合は、輸液漏れが起こっても疼痛を訴えられないため、刺入部周囲の皮膚の観察を経時的に行いましょう。循環障害を起こしていたり、麻痺があると褥瘡ができやすいので体位変換を行います。排便や排尿による皮膚の汚染時には、清拭や洗浄を行い、皮膚の清潔を保ちましょう。

栄養管理

●食事摂取ができる場合は、バランスのとれた栄養摂取ができるように工夫しましょう。
●嚥下困難や食欲不振、悪心・嘔吐がある場合は、その状況に応じて食事形態を変え、制吐薬の投与を行います。

家族への看護

●意識障害は突然の発症であったり、徐々に進行する場合もあります。また、数年経過しても回復しない場合もあります。家族に対する支援が必要です。傾聴や声かけを行い、話しやすい環境を提供しましょう。
●経済的な負担も考えられます。社会資源が活用できるようにサポートシステムを確立しましょう。

図3 気道確保

頭部後屈顎先挙上法　　　　　**下顎挙上法**

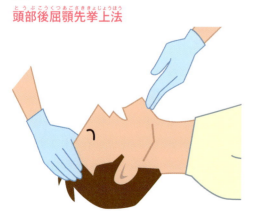
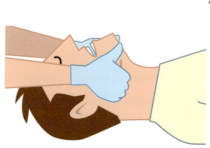

●気道確保の方法としては頭部後屈顎先挙上法が推奨されているが、頸椎損傷が疑われる場合には下顎挙上法を用いる

主要な疾患(状態)別　治療・ケアのポイント

脳血管障害

- 脳血管障害は、脳血管の異常が原因で起こります。脳・神経系の疾患により意識障害を起こします。
- 出血性病変と閉塞性病変に分かれます。
- 脳出血、脳梗塞、クモ膜下出血を合わせて脳卒中ということもあります。
- 脳出血は、脳の血管の破綻で起こり、周囲に出血します。**脳内出血**と**クモ膜下出血**があります。
- 脳出血による意識障害の程度は、出血の部位・大きさ、脳室穿破の有無によって異なります。
- 橋からの出血は発症後短時間で高度の昏睡に陥り死亡率も高いです。大きな血腫が脳幹を圧迫すると昏睡に陥ります。
- 脳梗塞は、脳の血管が閉塞して支配領域の循環障害を起こします。**脳血栓症**と**脳塞栓症**があります。
- 脳血管障害では、脳血流量の減少により、ブドウ糖供給・酸素供給の障害が起こります。
- 頭蓋内の出血や閉塞の周辺範囲の病変による脳組織の破壊、脳血液・脳脊髄液循環障害、低酸素症、脳浮腫や脳ヘルニアが起こる場合もあります。

脳梗塞による意識障害

- 脳梗塞は、脳の動脈が血栓や塞栓によって狭窄または閉塞し、その灌流領域の脳組織が虚血から壊死にいたる疾患です。
- 脳血栓は、脳血管内に血栓が形成されて、動脈が閉塞された状態です。血管内にコレステロールが蓄積し、その蓄積したところに、血小板やフィブリンなどの血液成分が付着して血管内腔を狭くし、閉塞に至ります。
- 脳塞栓は、血流によって血の塊が運ばれて細くなった血管に詰まる疾患です。そのため、脳血栓は徐々に症状が進行しますが、脳塞栓は突発的に発症します(図4)。
- 症状は血栓や塞栓を起こした部位によりかなり異なりますが、片麻痺や構音障害、感覚障害、失語症(感覚性失語:ウェルニッケ失語、運動性失語:ブローカ失語)をきたします(図5、表3)。
- 意識障害は、大脳皮質全般や、上行性網様体賦活系および視床下部賦活系の障害と考えられていますので、その領域が血栓や塞栓により機能しなくなると発生します。
- 脳梗塞の治療は、急性期と慢性期で異なります。
- 急性期の治療は、脳の血栓を取り除く(血栓溶解薬〈t-PA〉)、心房細動のある患者さんでは、心原性脳梗塞の予防のためワルファリンカリウムやダビガトランエテキシラートメタンスルホン酸塩などの抗凝固薬が使われます。
- 慢性期には、抗血小板薬(アスピリン、クロピドグレル硫酸塩)を用いて再発予防を行います。
- これらの治療は、脳梗塞により、脳浮腫を軽減し、意識障害の回復や防止に役立ちます。また、合併症(糖尿病、高血圧、高脂血症)がある場合は、その治療も併用して行います。

図4　脳梗塞の病態

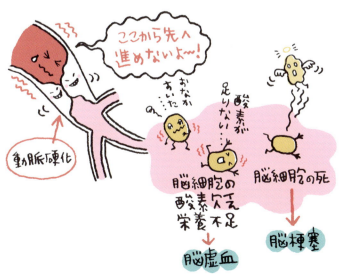

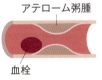
アテローム血栓性脳梗塞
アテローム粥腫
血栓

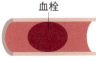
心原性脳塞栓症
血栓

ラクナ梗塞
穿通枝動脈(閉塞)

脳塞栓症は突発的に発症します

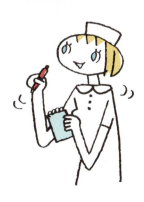

図5 大脳の機能

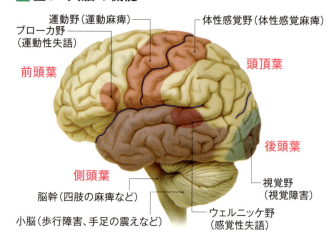

表3 言語障害の分類

構音障害	● 言葉をしゃべる器官の障害で起こる ● 口唇、舌、喉頭などの筋肉や、これらを動かす神経の障害で生じる
失語症	● **感覚性失語**：ウェルニッケ野の障害で、言葉が理解できなくなる ● **運動性失語**：ブローカ野の障害で、言葉を話すことができなくなる

図6 脳動脈瘤

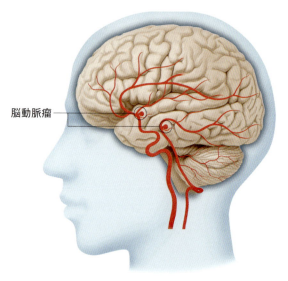

クモ膜下出血による意識障害

● クモ膜下出血の原因としては、脳動脈瘤破裂が最も多いです（約85％）（図6）。

● クモ膜下出血による意識障害は、激しい頭痛の後に突発的に出現します。

● 治療は、急性期・慢性期で異なりますが、意識障害は急性期に多いので急性期の治療について説明します。

● 脳浮腫を取り除くために、抗トロンビン薬を使用します。また、抗凝固薬なども使用されます。

● 高血圧症や糖尿病、高脂血症、心疾患などの基礎疾患があればその治療も同時に行います。

● クモ膜下出血は手術療法が行われます（図7）。

図7 クモ膜下出血の手術療法

開頭クリッピング術
● 専用のクリップで動脈瘤頸部を挟む

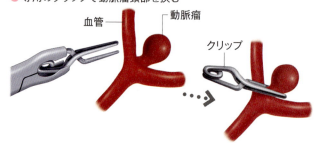

脳動脈コイル塞栓術
● 動脈瘤の中にコイルを埋め込む

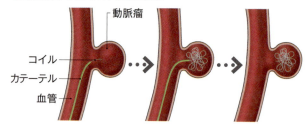

トラッピング術
● 動脈瘤の前後2か所を挟み閉塞させる

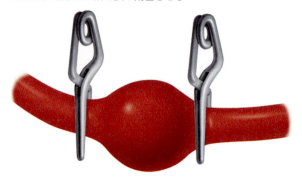

てんかん

- てんかんは、大脳皮質神経細胞の過剰な興奮によって起こります。したがって、脳のどこの部分が過剰興奮したかで意識障害が起こる可能性があります。
- 突然の意識消失が起こりますが、数秒で回復します。てんかん時の意識障害は、てんかん発作時に身体の一部もしくは全身のけいれんが伴うことが多く、突然意識を消失します。
- 路上や入浴中、友人と談話中など日常生活を送るなかでの発作なので、転倒による打撲や擦過傷などを起こすことがあります。
- ジャクソン型てんかんでは、発作放電が脳幹網様体にまで及び、意識調節機構そのものの機能が麻痺すると考えられています。
- てんかん発作の治療は、主に抗てんかん薬の投与となります。抗てんかん薬は、脳神経細胞の電気的な興奮を抑制し、興奮が他の神経細胞に伝わらないようにして発作の症状をおさえます。使用する薬剤は、てんかん発作の型によって異なります。
- 薬物療法のほか、外科的な治療もあります。これは、発作の始まる部分がはっきりしている単純部分てんかん（側頭葉てんかんなど）で、その部分を切除しても障害が残らない場合に選択されます。
- てんかん発作は内服薬などでコントロールされていても、過度なストレスや睡眠不足により誘発されることもあります。車や自転車の運転は、大きな事故になる可能性があるので、一人ですることは避けるよう指導が必要です。
- 人前でてんかん発作が起こることで周囲の人に偏見を持たれることもあるので、心理的なサポートも必要です。

CO_2ナルコーシス

- CO_2ナルコーシスによる意識障害は、呼吸の調節中枢の機能と関係があります。ヒトは血液中のCO_2分圧が高まると、脳脊髄液に移行し水素イオン濃度を増加させて、呼吸中枢を刺激し呼吸を促進します。また、動脈血のO_2分圧が低下すると、呼吸中枢に伝えられ呼吸運動が強くなります。
- 慢性的な呼吸疾患のある人は、体内のCO_2が高濃度であり、O_2濃度の低い状態で呼吸運動がなされています。このような患者さんが酸素療法を受け、体内のCO_2が低下しO_2濃度が上昇すると、中枢神経受容体は呼吸運動を抑制し高CO_2となり、CO_2の麻酔作用により意識障害が起こります。
- CO_2ナルコーシスの治療は、高濃度酸素を投与した場合に発生するので、ただちに酸素濃度を下げます。それでも意識障害があり自発呼吸の減弱が続く場合は、人工換気などの処置がなされます。
- 呼吸器疾患があり、常にCO_2の体内蓄積が考えられる場合は、急激な高濃度酸素療法で起こりうることを念頭に看護を行います。「息が苦しい」などの訴えで、急速に酸素濃度を上げることなく、自発呼吸の減弱に注意を払い、意識障害が起こる前に酸素濃度の調整を行う必要があります。

その他の意識障害を伴う疾患

- 脳虚血に**TIA**[*15]（一過性脳虚血発作）や**RIND**[*16]（回復性虚血性神経脱落症候）があり、一時的に意識障害を起こすことがあります。
- 頭部外傷は、そのときの衝撃で意識障害の程度は異なります。昏睡や頭蓋内圧亢進などの症状がみられます。一過性の場合もあれば、長期にわたる場合もあります。
- 感染により髄膜炎などから意識障害を起こします。体内の感染要因によって脳細胞の酸素活性化が低下し、意識障害を起こします。
- 一酸化炭素中毒や、肺炎、慢性呼吸器疾患などによる換気・拡散障害によって低酸素状態になり、血液中の酸素含有量が低下し、酸素供給量が障害されたときに起こります。

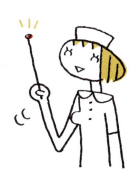

意識障害は、治療を急ぐ疾患（状態）で起こることも多いです

脳・神経疾患におけるケアのポイント

- 脳・神経疾患で急性期にある患者さんは、意識障害・呼吸障害・運動障害などを伴っており、多くの場合、生命の危機に瀕しています。生命維持に必要な機能に対してのケアが優先されます。
- バイタルサインを観察し、その変化をみます。
- 意識状態の評価を行います。
- 髄膜刺激症状（図8）はないか確認します。頭蓋内圧亢進や脳ヘルニアは意識障害を悪化させます。
- 感覚障害の評価と、自律神経障害や運動機能障害を観察します。
- 症状に応じた安静と運動をします。足関節や手指関節などの動かせるところは、早めにリハビリテーションを行いましょう。体位変換も行います。
- 意識レベルや麻痺の程度に応じて喀痰吸引を行います。
- 呼吸状態、呼吸パターンを観察します。
- 輸液管理、体液管理を行います。水分の出納は脳浮腫に関係し、意識レベルの低下につながります。
- 脳血管障害は、働き盛りの男性に多い疾患です。社会的役割や仕事、家庭、経済面などの不安を軽減しましょう。

図8 髄膜刺激症状

項部硬直
- 前屈すると痛み顔をしかめるなどの反応がある

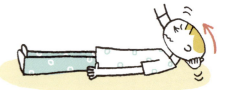

ケルニッヒ徴候
- 仰臥位で股・膝関節を90度に曲げ、その位置から受動的に膝関節を伸展していくと、135度以上に伸展できない

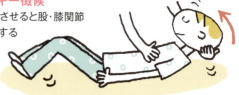

ブルジンスキー徴候
- 頭部を前屈させると股・膝関節が自然に屈曲する

〈略語一覧〉
- *1【CT】computed tomography：コンピューター断層撮影
- *2【MRI】magnetic resonance imaging：磁気共鳴画像診断
- *3【JCS】Japan coma scale：ジャパンコーマスケール
- *4【GCS】Glasgow coma scale：グラスゴーコーマスケール
- *5【Na】sodium：ナトリウム
- *6【K】potassium：カリウム
- *7【Cl】chloride：クロール
- *8【BUN】blood urea nitrogen：血清尿素窒素
- *9【AST】aspartate aminotransferase：アスパラギン酸アミノトランスフェラーゼ
- *10【ALT】alanine aminotransferase：アラニンアミノトランスフェラーゼ
- *11【γ-GTP】γ-glutamyl transpeptidase：γ-グルタミル・トランスペプチダーゼ
- *12【CRP】C-reactive protein：C反応性タンパク
- *13【WBC】white blood cell count：白血球数
- *14【RBC】red blood cell count：赤血球数
- *15【TIA】transient ischemic attack：一過性脳虚血発作
- *16【RIND】reversible ischemic neurological deficit：回復性虚血性神経脱落症候

〈文献〉
1. 井手隆文，竹村信彦，寺尾安生，他：系統看護学講座 専門分野Ⅱ 成人看護学[7] 脳・神経 第14版．医学書院，東京，2016．
2. 髙木永子監修：看護過程に沿った対症看護 病態生理と看護のポイント 第4版．学研メディカル秀潤社，東京，2010．

索 引

和文

あ
アウエルバッハ神経叢	126
亜鉛	69
悪性腫瘍	68, 192
アクチグラフ	201
圧痕	162
圧痛	64, 92, 138
アデノウイルス	135
アトピー性皮膚炎	178
アナフィラキシー	44
アメーバ赤痢	135
アメンチア	208
アルカリフォスファターゼ（ALP）	89
アンジオテンシンⅡ受容体拮抗薬（ARB）	193
アンジオテンシン変換酵素阻害薬（ACE阻害薬）	27, 193

い
胃管	153
異型狭心症	57
意識障害	207, 208
意識レベル	210
胃食道逆流症	57
胃腸障害	9
一過性脳虚血発作（TIA）	215
遺伝性血管神経浮腫	160
胃部冷罨法	78
イレウス	76, 81, 99
──管	132
インスリン	154, 194
インターフェロン	89
インフォームドコンセント	10
陰部洗浄	163
インフュージョンリアクション	45

う
ウィルヒョウの3徴候	45
植込み型除細動器（ICD）	21
ウェルニッケ失語	213
うっ血性心不全	160, 164
ウロビリノーゲン	87

え
栄養サポートチーム（NST）	66
栄養状態	66
腋窩温	2
エクソトキシン	11
エップワース眠気尺度	200
遠位尿細管	104
嚥下障害	33
嚥下造影	33
嚥下内視鏡	33
炎症性腸疾患	143
延髄網様体	72
エンテロトキシン	135
エンドトキシン	10

お
横隔膜	92
横行結腸	126
黄疸	83
嘔吐	71, 72
──中枢	72
悪寒戦慄	5
悪心	71, 72, 141
オピオイド	98
温罨法	98, 140, 191

か
疥癬	183
咳嗽	25
改訂水飲みテスト	33
灰白色便	87
潰瘍性大腸炎	102, 139, 143
外リンパ種	169
化学受容器引金帯（CTZ）	72
化学療法	68, 192
回復性虚血性神経脱落症候（RIND）	215
喀痰	25
──吸引	216
──培養検査	6
臥床安静	7
片手法（すくい上げ法）	10
カテーテルアブレーション	21
過敏症	45

過敏性腸症候群（IBS）	143
下腹部の膨隆	108
かゆみ（瘙痒感）	176
加齢	178
カロリックテスト	171
がん悪液質	187, 192
換気・拡散障害	215
眼球結膜	84
眼球突出	189
緩下薬	132
眼瞼結膜	189
肝硬変	89, 160, 165
肝細胞性黄疸	89
肝疾患	178
眼振	170
肝性脳症	88, 166
関節可動域訓練	192
肝臓	87
含嗽	79
浣腸	132
がん転移	160
カンピロバクター	135
ガンマ-グルタミル・トランスペプチダーゼ（γ-GTP）	89
関連痛	48, 92
緩和ケア	45

き
気管支喘息	34, 39, 43
気胸	57
起座位	43
基礎代謝率（BMR）	5
喫煙	29
気道	27
──確保	212
──の清浄化	26
逆説性不眠症	205
急性肝炎	89, 193
急性冠症候群	53
急性糸球体腎炎	160
急性心筋梗塞	57
急性膵炎	101
急性大動脈解離	53, 57
急性胆嚢炎	58, 101

217

急性虫垂炎 … 92
胸腔 … 48
　――穿刺 … 57
　――ドレナージ … 57
胸骨圧迫 … 21
胸水 … 158
胸痛 … 47
強迫神経症 … 178
強皮症 … 132
胸部 X 線 … 31
虚血性心疾患（IHD） … 56
去痰薬 … 33
起立性低血圧 … 169, 74
近位尿細管 … 104
禁煙指導 … 44
筋性防御 … 80, 95, 138
金属音 … 76
緊張性気胸 … 57

く

クインケ浮腫 … 160
クーリング … 7
クスマウル呼吸 … 211
口すぼめ呼吸 … 43
クモ状血管腫 … 86
クモ膜下出血 … 213
グラスゴー・コーマ・スケール（GCS） … 210
グラム染色 … 181
クリプトスポリジウム … 135
グルコース … 194
クローン病 … 100, 139, 143
クロストリジウム・ディフィシル菌 … 135

け

経管栄養法 … 68
頸静脈の虚脱 … 149
軽熱（微熱） … 2
経皮経肝胆道ドレナージ（PTBD） … 90
経皮経肝胆嚢ドレナージ（PTGBD） … 101
経皮的腎破石術（PNL） … 113, 121, 123
経皮的動脈血酸素飽和度（SpO$_2$） … 40
経皮的膀胱瘻 … 111
けいれん … 210
劇症肝炎 … 89
血漿浸透圧 … 154
結石 … 123
血栓性血小板減少性紫斑病 … 124
血栓溶解薬〈t-PA〉 … 213
血糖値 … 60

血尿 … 115, 116
血友病 … 124
解熱 … 3
　――薬 … 8
下痢 … 133, 134
減塩食 … 163
言語障害 … 214

こ

構音障害 … 213
口渇 … 9, 55, 153
高カリウム血症 … 120
抗がん薬 … 68
抗凝固薬 … 213
抗菌薬 … 8
口腔温 … 2
口腔ケア … 69, 80
口腔内吸引 … 78
抗血小板薬 … 213
高血糖 … 154, 195
抗コリン薬 … 132
膠質浸透圧 … 158
甲状腺機能亢進症 … 187, 192
甲状腺機能低下症 … 160, 187, 193
甲状腺の触診 … 190
抗真菌薬 … 8
高浸透圧高血糖症候群（HHS） … 154
高体温 … 2
叩打痛 … 109
口内炎 … 70
高熱 … 2
更年期障害 … 178
高ビリルビン血症 … 84
肛門周囲膿瘍 … 132
肛門裂傷 … 132
絞扼性イレウス … 92, 99
抗利尿ホルモン（ADH） … 146, 154
誤嚥性肺炎 … 33, 77, 78
鼓音 … 96, 138, 162
呼気アセトン臭 … 154
呼吸 … 26, 210
　――音 … 29
　――困難 … 35, 36, 163
　――数 … 29
　――中枢 … 36
　――の深さ … 29
　――不全 … 36
　――リハビリテーション … 44
鼓腸 … 141
鼓膜温 … 2

さ

サーカディアンリズム … 202
サードスペース … 150
細菌性感染症 … 6
細菌培養検査 … 6
細胞内脱水 … 156
サブスタンス P（SP） … 26
サルモネラ菌 … 135
酸素化障害 … 40
酸素吸入 … 42, 212
残尿量 … 110

し

指圧 … 79
痔核 … 132
色素沈着 … 184
糸球体疾患 … 121
刺激伝導系 … 14
自己効力感 … 67
視床下部 … 60
　――賦活系 … 208
死戦期呼吸 … 21
持続陽圧呼吸療法 … 205
失外套症候群 … 208
失語症 … 213
湿疹 … 178
失調性呼吸 … 211
自動体外式除細動（AED） … 21
自発痛 … 92
紫斑 … 119
しぶり腹 … 134
耳鳴 … 173
ジャパン・コーマ・スケール（JCS） … 210
シャルコーの 3 徴候 … 94, 101
周期性四肢運動障害（PLMD） … 205
集合管 … 104
主観的睡眠尺度日本語版（SEQ） … 201
出血性膀胱炎 … 123
腫瘍 … 178
消化管穿孔 … 92
症候性瘙痒 … 183
上行性網様体賦活系 … 208
小腸 … 126, 134
小脳疾患 … 169
静脈血栓症 … 160
静脈性浮腫 … 159
静脈瘤 … 159, 160
食塩液 … 153
食事 … 66

し

褥瘡	149, 164
食物繊維	131
食欲	60
食欲中枢	60
食欲不振	59, 60
ショック体位	54
ショックの5徴候	54
徐脈	14
シラミ	183
自律神経機能異常	169
腎盂腎炎	113, 121
人工換気	215
人工呼吸器	212
腎梗塞	123
腎細胞がん	121
心室細動	23
心室性期外収縮	23
心室頻拍	23
滲出液	179
腎小体	104
心臓神経症	15
心電図	19
浸透圧利尿	105
腎動静脈瘻	123
心肺蘇生（CPR）	21
心不全	193
腎不全	178
心房細動	23
蕁麻疹	178

す

水分出納	151
水分摂取	9
水疱	184
髄膜炎	215
髄膜刺激症状	216
睡眠	198
——衛生教育	202
——時ミオクローヌス症候群	205
——時無呼吸症候群（SAS）	205
——日誌	201
——ポリソムノグラフィー（PSG）	201, 205
——薬	204
水利尿	105
頭蓋内圧亢進	77, 81, 216
スクイージング	43
スクラビング法	69
スターリングの法則	158

せ

生化学検査	196
生活の質（QOL）	23, 68, 192
精神生理性不眠症	205
咳（咳嗽）	26
咳喘息	34
赤血球	116
接触性皮膚炎	178
摂食中枢	60
セルフモニタリング	100
セロトニン（5-HT）	81
セロトニン5-HT$_3$受容体	72
遷延性意識障害	208
穿孔	98
全身倦怠感	185, 186
全身性炎症反応症候群（SIRS）	10
全身性硬化症	132
漸進的筋弛緩法	78
全人的ケア	192
疝痛	92, 123
前庭神経炎	169
先天性巨大結腸症	132
蠕動	126, 134
セントマリー病院睡眠質問票（SMH）	201
喘鳴	34
せん妄	208

そ

総水分量	147
掻破	182
総ビリルビン（T-Bil）	84
瘙痒感	88, 175
瘙痒治療薬	182
側臥位	163
組織間液（間質液）	158

た

ダーシェ法	154
第Ⅱ度房室ブロック（モビッツⅡ型）	23
第Ⅲ度房室ブロック	23
体位ドレナージ	32
体液管理	216
体温	2, 210
体外衝撃波結石破砕術（ESWL）	101, 113, 123
体格指数（BMI）	61, 65
体重測定	163, 190
体性痛	48, 92
大泉門	77
大腸	126, 134
——がん	132
——菌ビブリオ	135
——内視鏡検査	139
大動脈弁閉鎖不全症	15
濁音	96, 162
打診	130, 138
多臓器不全（MOF）	11
脱水	9, 78, 134, 145, 146
タッピング	43
多尿	103, 105, 113, 154
痰（喀痰）	27
胆汁	90
——うっ滞性黄疸（肝後性黄疸）	89
断続性ラ音	30
胆嚢炎	92
ダンピング症候群	135

ち

チアノーゼ	5
チェーン・ストークス呼吸	211
弛張熱	99
窒息	78
中心静脈圧	151
中心静脈栄養法	68
中枢性過呼吸	211
腸管出血性大腸菌	135, 142
聴診	29
聴神経腫瘍	173
腸蠕動音	76, 96, 130, 138
腸閉塞	81, 132
直腸温	2
直腸鏡検査	139
直腸指診	130
直流除細動（DC）	21
鎮咳薬	32

つ

痛覚受容器	48
ツルゴール（つまみ試験）	108, 150

て

低温熱傷	178
低血糖	195
低残渣食	100
低タンパク血症	156
適応障害性不眠症	204
摘便	132
デスモプレシン	112

テネスムス	129, 134
電解質	9, 146
てんかん	215
点状出血	119
転倒・転落	153

と
頭位治療	174
動悸	13, 14
洞調律	14
導尿	111
糖尿病	105, 178, 194
——ケトアシドーシス(DKA)	154
——アシドーシス	77
頭部外傷	215
動脈血ガス分析	41
動脈血酸素分圧(PaO_2)	36
動脈血二酸化炭素分圧($PaCO_2$)	36
動脈硬化症	169
閉じ込め症候群	208
吐物	76
トラウベ三角	87
ドレーン	90
鈍痛	92
トンプソン試験	119

な
内耳炎	169, 173
内視鏡的経鼻胆道ドレナージ(ENBD)	90
内臓痛	48, 92
ナットクラッカー現象	123
難聴	173

に・ぬ
ニトログリセリン	55
ニボー像	97, 100
ニューヨーク心臓協会(NYHA)心機能分類	164, 193
尿	104
——潜血	116
——沈渣	119
尿管ステント	111, 113
尿細管間質性腎炎	121
尿閉	103, 105, 113
尿崩症	105, 113, 154
尿路結石	113, 121, 123
尿路上皮がん	123
妊娠	178
認知行動療法	205

ね
熱型	3
熱傷	156
ネフローゼ症候群	160, 164

の
脳幹虚血	169
脳梗塞	213
脳室ドレナージ	81
脳室−腹腔シャント術	81
濃縮	116
脳出血	213
脳卒中	213
脳動脈瘤破裂	214
脳ヘルニア	81, 216
ノギス	180
ノロウイルス	135, 141

は
肺	26
肺炎	10
——球菌	10
——マイコプラズマ	10
敗血症	6, 10
——性ショック	11
肺血栓塞栓症	45, 53, 57
肺水腫	163
排便	126
肺胞−動脈血酸素分圧較差($A-aDO_2$)	41
白癬	178
バクテリアルトランスロケーション	11
播種性血管内凝固症候群(DIC)	11, 118
バス法	69
バソプレシン負荷試験	154
発汗	9
パッチテスト	181
発熱	1, 2
ハッフィング	32
パフォーマンスステータス(PS)	194
バラ疹	4
パルスオキシメーター	40
反跳痛	96, 138
反復唾液嚥下テスト	33

ひ
ビオー呼吸	211
皮疹	176, 179
非ステロイド抗炎症薬(NSAIDs)	9
脾臓	87
ピッツバーグ睡眠質問票日本語版(PSQI-J)	201
皮膚	176
——瘙痒症	183
標準予防策(スタンダードプリコーション)	9, 141
ビリルビン	84
——尿	86, 116
ヒルシュスプルング病	132
疲労感	186
貧血	193
頻尿	105
頻脈	14

ふ
ファーター乳頭部	82
ファーラー位	78, 163
不安定狭心症	57
フィッシュバーグ法	154
フェイススケール	53
不感蒸泄	152
腹囲測定	165
腹腔鏡下胆嚢摘出術	101
腹腔穿刺	97
副雑音	30
副腎皮質ステロイド薬	89
腹水	158, 162, 166
腹痛	91, 92
腹部の触診	64
腹部膨満	64, 163
腹部マッサージ	131
腹壁静脈怒張(メズサの頭)	86
腹壁の緊張	77
腹膜	92
——炎	96, 98, 138
浮腫	109, 157, 158
——の触診	162
不整脈	13, 15
不定愁訴	186
ブドウ球菌	135
不眠	197, 198
不眠重症度質問票(ISI-J)	201
不明熱	2
ブリストル便形状スケール	144
ブルンベルグ徴候	77, 96, 138
ブローカ失語	213
プロゲステロン	132
プロスタグランジン(PGE_2)	2
糞便検査	139

へ

平衡覚	168
平衡機能検査	171
平衡障害	170
平熱	2
ペースメーカー植込み術	21
ヘマトクリット値	150
ヘモグロビン	193
変形性頸椎症	169
便秘	125, 126
ヘンレ係蹄	104

ほ

膀胱持続灌流	120
縫合不全	98
膀胱用超音波画像診断装置	110
膀胱瘻	113
放射性ヨード	193
放射線宿酔	192
放射線療法	68, 192
乏尿	103, 104, 113
保温	7
補助循環療法	56
発作性上室性頻拍	23
ボディイメージ	163
ホルター心電図	20

ま

マーキング	162
マーフィー徴候	101
マイスネル神経叢	126
マッサージ	163, 191
マノメーター	151
マルファン症候群	57
慢性肝炎	89
慢性疲労症候群（CFS）	187, 193
慢性閉塞性肺疾患（COPD）	43
満腹中枢	60

み

ミオグロビン尿	116
味覚障害	68
水中毒	154
水飲みテスト	33
脈拍	14, 29, 210
味蕾	68
ミリッチ症候群	101
ミルキング	90

む

むくみ	158
虫さされ	178
無動性無言	208
無尿	104

め

迷走神経	26
――刺激療法	23
メニエール病	169, 173
めまい	167, 168
免疫血清検査	196

も

もうろう状態	208
モニター心電図	20
門脈圧亢進症	165

や

やせ（体重減少）	59, 61, 65

ゆ

輸液	153
――管理	216
輸血	120, 196

よ

溶血性貧血	89

ら

ラテックス凝集法酵素抗体法	139

り・る

裏急後重	134
利尿薬	111, 163
リハビリテーション	216
良性発作性頭位めまい症	169, 174
リンゲル液	153
鱗屑	184
リンパ管閉塞	160
リンパドレナージ	163

れ

冷罨法	7, 191
レストレスレッグス症候群（RLS）	205
レニン-アンジオテンシン-アルドステロン系	146
連続性ラ音	29, 40

ろ・わ

瘻孔	101
労作性狭心症	56
ローリング法	69
ロタウイルス	135
肋骨脊柱角	109
ロンベルグ検査	171

欧文・略語

A

A-aDO$_2$（alveolar-arterial oxygen differences）	46
ACE 阻害薬（angiotensin converting enzyme inhibitor）	31, 58, 124, 166, 195
ACS（acute coronary syndrome）	58
ADH（antidiuretic hormone）	114, 156
ADL（activities of daily living）	31, 70
AED（automated external defibrillator）	24
Alb（albumin）	70, 114, 166
ALP（alkaline phosphatase）	90, 102
ALT（alanine aminotransferase）	90, 102, 166, 216
APTT（activated partial thromboplastin time）	166
ARB（angiotensin Ⅱ receptor blocker）	124, 195
AST（aspartate aminotransferase）	58, 90, 102, 166, 216
ATP（adenosine triphosphate）	24

B

BLS（basic life support）アルゴリズム	22
BMI（body mass index）	70
BMR（basal metabolic rate）	11
BNP（brain natriuretic peptide）	166
BS（blood sugar）	70
BT（bacterial translocation）	11
BUN（blood urea nitrogen）	70, 114, 156, 166, 216

C

C1-INH（C1 esterase inhibitor）	166
C3（complement 3）	124
C4（complement 4）	124
Ca（calcium）	114, 156, 195
CABG（coronary artery bypass graft）	57, 58

Ccr(creatinine clearance) ……… 156
CFS(chronic fatigue syndrome) ……… 195
CH50(50% hemolytic unit of complement) ……… 124
ChE(cholinesterase) ……… 166
Child-Pugh スコア ……… 166
CK(creatine kinase) ……… 166
CK-MB(creatine kinase MB) ……… 46
Cl(chloride) ……… 11, 82, 114, 156, 216
CO_2 ナルコーシス ……… 215
C 線維 ……… 176
COPD(chronic obstructive pulmonary disease) ……… 46, 70
CP(canal paralysis) ……… 174
CPK-MB(creatine kinase MB) ……… 58
CPR(cardiopulmonary resuscitation) ……… 24
Cr(creatinine) ……… 114, 166
CRP(C-reactive protein) ……… 11, 31, 46, 58, 70, 102, 124, 216
CT(computed tomography) ……… 31, 46, 58, 70, 82, 102, 114, 124, 132, 166, 195, 216
CTU(computed tomography urography) ……… 124
CTZ(chemoreceptor trigger zone) ……… 82
CVA(costovertebral angle) ……… 114, 124
CVP(central venous pressure) ……… 114, 156

D

D-Bil(direct bilirubin) ……… 90
DC(direct current) ……… 24
DDAVP(1-deamino-8-D-arginine vasopressin[desmopressin acetate hydrate]) ……… 156
DIC(disseminated intravascular coagulation syndrome) ……… 11, 102, 124
DKA(diabetic ketoacidosis) ……… 156
DNA(deoxyribonucleic acid) ……… 195
DP(directional preponderance) ……… 174
DSCG(disodium cromoglycate) ……… 46

E

EB(Epstein-Barr) ……… 90
ECF(extracellular fluid) ……… 156
EC 細胞(enterochromaffin cells) ……… 82
ENBD(endoscopic naso biliary drainage) ……… 90
EPS(electro physiological study) ……… 24

ESR(erythrocyte sedimentation rate) ……… 11
ESWL(extracorporeal shock wave lithotripsy) ……… 102, 114, 124

F

FEV_1(forced expiratory volume in one second) ……… 46
FT_3(free triiodothyronine) ……… 166
FT_4(free thyroxine) ……… 166
FUO(fever of unknown origin) ……… 11

G

GCS(Glasgow coma scale) ……… 216
GERD(gastroesophageal reflux disease) ……… 70
GFR(glomerular filtration rate) ……… 124

H

H^+(hydrogen ion) ……… 114
Hb(hemoglobin) ……… 11, 46, 70, 114, 124, 156
HCO_3^-(bicarbonate ion) ……… 82, 114, 156
HHS(hyperosmolar hyperglycemic syndrome) ……… 156
HLA(human leukocyte antigen) ……… 124
HPF(high power field) ……… 124
Ht(hematocrit) ……… 11, 114, 124, 156

I

I-Bil(indirect bilirubin) ……… 90
IABP(intra aortic balloon pumping) ……… 56, 58
IAP(immunosuppressive acidic protein) ……… 124
IBS(irritable bowel syndrome) ……… 143
ICD(implantable cardioverter defibrillator) ……… 24
ICDRG(International Contact Dermatitis Research Group) ……… 184
ICF(intracellular fluid) ……… 156
ICU(intensive care unit) ……… 58
IDSA(Infectious Diseases Society of America) ……… 11
IgA(immunoglobulin A) ……… 124
IgE(immunoglobulin E) ……… 31, 46, 184
IgG(immunoglobulin G) ……… 124
IHD(ischemic heart disease) ……… 58
ISI-J(Insomnia Severity Index Japanese version) ……… 206

J

JCS(Japan coma scale) ……… 216

K

K(potassium) ……… 11, 70, 82, 114, 156, 195, 216
KCl(potassium chloride) ……… 143

L

LAP(leucine aminopeptidase) ……… 102
LDH(lactate dehydrogenase) ……… 58, 90, 166

M

mBS(modified Borg scale) ……… 39, 46
Mg(magnesium) ……… 114, 143, 156
MOF(multiple organ failure) ……… 11
MRI(magnetic resonance imaging) ……… 58, 70, 82, 124, 132, 156, 166, 195, 216
MRSA(methicillin-resistant Staphylococcus aureus) ……… 135, 143
MRU(magnetic resonance urography) ……… 124

N

Na(sodium) ……… 11, 82, 114, 124, 156, 166, 195, 216
NaCl(sodium chloride) ……… 143
NH_3(ammonia) ……… 166
NK_1 受容体(neurokinin-1 receptor) ……… 82
NRS(numerical rating scale) ……… 46, 53, 58
NSAIDs(non-steroidal anti-inflammatory drugs) ……… 11, 46
NST(nutrition support team) ……… 70
NYHA(New York Heart Association) ……… 166, 195

O

O_2(oxygen) ……… 46
OSA 睡眠調査票(Oguri-Shirakawa-Azumi sleep inventory) ……… 200, 206

P

P(phosphate) ……… 156
$PaCO_2$(partial pressure of arterial carbon dioxide) ……… 11, 46, 156
PaO_2(partial pressure of arterial oxygen) ……… 46, 156

PCI（percutaneous coronary intervention） ······················· 57, 58
PCPS（percutaneous cardio-pulmonary support） ····················· 56, 58
PGE_2（prostaglandin E_2） ············· 11
pH（potential of hydrogen） ····· 46, 124, 156
PLMD（periodic limb movement disorder) ··································· 206
PLT（platelet） ·························· 70
PNL（percutaneous nephro lithotripsy） ··································· 124
Post-Sleep Inventory ················ 200
PS（performance status） ··········· 195
PSG（polysomnography） ············ 206
PSQI-J（Pittsburgh sleep quality index Japanese version） ·············· 206
PT（prothrombin time） ············· 166
PTBD（percutaneous transhepatic biliary drainage） ················· 90
PTGBD（percutaneous transhepatic gallbladder drainage） ········· 102

Q

QOL（quality of life） ··· 24, 31, 70, 195

R

RA（renin-angiotensin） ············ 124
RBC（red blood cell count） ···· 11, 70, 156, 216
RI（radio isotope） ····················· 58
RIND（reversible ischemic neurological deficit） ························· 216
RLS（restless legs syndrome） ···· 206
RS（respiratory syncytial） ··· 31, 143

S

SaO_2（oxygen saturation） ·········· 46
SAS（sleep apnea syndrome） ···· 206
SEQ（sleep evaluation questionnaire） ··································· 206
SIRS（systemic inflammatory response syndrome） ························· 11
SLE（systemic lupus erythematosus） ······························· 11, 70
SMH（St. Mary's hospital sleep questionnaire） ··················· 206
SP（substance P） ····················· 31
SpO_2（saturation of percutaneous oxygen） ············· 11, 24, 29, 31, 46

T・U

T-Bil（total bilirubin） ··········· 90, 102

TC（total cholesterol） ········· 70, 166
TgAb（anti-thyrogloulin antibody） ··· 166
TIA（transient ischemic attack） ··· 216
TP（total protein） ··············· 70, 114
TSH（thyroid stimulating hormone） ··································· 166

V

VAS（visual analogue scale） ··· 46, 53, 58
VE ······································· 33
VF ······································· 33
von Willebrand 因子切断酵素 ······ 124

W・X・Y・Z

WBC（white blood cell count） ··· 11, 70, 114, 216
WPW 症候群（Wolff-Parkinson-White syndrome） ·························· 24

数字・ギリシャ文字

γ-GTP（γ-glutamyl transpeptidase） ··························· 90, 102, 216
12 誘導心電図 ························· 20
5％ブドウ糖液 ······················ 153

装丁：ビーワークス
本文デザイン・DTP制作：すずきひろし
カバー・表紙イラスト：ウマカケバクミコ
本文イラスト：今﨑和広、佐原周平、中村知史、日の友太、村上寛人、もり谷ゆみ、山口マナビ

プチナースBOOKS
症状別 観察ポイントとケア
チャートでわかる！

2016年8月24日　第1版第1刷発行	編集　小田　正枝、山口　哲朗
2020年9月23日　第1版第3刷発行	発行者　有賀　洋文
	発行所　株式会社 照林社
	〒112-0002
	東京都文京区小石川2丁目3-23
	電話　03-3815-4921（編集）
	03-5689-7377（営業）
	http://www.shorinsha.co.jp/
	印刷所　大日本印刷株式会社

- 本書に掲載された著作物（記事・写真・イラスト等）の翻訳・複写・転載・データベースへの取り込み、および送信に関する許諾権は、照林社が保有します。
- 本書の無断複写は、著作権法上の例外を除き禁じられています。本書を複写される場合は、事前に許諾を受けてください。また、本書をスキャンしてPDF化するなどの電子化は、私的使用に限り著作権法上認められていますが、代行業者等の第三者による電子データ化および書籍化は、いかなる場合も認められていません。
- 万一、落丁・乱丁などの不良品がございましたら、「制作部」あてにお送りください。送料小社負担にて良品とお取り替えいたします（制作部 ☎0120-87-1174）。

検印省略（定価はカバーに表示してあります）
ISBN978-4-7965-2388-2
©Masae Oda, Tetsuro Yamaguchi/2016/Printed in Japan